"博学而笃志，切问而近思"
《论语》

"正其谊不谋其利，明其道不计其功"
《春秋繁露》

复旦大学上海医学院人文医学核心课程系列教材

总主编　桂永浩

医学社会学

Medical Sociology

徐丛剑　严　非　主　编

復旦大學出版社

复旦大学上海医学院人文医学核心课程系列教材
本书编委名单

主　编　徐丛剑　严　非

编　者　（按姓氏笔画排序）

马震宇　王　伟　王　颖　王新宇　邓子如

付朝伟　朱晓勇　刘　爽　汤　静　孙晓溪

严　非　苏　亮　吴志勇　张菲菲　侯志远

姚晓英　徐　芳　鞠丹丹

秘　书　陈敏欣　戴心怡

复旦大学上海医学院人文医学核心课程系列教材

编写委员会名单

总主编 桂永浩

编　委 （按姓氏笔画排序）

　　　　王国豫　尹　洁　左　伋　伍　蓉　孙向晨

　　　　严　非　汪　玲　陈世耀　季建林　查锡良

　　　　姚　军　钱睿哲　徐丛剑　高　晞　董　健

总秘书 刘　雯　梁　进

F 总序
Foreword

2019 年是新中国成立 70 周年，新中国的卫生健康事业和医学教育事业也走过了 70 年的光辉历程，即将开启新的历史起点。在这新的发展时期，医学教育也应有新的内容和要求：站在适应中国特色卫生健康事业发展的高度，以更开阔的视野，紧紧围绕世界一流大学建设目标，培养满足"新时代"需要的卓越医学人才。

习近平总书记在全国高校思想政治工作会议上强调，要把思想政治工作贯穿教育教学的全过程。理想信念教育和价值观引领是培养有社会责任感的优秀医学人才的核心任务，而医学本身是一门充满了人文精神的科学。为此，复旦大学上海医学院以立德树人为根本，将人文医学教育和思想政治教育有机融合，发挥课程思政的育人功能，合力打造体现"全复旦、全进程、大医学"为特色的人文医学核心课程群，围绕健康中国国家战略，融合学校优质学科资源，贯穿整个医学教育全程，医教协同培养不仅会看病而且守初心、铸信念、重责任、强人文、有大爱的卓越医学人才。然而目前我校人文医学课程建设中教材建设相对落后，缺乏系统性，对全面提升人文医学的教育水平形成了一定的制约。因此，上海医学院决定进一步发挥复旦综合性大学的学科优势，编写一套人文医学核心课程系列教材，确保医学和人文内容的融合，并推动人文医学课程和临床医疗实践的结合，形成特色鲜明的"课程建设、实践基地、理论教材"三位一体的复旦上医人文医学教育新体系。

本套教材以"新时代"人才培养的教学需求为目标，利用复旦大学优质思政、人文、社科的学科资源，临床医学和基础医学的厚实专业基础，将人文思政教育与医学专业教育充分的融合编撰而成。包括《医学导论》《医学与历史》《医学伦理学》《医事法学》《医学心理学》《医学哲学》《医学人类学》《医患沟通临床实践》《医学社会学》等。内容涉及医学起源与发展史、传统医学与现代医学交互；介绍医学在实践中的政治、社会与文化属性，医学人类学在医学发展中的作用；医学生的职业素养和医患沟通的正确模式与技巧；心理评估与心理治疗的基本技能，以及运用心身关联理念诊治疾病的能力；医学进步所带来伦理道德与法律问题；医学哲学的思维融入实践问题以及如何用于分析和解决实践问题的能力培养。

　　本套书由从事基础医学、临床医学、公共卫生、生物学、历史学、法学、哲学、社会学等学科的研究和教学的专家参与编写，旨在充分体现人文医学精神和职业素养融合的培养目标，使之成为一套系统的、适合医学生及住院医师学习的完整的人文医学教材。但初次编写这样一套教材，难免有很多不足，希望同道和学习者在阅读后提出宝贵意见，以便日后进一步完善。

桂永浩

P 前言
reface

医学社会学是运用社会学的理论和方法,研究医疗领域中的社会角色、角色关系、角色行为、角色流动、医疗社会组织的交互作用以及医疗领域与整个社会生活的互动及其变化规律的科学。 医学社会学的产生和发展,不仅影响着现代社会学的发展,也对医疗卫生事业产生重要作用。

本书对医学社会学概念、医疗角色与行为、医疗组织、卫生服务体系与提供、医疗社会互动及全世界的卫生保健进行了阐述和举例。 作为复旦大学上海医学院人文医学核心课程系列教材之一,具有以下特点:①注重学科的交叉融合,使教材更加适应社会发展规律。 编者队伍聚集了复旦大学医学社会学、妇科学、产科学、精神医学、伦理学、肝脏外科学、生殖医学、感染病学等领域专家,所在单位包括复旦大学附属妇产科医院、复旦大学公共卫生学院、复旦大学附属华山医院、上海集爱遗传与不育诊疗中心、上海市精神卫生中心。②注重内容提炼,使得教材更加适用于不同学科的学生阅读。 本教材框架的拟定和文书的撰写,都经过专家的反复推敲和学生的预读。各位专家从自身专业出发,参考资料,高度总结了对医学社会学的认识和理解;各位学生从自身理解出发,为教材的撰写提供了宝贵的经验。

本书的读者对象较为宽泛,不仅适合于医学专业本科教学,也适用于社会学等专业本科教学,同时也可以供以上学科的研究生、医护人员和医院管理人员学习和使用。 希望本书的出版能为复旦大学乃至全国医学社会学教学提供更具参考性的教材,为全面推动医学社会学的发展贡献力量!

本书的出版得到了诸多专家和领导的热情帮助,复旦大学医学院领导和复旦大学出版社的编辑对本书的出版给予了极大的支持,特此致谢!

本书的内容与编排难免有不妥之处,殷切希望读者给予指正,以便笔者及时纠正改进。

徐丛剑

2020 年 5 月

C目录
ontents

第五篇 医疗社会互动

第六篇　全世界的卫生保健

第一篇

绪论

第 一 章 医学社会学概述

社会学的发展,在现代越来越表现出一个显著的特点,即社会学广泛地与各专门学科相互结合、相互渗透,并且把研究对象的范围拓展到其他专门学科尚未研究的领域,从而形成了许多跨学科的社会学分支学科。医学社会学就是 20 世纪以来社会学与医学相互渗透而形成的一门重要的社会学分支学科。它的产生和发展取决于 2 个因素:一是社会学的产生和发展形成了一系列理论及方法手段,奠定了在医学领域里开展社会学研究的理论基础和可能性;二是医学内在模式发生了革命性的变化,产生了关于医学的社会方面和行为科学方面的考虑。

医学社会学的产生和发展,一方面影响着现代社会学的发展,另一方面,在医疗卫生事业建设中发挥着重要作用。而且,医学社会学在研究中借助社会学的理论和研究方法,从行为科学的角度对医疗保健事业有独到的贡献。随着现代医学模式的转变和发展,医学社会学越来越引起医务人员及社会学工作者极大的关注和兴趣,由此也推动了医学社会学的迅速发展。仅仅从医疗卫生领域的角度来看,学习、研究医学社会学对加速医学现代化,推进卫生事业改革,提高卫生服务质量等方面,都具有重要的意义。医学社会学的不断发展,既是医学模式转变的需要,又是当今社会经济和卫生事业发展的客观要求。

第一节 | 医学社会学的内涵

一、医学社会学的定义

医学社会学还是一门较年轻的学科,所以国内外学术界对医学社会学的定义有过多种不同的表述。

医学社会学这一概念是美国医学家麦克英泰尔(C. McIntire)于 1894 年首先提出来的。他在《美国医学科学院公报》上发表一篇题为"医学社会学研究的重要意义"的论文。

他把医学社会学定义为"把医师本身作为特定群类的社会现象来加以研究的科学,是从总体上研究医疗职业和人类社会的关系的科学"。这个原始的定义,尽管不够完善,却从本质上抓住了医学社会学的社会学性质。1902年,英国医师布莱克韦尔(E. Blackwell)的《医学社会学文集》收集了医学教育及保健行为中的宗教行为等方面的一些论文。1910年,瓦巴斯(J. P. Warbasse)出版了《医学社会学》一书,从社会改革的立场,提出了包括医学教育在内的一系列改革措施,旨在维护和增进健康水平。

医学社会学的社会学属性十分明显。但是直到第二次世界大战结束以后,特别是20世纪40—50年代一些社会学家进入医学领域,医学社会学才得到了长足的发展。

美国宾夕法尼亚大学医学院帕迪谢尔(E. G. Pattishall)教授在医学社会学的国际会议上提出:"医学社会学是行为科学的一个分支,是一种多学科的研究。医学、社会学和行为科学应被认为是一种基础性的科学,并且是对于医学的所有领域都有基础意义的一门学科。"德国的《医学辞典(1977年版)》中关于"医学社会学"的定义是:"医学社会学是社会学的分支,它研究社会条件与人们的健康和疾病的关系。医学社会学有2个主要研究方向:①医学社会学研究人与健康状况的一般的关系以及对病因、病程、治疗、预防和康复效果的影响;②保健事业的社会学(组织机构)研究社会结构的保健体制以及人群之间(患者、医师、护士等)的相互关系的形成、发展和协调的规律性。"

美国学者斯特劳斯(R. Strause)在《医学社会学的性质和状态》一文中提出医学社会学包括2个方面:一方面是研究疾病的生态学、病因学、健康和疾病的行为模式等,即用社会学的方法和理论解决一些医学课题;另一方面是研究医疗保健职业、机构及医护人员等。

2000年,由华夏出版社翻译出版的威廉·科克汉姆(William C. Cockerham)的《医学社会学(第7版)》采用了斯特劳斯的观点,将医学社会学分为"医学中的社会学"(sociology in medicine)和"医学的社会学"(sociology of medicine)。科克汉姆认为,"医学中的社会学"主要是解决医学问题,而不是社会学问题;而"医学的社会学"则主要关心诸如医学实践中的组织、角色关系、规范、价值观念以及信念等人类行为的因素,它着重研究医学领域中的社会过程及医学与社会生活的相互作用。

以上种种观点可以划分为两大类:一类是按照麦克英泰尔的定义,把医学社会学的研究对象确定为着重从行为科学的角度研究患者、医师及其相互关系,以及研究医疗组织、医学与人类社会的关系;另一类则按照斯特劳斯的说法,除上述内容外,还包括社会病理学的内容。目前,在美国基本上是按照后者来确定医学社会学的研究对象的,但对医学社会学和社会医学未做严格的区分。

在我国,医学社会学还是一门正在发展的学科。对它的定义和研究对象的界定一开始便引起了医学界和社会学界的关注,学者们进行了缜密切磋、深入探讨。有学者认为医学社会学是研究医务人员、患者、医疗保健机构这些社会人群、社会机构的特点和规律,研究它们之间的相互关系以及它们与其他社会现象之间相互关系的学科。也有学者认为,医学社会学的研究对象是把医学作为一个社会系统来研究医务人员、患者、医疗保健机构这些社会人群、社会机构的特点和规律,研究它们之间的相互关系以及它们与其他社会现象之间的相互关系。刘宗秀、阮芳赋认为,医学社会学是对医学中的社会问题和社会学中医学问题的研究。周浩礼、胡继春认为,医学社会学是以社会学的理论和方法为基础,从社会学的角度研究医学社会学中的社会角色、社会关系、社会群体的交互作用以及医学领域与整个社会生活的相互关系及其变化规律的学科。与美国学者不同,中国学者一般认为,医学社会学应是社会学的分支学科,并且主张将其与社会医学区分开来,但在具体研究活动中仍然没有明确的界限。

由此可见,国内学者对于医学社会学的定义,对于医学社会学的学科研究的理解也存在着或多或少的差异,并未形成一个统一的认识。但这种对定义表述的不同并不掩盖定义内涵的许多共同之处。一是研究的角度与基础仍然是社会学的理论和方法;二是研究的对象主要是医学社会中基本概念的相互作用和医学与整个社会生活的关系。因此,我们吸取国外学者对医学社会学所总结的各种陈述的长处,结合我国的实际情况,认为医学社会学是运用社会学的理论和方法,研究医疗领域中的社会角色、角色关系、角色行为、角色流动、医疗社会组织的交互作用以及医疗领域与整个社会生活的互动及其变化规律的科学。这样,既明确了医学社会学属于社会学分支学科的学科性质,又勾画出了医学社会学研究的基本领域和内容。

二、医学社会学的研究内容

医学社会学能够成为一门相对独立的学科,就必须拥有自己特有的一套基本概念、范畴、命题及原理,以构成其特殊的学科体系,用以阐述学科所面对的错综复杂的客观对象。建构医学社会学的知识体系,当然离不开各个国家的历史情况和具体国情。因为医学社会学的研究内容取决于一定的社会经济制度和社会关系。在不同的历史时代,不同的社会制度下,由于经济、政治、文化、法律、道德、教育、科技和社会行为方式等因素的不同,医学社会学的研究课题和解决问题方式也有所不同。从学科性质的角度进行总体上的归纳,医学社会学的研究内容包括如下几个方面。

(一) 社会学的一般原理和方法

医学社会学的研究是以社会学的理论和方法为基础的,在其学科的研究过程中,不仅始终贯穿社会学的一般理论原则,而且还需要具体运用社会学的基本概念,如社会化、角色理论、社会组织、社会分层、社会流动、社会控制、社会变迁、社区分析和互动理论等。它们在建构医学社会学的知识体系中,如同建造大厦的脚手架,是须臾不可缺少的。

社会学的研究方法也是进行医学社会学研究的一个重要方面。常用的方法有普查法、典型调查法、个案法、抽样调查法、问卷法、文献法、访谈法、观察法、实验法、比较分析法、统计分析法等。这些方法是医学社会学所特有的研究技术、手段和重要工具。

（二）医学社会学中的理论研究

这一部分所研究的主要内容是医学领域内各种社会角色、社会行为、社会关系、社会组织以及对传统医疗领域中相关概念的社会层面的分析。具体包括：①健康、疾病以及患者等概念的社会含义。②对医学领域中特有的社会人群的研究，如患者、医师、护士等角色的分析，角色的社会化和角色流动的问题，医、护职业社会意义的研究等。③社会行为的研究，如疾病行为、求医行为、遵医行为以及医疗行为的社会学意义。④社会关系的研究，包括医患关系、医护关系、患际关系、医际关系等。⑤医院以及其他医疗保健组织的社会层面的研究。

（三）医学进展与社会文化的互动研究

随着大卫生观的逐步确立以及医学模式的转变，这一部分的研究日益显示出其重要地位。医学与社会的互动关系表现为 2 个方面：一是医学理论的发展、技术手段的更新以及医疗卫生领域的变革给社会的政治、经济、军事、宗教、法律、道德、文化和习俗所带来的正面影响，同时，也研究其带来的负面影响，以帮助社会扩大正面影响，控制、减少负面影响；二是社会制度、社会改革、社会变迁和社会文化的因素对医学领域产生的作用。如医学发展的社会动力和社会控制，社会改革和开放对求医行为、医患关系的影响等。至于社会因素对健康、疾病形成及其治疗的影响，严格来说，是社会医学所研究的范围，只不过在具体的研究活动中没有进行明确的区别。

（四）具体医学领域的社会学研究

在进行医学社会学研究的过程中，不能完全将研究停留在一般的概念、理论和方法上（尽管这是必需的），而应该将研究的视角深入具体的医学领域，研究其中的社会层面及其与社会的互动关系。只有这种研究的发展，才能使医学社会学获得勃勃生机，显现出强大的生命力。实际上，这种研究已经引起了我国社会学界和医学界的高度重视和极大兴趣，有些研究已经已取得了成果。例如，老年医学社会学的研究、药物社会学的研究、精神病社会学的研究、保健社会学的研究、生殖医学的社会学研究以及对器官移植、安乐死、性病防治的社会学研究等。

三、医学社会学与相关学科的关系

（一）医学社会学与社会医学

医学社会学与社会医学虽说是两门独立的学科，但关系十分紧密，在许多方面表现出共性：两者都是医学与社会学相互结合而产生的交叉学科；两者都使用社会学的研究方法和基本理论；两者都研究医学与社会的互动，并都从社会层面上关注健康问题；两者都体现了生物-心理-社会医学模式，并共同成为这一模式下的医学研究和实践活动的重要组成部分。

两者的区别也是明显的,具体区别如下。

1. 两者产生的时间、地点和奠基人不同　"社会医学"(social medicine)一词最早是法国医学家儒勒·盖林(Jules Guérin)在 1848 年提出的。他还把社会医学分为社会生理学、社会病理学、社会卫生和社会治疗 4 个部分。1932 年,德国医学家艾克尔特(F. Ickert)和威克赛尔(J. Weicksel)进一步把社会医学分为社会生理和病理、社会诊断、社会治疗和社会预防 4 个部分。人们历来是把"社会医学"与"公共卫生学""预防医学"等词作为同义语来使用的。"医学社会学"(medical sociology)一词则是 1894 年美国医学家麦克英泰尔在他发表的题为"医学社会学研究的重要意义"的论文中首先使用的。

2. 两者所属学科不同　社会医学由医学发展起来,是医学的一个分支;医学社会学由社会学发展起来,是社会学的一个分支。

3. 两者研究的内容不同　医学社会学的研究内容如前面所述。社会医学研究的主要内容有:从社会系统出发,研究社会政治、经济、法律、文化、行为习惯、社会福利、环境保护政策、卫生组织制度等对人群健康的作用和影响;从社会健康状况出发,研究一定范围的健康水平及卫生服务资源的利用情况;从卫生管理方面出发,运用社会医学理论,根据社会经济条件研究适用的管理制度、技术和方法;从疾病防治工作的实践出发,研究社会医学问题。

4. 两者研究的主题组成结构不尽相同　医学社会学是以社会学学者为主体,同时需要医学工作者的积极参与和配合;社会医学则是以医务工作者为主干队伍,但也需要社会学学者的指导,并与之配合。

现将社会医学与医学社会学的关系列表加以比较(表 1 - 1)。

表 1 - 1　医学社会学与社会医学的比较

项　目	医学社会学	社会医学
产生基础	由社会学发展而来	由医学发展而来
时代背景	1894 年,美国社会学家麦克英泰尔创用	1848 年,法国医学家盖林首先提出
学科属性	属社会学范畴,是社会学的一个分支	属医学科学范畴,是医学的一个分支
研究人员组成	社会学者为主体	医务工作者为主体
研究内容	侧重医学的社会化活动	侧重社会对医学的作用
观察角度	由社会学角度出发	由医学角度出发
研究方法	以社会学方法为主	以社会学方法为主
研究对象	群体	群体
研究目的	调动医学角色及组织的社会功能,促进人群健康	改善社会保健,增进人群健康
研究任务	研究疾病与健康有关人群及其行为、关系,卫生保健组织的结构和社会功能	研究社会因素对人群健康的作用及规律,制定社会保健措施

总之,医学社会学与社会医学是两门相互补充和渗透、相互联系而又有区别的姊妹学科。

(二) 医学社会学与其他相关学科

医学社会学还与其他一些相关学科关系密切,有必要对它们之间的区别和联系作简要阐述。

1. 行为科学　是指探讨人和动物行为规律的一系列学科的总称,主要包括人类学、心理学和社会学等。人类的健康行为是行为科学的重要研究内容,又可进一步分解为病患行为、求医行为、保健行为、遵医行为和医疗行为等。这些行为都是医学社会学的研究内容。医学社会学应被看作行为科学的一个下属学科。

2. 医学学　是指对医学科学、医务工作者和医疗卫生工作本身(职业)进行总体性研究的学科的总称,包括医学社会学、医学伦理学、医学法学、医学政策学、医学管理学、医学经济学和医学教育学等。对医务工作者和医疗卫生职业本身的研究,包括医师角色、护士角色、医疗人际关系等医学社会学的基本研究内容。

3. 医学伦理学　是指医学与伦理学相结合的交叉学科。它研究的主要内容包括医学伦理学的基本理论、医学道德的规范体系和医学道德实践 3 个部分。从发展阶段看,在我国医德可分为古代医德、近代医德、现代医德以及社会主义时期的医德。从具体的不同医学领域来看,又有临床医学中的道德、预防医学中的道德、药剂道德、医药科研道德、护理道德、医药卫生事业管理中的道德以及计划生育道德等。由此可见,医学社会学与医学伦理学既有不同的学科归属,又有不同的研究内容。然而,在具体研究过程中,两者的研究课题经常是交叉甚至重合的。在医学伦理学的研究中,常常随着现代医学的发展,提出许多带有极其深刻的而迫切需要解答的社会性新问题。很多医学伦理学中的难题,都需要两者协同研究。因此,它们之间是相互影响和相互补充的。

4. 医学人类学　是医学与人类学的交叉学科。它主要研究原始部落和不同民族的医疗行为、医疗观念、生活方式以及它们对疾病的发生和发展的影响等。从具体内容上讲,这些也是医学社会学所研究的,但医学社会学的重点研究对象是现代人类社会。当然,对现代人类医疗行为的研究,不能离开对人类行为演变过程的了解和比较,因此人类学的知识可以成为医学社会学基础之一。

5. 医学管理学　它也是与医学社会学关系紧密的学科。两者在研究方法上,都重视行为科学、社会调查和系统方法。同时,医学社会学是卫生管理学的重要理论依据。例如,医学社会学关于医学发展的社会条件和社会控制的宏观研究,关于卫生机构和社会人群的微观研究等,都是卫生管理学的基本知识。两者的区别主要有以下 2 个方面:一是产生的基础和历史背景不同。卫生管理学是人们在劳动生产活动中,由于分工及生产规模的扩大,促使管理逐渐形成为一门科学;而医学社会学是医学与社会学相互渗透的结果,是社会学家进入医疗卫生领域与医学工作者共同研究发展起来的。二是研究的内容不同。医学社会学的研究内容如前所述,而卫生管理学则是从宏观上研究卫生事业的计划、组织、控制的管理过程,研究其预测、决策、领导、协调等管理活动。

6. 医学心理学 是医学与心理学相互渗透、结合而形成的交叉学科。它主要研究疾病和康复过程中的心理因素,如人格、气质、情绪、情感等的作用,包括致病和治病2个方面。医学心理学一般不包括对医护人员行为的研究,医学社会学则不但研究患者的行为,而且还研究医护人员的行为。不过,医学社会学在进行这些研究时,不能离开心理学的基础。总之,医疗卫生事业的发展既需要医学心理学,也需要医学社会学,两者的发展,又必将促进医疗卫生事业的进一步发展。

此外,医学社会学还与医学教育学、医学哲学、卫生法学、卫生经济学等学科存在着较为密切的联系。医学社会学一方面从这些众多的相关学科中吸取丰富的养料,另一方面也为这些学科的发展起到促进作用。

第二节 | 医学社会学产生的必然性

一、医学的社会性

在整个历史进程中,人类一直非常关心社会环境对个体和群体健康的影响,社会因素在健康中起到至关重要的作用。影响人们健康状况的社会因素,总是在医学历史发展的过程中推动医学向前发展。在16世纪人类科学发展的初期,医学家帕拉萨尔赛斯(Paracelsus)就撰写了具有社会意义的论文,他研究了冶炼厂和矿山工人的工作环境与疾病的关系。而1700年,意大利医师拉玛茨尼(Bernadino Ramazzini)发表的《治疗疾病的方法的争论》被视为劳动医学的起点。在德国,1739年人们开始明白了居民健康状况与生活条件的关系,第一次进行了死亡原因统计分析。1790年,弗兰克(Johann Peter Frank)在他的报告中提到"压抑我们的大部分病痛是由人们自己造成的",他把疾病与社会联系在一起,对还原疾病概念的原本面目做出了重大贡献。他提出了"正是由于社会联系本身而形成如此多的疾病""人民的贫困是孕育疾病之母"等观点。因此,他认为医学应该为解决社会问题做出贡献。

许多人都把医学看成是自然科学,其实医学不全是自然科学,医学也带有社会科学的性质和特点。它表现在医学的对象是人和人的生老病死,而这一过程包含了许多社会性的内容。医学的目标是社会的,即要保持社会的正常运转。在这运转过程中,医学的主要目标就是要保持社会中的个体与社会环境之间的适当调适,使个体成为对社会有用的社会成员,以促进社会的协调与发展。如果社会中的个体发生疾患,出现了偏离行为时,医学就要担负起重新调适个体的责任。也就是说,在与疾病的斗争中,医师每天应用自然科学的方法是为了实现一个社会的目标。德国著名的病理学家魏尔啸(R.

Virchow)就曾提出:"医学科学就其内在的固有本性来说,是一门社会科学,只要这一点还没有在实践中被完全认识到,我们就不能充分地享有它的益处。"1848年,他提出了著名的公式化思想,即"医学是一门社会科学,政治只不过是在大尺度上的医学",在这一思想的指导下,"人们的健康是社会要直接负责的义务,社会和经济条件对于人们的健康和疾病有着重要的影响,并且常常是决定性的影响;为了促进人们的健康所要采取的措施必须既是社会的,又是医疗的,或者说社会措施和医疗措施同样重要"这一观点就成为以后所产生的医学社会学和社会医学的重要理论基础之一。

二、医学模式向生物-心理-社会医学模式的转变

医学模式是在医学实践的基础上产生的,是人类在与疾病抗争和认识自身生命过程的无数实践中得出对医学的总体认识。它既表现了医学的总体特征结构,又是指导医学实践的基本观点。医学模式的不同,表现在对健康和疾病的看法上的差异。19世纪以来,随着生物科学的进步,立足于生物科学,尤其是在分子生物学和细胞生物学的基础上发展起来的生物医学模式认为疾病完全可以用偏离正常的,可测量的生物学(身体)的变量来说明。但人具有社会性,人的生物性活动首先要随着社会的变动而变动,必须遵从一定的社会规范。人的一生都在进行着适应社会的努力,人们在社会适应过程中遇到的种种问题都会反映到心理和身体的变化之中。因此,人类的健康问题绝不仅仅是生理活动所能够完全解释的。20世纪50年代以来,随着现代工业化水平的提高,人类的疾病谱和死因谱发生了重大的变化,与心理、社会等因素有关的现代疾病的病因日趋复杂。不仅发病机制难以确定,过分专科化的医师也无法确切诊断某些慢性非传染性疾病的病因。在治疗和预防方面逐渐显现出医学的无能为力,使得那种认为必须彻底明确生物学病因才能进行有效预防的生物医学模式思想,逐渐地被控制疾病危险因素才能进行有效预防的生物-心理-社会医学模式所取代。正是由于医学模式的转变,才使医学社会学具备了产生与发展的理论基础和现实需要。

生物-心理-社会医学模式全方位探求影响人类健康与疾病的因果关系,它是在重视生物因素的前提下,把人类的健康与疾病放置于社会系统中去理解。把生物的人如实地放置在社会关系中去理解。这样,呈现在医学家面前的不仅仅是像生物医学模式中作为健康与疾病载体的人,而是现实的、有物质和精神的活生生的人。人的健康与疾病离不开社会和心理因素的影响,而健康的恢复也离不开社会和心理因素的支持。是否把人置于社会关系中去考虑,是否把健康问题看作一个社会性的问题是新旧模式的分水岭。生物因素是和社会因素紧密联系在一起的,生物因素是在一定社会条件下对社会性的人或人群发生作用,疾病诊治及健康保护都是在人际关系中进行的,都会波及一定范围的人群。

医学社会学不仅关注作为医疗活动的实施者——医师和护士,而且十分关注医疗组

织,这正体现了生物医学模式向生物-心理-社会医学模式的转变,也说明了积极开展医学社会学的研究,是促进医学模式转变的有力措施。现代医学迫切要求借助医学社会学的观点,对人类在医疗卫生领域中的社会行为进行探讨和研究,与医学社会学一起去研究那些与人类健康密切相关而又未曾系统深入研究过的领域,以最大的限度发挥现代医学的功能。

第三节 医学社会学的研究方法

一、医学社会学研究方法概述

通常把医学社会学研究方法分为4种主要类型,即调查研究(survey study)、实验研究(experiment study)、实地研究(field study)和文献研究(document study)(表1-2)。其中,每种研究方法都具备某些基本的元素和特定的语言,构成一项具体医学社会研究区别于其他医学研究的明显特征。同时,每种医学研究方法可以独立地完成一项具体的医学社会学研究的全部过程。比如,调查研究的基本要素包括样本、抽样、问卷、统计分析、相关关系等。实验研究的基本要素包括实验对象、对照、实验因素、实验效应测量等;实地研究包括参与观察、研究者的角色、投入理解、扎根理论等;文献研究则包括内容分析、编码与解码、二次分析、现有统计分析等。从大的方面看,这4种研究方法反映了2种方法论的倾向:以实地研究为代表的定性研究方式和以实验研究、调查研究和文献研究为代表的定量研究方式。

表1-2 医学社会学研究方法简介

研究方法	资料收集方法	资料分析方法	研究的性质
调查研究	统计报表 自填式问卷 结构式问卷	统计分析	定量
实验研究	自填式问卷 结构式问卷 结构式观察 量表测量	统计分析	定量
实地研究	无结构观察 无结构访问 个案调查	定性分析	定性
文献研究	官方统计资料 他人原始数据 文字声像文献	统计分析	定量

二、医学社会学研究方法的特点

（一）调查研究方法

调查研究是当前普遍使用的一种医学社会学研究方法,它在医学社会学研究中占有非常重要的地位。调查研究是指采用自填式问卷或结构式访问的方法,系统地、直接地收集样本的量化资料,并通过对这些资料的统计分析来探讨和认识医学社会现象及其规律的医学社会学研究方法。它的主要特征是研究内容的广泛性、资料获取的及时性、描述的全面性和概括性、实际应用的普遍性等。

询问、抽样和资料的统计分析是调查研究的 3 个基本元素,同时也是从事调查研究的 3 个基本环节。询问是一个科学测量的过程,是人们进行信息交换的一种有效方法。在调查研究中,无论是自填问卷,还是当面访谈和电话访问,都要求有标准化的询问规范。在调查研究中,如果不是普查,而是从总体中抽出一部分来询问,就要求抽出的样本能够代表总体,这样抽样就成为调查研究成功的关键。资料的统计分析是完成调查研究的必要环节。

调查研究可以用来描述某一总体的概况、特征以及进行总体内各个组成部分之间的比较,还可以用来解释不同变量相互之间的关系。调查研究可以迅速地、高效地提供某总体的丰富的资料和详细的信息。因而,调查研究应用相当广泛,受到了医学和社会科学工作者的高度重视。但调查研究也具有局限性,主要表现在:在探讨和分析变量的因果关系方面,论证强度不及实验性研究强度高;在对事物理解和解释的深入性方面以及在研究所具有的效度方面不及实地研究。另外,调查研究收集资料采用的是自填式问卷或结构式访问的问卷形式,限制了被调查对象对问题的回答,使所得的信息表面化、简单化、很难深入被调查对象的思想深处。

（二）实验研究方法

实验研究是自然科学研究的主要方法,并在自然科学研究中得到充分的应用。实验研究是一种经过严谨的设计,并在高度控制的条件下,通过操纵研究因素,来研究变量之间因果关系的方法。实验性研究是定量研究的一种特殊类型,它比其他几种医学社会学研究方法更直接地基于实证主义的背景和原理。尤其是在对检验变量之间因果关系方面,具有很高的论证强度。

在实验过程中,研究者通过对研究对象施加影响因素,来观察和分析研究因素对研究对象产生的实验效应。因而,实验性研究有 3 个基本要素:研究对象、研究因素和实验效应,这 3 种要素构成了实验研究所具有的独特语言。

实验研究同调查研究的主要区别是:调查研究是在自然环境中观察自然发生的事件或现象,而实验研究是在人为控制的研究条件下进行观察和询问;调查研究所得到的结果是调查对象所固有的,而实验研究结果是人为施加研究因素使前后调查对象发生效应变化。

（三）实地研究方法

实地研究是一种深入研究对象的生活背景中，以参与观察和非结构访谈方式收集资料，并通过对这些资料的定性分析来了解和解释所观察现象的一种研究方法。根据不同的分类标准，实地研究常常可分为"参与观察""访谈法"和"案例研究"等。"参与观察"强调"参与"，即要求研究者必须深入研究对象所生活的社会背景中。观察法强调研究者通过与研究对象的共同生活来了解研究对象的思想、态度和行为，即体验、感受和理解研究对象状况，达到收集真实可靠资料的目的。访谈法是强调研究者同研究对象面对面进行交谈，通过提问、追问和复述等方式了解所需研究问题的详细信息。案例研究强调针对一个研究对象进行深入、细致地调查，了解事件的发展和变化的全过程。它的特点是焦点特别集中，对现象的了解特别深入、详细，研究对象可以是一个人、一个事件、一个单位、一个群体和一个社区等。

实地研究的优点：研究的深度较深，相对于问卷调查中最大的问题——表面化、简单化现象，实地研究的深入观察，设身处地的感受、理解具有较高的效度，实地研究对研究行为和态度的细微差别和考察长时间的社会过程特别有效；实地研究的花费相对较少，它不需要太多昂贵的实验仪器和高佣金的研究人员；实地研究的方式比较灵活，弹性较大，相对于实验研究和调查研究，实地研究的操作程序不是特别严格，只需要较少的准备工作；在研究工作中可以随时修正研究的目标和设计，甚至可以临时随时准备进行实地研究，实地研究的方式特别适用于研究那些不便于或者不可能进行简单的问卷调查的社会现象和人的行为问题。定性研究可以获得定量研究得不到的信息，如研究对象内心对一些问题的深层次的反应。实地研究适合研究现象发展变化的过程及其特征，因为它不仅要深入实地，而且要在实地生活相当长的一段时间，因此对于研究社会现象的发展、变化过程来说是一种较好的方式。尤其是在对个人和小群体的研究中，这种优点更为明显。

实地研究的缺点：推广性差，由于实地研究所得到的资料基本上是定性资料，并且调查对象是以个案为主，因而无法概括总体情况，也不能推广到更大的范围，这是实地研究最大的缺点。此外，实地研究的信度低。它主要是以观察和非结构访谈的方式收集资料，研究者处于被动收集资料中，缺乏对研究过程的控制，因而收集的资料比较零散，不易进行系统化。同时，研究者的主观作用会对研究结果产生一定的影响，这样降低了研究的效度。实地研究所需时间较长，由于研究者需要融入研究对象的生活中，获得研究对象的信任，并对研究对象进行观察和访谈，往往需要较长的时间。此外，研究者有时需要对研究对象掩盖自己的身份，所以实地研究也存在一定的伦理问题。

（四）文献研究方法

文献研究是历史学研究的主要方法，它利用现存的第二手资料，侧重从历史资料中发掘事实和证据。文献研究方法是一种通过收集和分析现存的，以文字、数字、符号、画面等信息形式出现的文献资料,来探讨和分析各种社会行为、社会关系及其他社会现象的研究方法。在医学社会学研究中,文献法是必不可少的,这不仅只在初步探索阶段需查阅文献,为大规模的社会调查做准备,而且在无法实行调查研究的情况下,可以利用文献资料开展独立的研究。

文献研究的特点在于研究者不直接与研究对象接触,获得研究所需的资料,而是去收集和分析现存的第二手资料——文献资料。这样不会由于接触研究对象而产生"干扰",不会造成资料的失真。文献研究的另一特点是它的资料收集方法是与分析方法相联系,研究者一般是在确定分析方法后,再去查找某种类型的文献,据研究的具体方法和所用文献类型的不同,可以将文献研究划分为 3 种方式:①现存资料分析,是对各种官方资料统计资料进行分析研究;②二次分析是直接利用其他研究者为其他目的所收集的原始资料进行新的研究;③内容分析是一种对文献内容进行客观、系统和定量描述的研究。

文献研究的优点是不会对研究对象产生影响,省时、省力、省钱,可以研究无法接触的研究对象。但文献研究也有一些缺点:①许多文献的质量难以保证,从而影响研究的结果;②文献研究对文献资料要求较高,要求有标准化的资料,并要求资料容易获得;③文献研究还存在效度和信度的问题。

以上所述 4 种研究方法各有其优缺点及适用范围,选择何种研究方法在很大限度上取决于研究者的理论和方法论倾向。从近几十年的发展趋势上看,采用调查研究的方法较为普遍。不同学科的研究者在进行研究时,往往习惯于或者倾向于使用其中的某种方法,比如,心理学家经常采用实验研究的方法,社会学家经常采用文献研究的方法。这 4 种方法也可以说是 4 种不同的研究策略,它们各有利弊,对于医学社会学来说都很重要,在研究设计阶段重要的任务就是要决定自己将采用哪一种或哪几种研究方法。

三、医学社会学研究的步骤

在医学社会学研究中所遇到的问题可能是复杂多样的,所以,医学社会学研究的实施要遵循科学的研究程序,对研究中的每个环节都要进行周密的设计和推敲,只有遵循科学研究共同的规范和程序,研究结果才能经得起检验,共同的程序提供了比较的准绳。因而,只有在按照相同程序的前提下,研究的结果才有可能相互比较。

医学社会学研究的设计可以分为专业设计和统计学设计 2 个方面,两者相辅相成,不可或缺。前者运用专业的理论知识,确定研究选题,建立专业假说,确定研究对象和技术方法,确保了研究结果的实用性和创新性。后者根据研究目的,运用统计学的知识和方法规定研究因素,选择效应指标,确定研究对象的引入方式和规模以及数据收集和整理分析的模式,从而有效地控制系统误差,保证样本的代表性和样本间的可比性,保证研究结果的精确性,进而保证了研究结论的可靠性,并且提高了研究效率,消耗相对少的人力、物力和财力,从而获得了相对多的有用信息,确保了研究结果的经济性。

医学社会学的主要任务是运用社会学的理论和方法研究医疗卫生领域中的社会角色、角色关系、角色行为、角色流动和医疗社会组织的交互作用以及医疗卫生领域与整个社会的互动及其变化规律,为了揭示这些关系和规律,研究者必须熟悉医学社会学研究的步骤,即为了达到某种目的,先要明确提出研究目的,制订研究方案,然后才能有计划地去实施整个研究,最后对研究结果进行总结和评价,判断该研究是否达到了预期目的,这就是医学社会学研究的基本步骤。

医学社会学研究的主要步骤分为选择课题、制订研究方案、资料整理分析与结果评价总结这三大部分。其中,在制订研究方案的阶段,研究者应明确研究目的,确定研究类型与研究方法,确定分析单位和研究内容,制订抽样方案、问卷和访谈提纲,安排研究计划并进行实施阶段的准备。"凡事预则立,不预则废",只有周密、完整和科学的研究计划,才能保证研究工作的顺利进行,研究者才能取得卓有成效的研究成果。

(邓子如　王　伟　严　非)

第 二 章　健康、疾病与社会

第一节 | 健康与疾病概念

健康和疾病是医学最基本的概念,也是医学实践的核心问题。本教材第一章所述医学社会学是研究医疗领域中的社会角色、角色关系和行为、医疗社会组织的交互作用以及医疗领域与整个社会生活的互动的科学。因此,研究之初,首先应对健康和疾病的概念进行探讨。

一、健康与疾病的概念

(一) 健康的概念

随着社会的发展,人类对健康的概念在与疾病抗争和认识自身生命过程的实践中不断演变,从而也形成了不同的健康观。

"健康"在古代英语中代表强壮、结实。由此可看出,健康最初的概念即是身体没有疾病和损伤,这种概念直观明了,并且影响广泛而持久。目前,仍然有些人将健康与无疾病损伤相等同,认为健康就等于没有疾病,没有疾病就等于健康,医学的目标即是消除身体上的疾病。

现代社会人们逐渐认识到健康不仅仅是没有疾病症状和体征,它应该是一个多维度的概念。世界卫生组织(World Health Organization,WHO)于 1948 年提出,健康是身体、心理和社会适应能力的完好状态,而不仅仅是指没有疾病或身体强壮。从这个定义我们可以看出,健康状况不仅是简单地判断一个人是否患病或受伤,它同样意味着一种完全安适的状态。健康是任何个体和社会充分发挥其功能的必要前提。当健康状况良好时,我们能够参与各类型的活动;但当患病和受伤时,日常生活就要受到限制,我们也可能变得过分关注健康状态,以至于其他的追求就变得次要或毫无意义。

健康的新概念显示出了一种积极的健康观,它包括了 3 个层次的健康内涵:①身体健康,是指人的身体结构完好及其功能正常。②心理健康,又称精神健康,是指人的心理处于完好状态,包括正确认识自我、正确认识环境和及时适应环境。③社会适应能力,包括3个方面:a. 每个人的能力应在社会系统中得到充分发挥;b. 作为健康的个体,应该有效地扮演与其身份相适应的角色;c. 每个人的行为与社会规范相一致。也就是说,健康的完好状态不仅仅是没有疾病或残疾,因为经济发展、社会因素、宗教信仰、个体特征和医学发展等因素都会影响健康。所以,健康不等于没有疾病,没有疾病只是健康的一个部分,或者还不能算作完全健康,还包括人与社会相适应。

健康的新概念将医学和社会学紧密地联系在一起。医学旨在预防疾病、照顾患者及残疾人和避免伤亡。医学的任务不是创造幸福,而是将疾病和失能等这些造成人们生活不幸福的主要根源从人们的生活中排除。作为"通过研究人们的社会行动以揭示社会结构和过程规律性的科学"的社会学就能在人和人群的社会行动中,寻求所有社会依从和社会偏离行为的社会原因和行为后果,为医学实现人群健康目标,发现影响健康的社会因素,为医学这一特定的场景所出现的社会活动和社会过程提供理论和方法。

（二）疾病的概念

在人类的发展史中,人类不仅要不断与大自然进行斗争,而且还要与疾病不断抗衡,抵御各种可能对身体产生的伤害,因此,疾病被认为是一种异己的力量,是独立于人体而存在,这也就形成了最早的本体论的疾病概念。

在人类社会早期,人们认为这种异己力量是一种超越自然的力量,主宰着疾病的发生,为了免除疾病的困扰,人们通过求神问卜祈求神灵的保佑。医学在原始社会里是指咒术和魔术,为人治病者被称为巫医。

随着古代自然哲学的发展,以及人们的实践观察和经验积累,自然哲学的疾病概念逐渐形成。大约公元前400年,被称为"医学之父"的古希腊医师希波克拉底认为疾病不是神灵的惩罚而是由自身原因引起的。他提出四体液学说,疾病是由4种体液的数量和比例的变化所决定的,体液失衡引起了疾病,并且认为这种失衡的原因与先天因素、环境与营养失调有关。我国古代医学也有阴阳五行的病理学说和外因六淫、内因七情等病因学说,将健康疾病与人们生活的自然和社会环境联系起来。

14—16世纪的文艺复兴运动带来了思想解放,新的哲学思想与思维方式为近代医学的诞生创造了物质和思想基础。人们对生命现象的解释进入了实验科学和机械运动的领域,它推动了解剖学、生理学和病理解剖学的快速发展,此时,疾病被认为是机械失灵,需要医师的修补。

随着自然科学和生物科学的发展,人们逐渐认为每种疾病必须在器官、组织、细胞或分子水平上找到可以测量的形态学改变,可以确定存在生物的、理化的特定病因。医学的作用就是通过精密的技术测量这些异常变化,解释患者的症状和体征,并且能够找到治疗的手段和达到恢复健康的目的。

进入当代社会,人类的疾病谱和死因谱发生转变,慢性非传染性疾病成为主要疾病,其病因复杂,人们不仅要从生物学角度,而且还要从心理学、社会学角度对疾病进行探索和思考。

由此可见,健康与疾病的概念随着社会发展而在不断变化,它必然受到当时社会的文化认知水平的制约和影响。

二、健康与疾病的文化诠释

在上述对健康与疾病的概念梳理过程中可看出,两者是生物学现象,同时也是社会文化现象,它是随着社会文化发展而不断演变的社会观念。医学的不同发展时期,受到当时不同的思想观念、科学文化水平的影响,也就产生了不同时期的医学观。

远古时代,生产力低下,文化落后,人们认为健康与疾病是神的恩赐和惩罚,这就是人类早期的神灵主义医学观。

随着文明的向前发展,人们运用朴素的辩证法和唯物主义解释健康与疾病,将哲学思想与医学实践联系起来,运用自然因素解释疾病发生,形成自然哲学医学观。

17 世纪机械唯物主义兴起,当时盛行以机械运动解释一切生命现象,形成机械论医学观,它批判了唯心主义的生命和医学观,将医学引入了实验医学时代,为生物医学发展奠定了基础。但它将人比作机器,忽视生命的复杂性,忽视人的社会性和生物学特性。

19 世纪的技术革命和工业革命,生产力的提高为科学研究提供了物质基础,推动了自然科学的迅速发展,人们的思维方式发生了根本性改变,逐步形成了辩证唯物主义哲学观,为医学发展提供了新的科学思维,生物医学观逐渐形成,它认为健康即是身体生物学正常,疾病即为生物学异常,生物医学推动了整个医学由经验时代迈入实验时代。

现代社会人类健康主要面临着慢性非传染性疾病的威胁,它和遗传、生活方式、环境及卫生服务等多种因素紧密相关,与社会、经济和文化等多个方面存在密切联系。医学的发展呈现社会化趋势,个体的医疗活动转变为社会分工协作的社会化医学活动,自然科学与社会科学融合交叉。现代医学观是将人置于其社会关系中去理解,将疾病与健康问题置于社会系统中去考虑,在社会支持下充分发挥生物医学的作用。

三、健康与疾病的社会认知和判定

(一) 健康的社会认知和判定

如上所述,健康与疾病的概念是受到社会文化的影响,不同的社会文化水平,人们的健康观有所不同。因此,对健康的认知和判定也会有所差异,尤其是对精神健康和社会健康的认知和判定。

1. **身体健康的认知和判定** 可通过一系列生物学标准对身体各部分结构和功能的状态进行判定,以了解身体健康状态。通常,医学上将 95％人群的生物学指标所在范围作为参考以判定身体健康。并且,随着医学技术的发展,测量仪器和手段不断更新,生物学指标测量会更为精确。

虽然生物学标准是作为判定身体健康的主要依据,但由于社会文化背景不同,对生物学标准的认知也有所差异。因此,生物学标准只有和社会文化标准整合后才能成为实际的判定标准。比如,肥胖在生物学意义上对身体健康的影响是显而易见的,但不同的社会文化对其认知和态度则存在明显差异。在中国和欧美很多国家,肥胖都被认为是很不健康的,而在非洲一些地方,肥胖则被认为是美的标志,自然也就不会被认为是不健康的。

2. 精神健康的认知和判定 人的精神心理状态既具有生物学属性,又与个人的社会适应有关,因此同时具有社会文化属性。目前,神经科学、精神医学和心理学都在努力探索人的精神心理的生物学本质,但相比于对人体的生理结构和功能的认知,对精神心理的认知仍十分有限。因此,对精神健康状态的认知和判定,目前主要利用社会科学手段和方法,如利用量表的自测和专业评估,但这种评估在不同的社会文化背景下可能有不同的标准。

社会行为正常与否能反映人们的精神状态。因此,对社会行为进行评估也是精神状态评估的重要手段之一。而不同的社会文化背景对社会行为有着不同的判定标准。有些社会行为在某些社会中被认为是正常行为,但在另一个社会中可能被看作异常行为。并且,社会对异常行为的认知还会随着文化变迁发生改变。

由此可见,对精神健康的认知包括生物学和社会文化认知,其中更多的是社会文化认知,其判定方法和标准也更侧重于社会科学性和社会文化性,因此,在这个过程中必须充分考虑不同社会文化背景带来的差异。

3. 社会健康的认知和判定 社会健康是人们在社会系统中有良好适应,社会存在的完满状态。可以通过社会交往和社会资源判定其社会功能状态,以及通过人们的需求满足程度进行评判。社会交往根据其深度,可分为社会融合、社会接触和亲密关系;社会资源反映个体的人际关系充足程度。这些主要是依赖个体根据自身的价值观念和自我感受进行自我判定。因此,不同个体其文化背景有所差异,故而对社会健康的判定会存在较大差异。

(二)疾病的社会认知和判定

疾病的认知过程,包括生物学认知过程(对生物学异常的认知,又称医学感知)和社会文化认知过程,其表现为对疾病的自我感知和社会感知。

1. 疾病的医学感知性 即为身体的生物学改变,这种改变可利用各种医学手段检测出来。目前,对于大多数身体和精神心理疾病,现代医学已基本掌握其症状、体征以及发病机制,并且还在器官、组织、细胞以及分子水平上不断深入探究。现代医学认为,无论身体性还是精神心理性疾病都是以生物学改变为基础的,并且这种改变是可以被检测出来的。当然,目前还是有很多疾病的生物学机制不甚明了,但随着医学的不断进步发展,医疗技术手段的不断更新,人类终将会明晰对疾病的本质。

2. 疾病的自我感知性　即为患病个体对疾病的主观体验。通常来说,疾病会有些症状和体征表现,患者会感到疼痛、疲劳乏力、不适等,这使得患者成为疾病的最早和最直接的判断者。患者的这种对疾病的感知会促使其寻求医疗帮助,并通过其对疾病的主诉帮助医师做出诊断。患者的这种主观体验具有直接、明确的指向性及时间性等特点,往往是医学检查所不具备的。因此,忽视患者的主观体验,仅依靠医学仪器进行诊断不利于疾病的正确判断。当代社会非常强调对个体生命的尊重,因此,患者的主观体验更加应该受到足够的重视。另外,疾病的自我感知性也会受到社会文化的影响,患者的经济水平、受教育程度、个人特征等因素都会使其产生不同的主观体验。

3. 疾病的社会感知性　即为社会对其成员处于疾病状态的知晓、接受和判定。由于疾病可能会对社会成员的某些社会功能产生影响,比如劳动力损伤等,这使得这些成员的社会责任无法完全履行,从而引起家庭、工作单位等的关注。同时,由于这些成员患病无法完全担任原来的社会角色,社会必然会对这些成员的权利、义务和责任进行重新考虑,因此,社会对疾病的感知是必然和敏感的。另外,这种疾病的社会感知性是建立在社会文化的基础上,受到社会文化的制约和影响,比如不同的社会发展阶段、不同的经济发展地区对疾病的认知水平是有所差异的,而且,不同的社会文化背景对疾病的反应也有所不同。

上面所述的疾病的医学感知性、自我感知性和社会感知性是疾病认知过程的3种特征,由此也引出判定疾病的3种标准。当这3种特征表现一致时,有明显的生物学异常,有明显的主观不适体验和其社会功能的缺失,此时的疾病判定是非常明确的。但在现实社会中,这3种特征往往表现不一致,使得情况变得复杂。

如疾病的生物学非常不明显,但个体却有相当强烈的不适感并因此影响其社会功能的实现,这一类被称为心身症的病态情况,医师往往习惯忽视患者的自我感知性,而判定其带有情绪色彩,这不是一种负责任的判定。

还有身体的生物学变化处于初始阶段,疾病的症状和体征表现不是很明显,被称为疾病的临床前期,这时个人对疾病的自我感知不是很明显,也没有明显影响其社会功能的实现,疾病往往通过体格检查被发现或是偶尔被发现,但这对疾病的预防是至关重要的,特别是当前随着高科技的仪器设备的应用,越来越多的临床前期的疾病被发现,这对人类的健康起到了很大的保护作用。

在疾病的判定过程中,社会感知较为突出的情况也是常见的,社会一般会对严重影响社会生活的疾病存有强烈和敏锐的感知性,如对于一些烈性传染病,即使患此病的社会成员当时并无生物学异常和主观不适体验,但由于存在一定风险,社会还是对其进行干预,如2003年"非典"时期,对所有疫区回来的人员进行隔离观察。

第二节 | 人口与健康

人口不仅是社会存在和发展最基本的要素,而且与人类健康息息相关。世界卫生组织指出:人口、健康与发展是相互不可分割的;社会发展取决于资源的平衡,人口迅速增长正威胁着这种平衡;人口的规模、年龄结构与性别结构、社会经济状况与区域分布,既取决于生育率、死亡率、人口流动情况,又对健康及卫生保健工作具有重要影响。

一、人口数量与健康

人口数量是指一个国家或地区在某一时间点或时期人口的总和。根据联合国人口基金会发布的《世界人口展望 2019》报告,截至 2019 年,世界人口总数已达 77 亿,到 2050 年,预计世界人口数量会达到 100 亿。人口问题已成为一个全球性社会问题,尤其是在许多发展中国家人口密度过大、增长过快,超出了环境的承载与负担能力,加重了资源危机,严重影响了社会经济的发展,不利于提高人群的健康水平。

我国是人口大国,人口总量占世界人口的近 1/5。由于人口基数大,加上新中国成立初期忽视人口控制,人口数量急剧增长;随着计划生育政策的落实,我国人口得到有效控制,人口增长速度放缓,健康状况得到显著提高(表 2 - 1)。

表 2 - 1 我国不同年份主要人口指标

年 份	人口数(亿)	城镇人口比例(%)	人口自然增长率(‰)	人均期望寿命(岁)	婴儿死亡率(‰)
1950	5.65	13	19.0	40.1	195
1981	10.0	20.2	14.6	67.9	34.7
2000	12.7	36.2	7.6	71.4	32.2
2016	13.83	57.4	5.9	76.4	8.1
2050	13.64	—	3.6	81	6

资料来源:① 国务院,《中国儿童发展纲要(2011—2020 年)》,北京:人民出版社,2011;② 国家卫生和计划生育委员会,《2017 中国卫生和计划生育统计年鉴》,北京:中国协和医科大学出版社,2017;③ World Health Organization, *World health statistics 2018*, Geneva:World Health Organization,2018

人口增长过快和人口数量过多对人类健康的影响主要包括以下几个方面。

1. 加重社会负担从而影响人群健康和生活质量 在一些地区,由于人口增长速度超过了经济增长速度,致使大批居民营养不良,社会卫生状况恶化。此外,人口数量过多,使劳动力人口超出了现有经济发展的需要,从而造成众多人失业,居民收入下降,最终对人们身心健康造成严重损害。同时,人口密度过多为传染病的流行制造了有利的条件。

2. 加重教育及卫生事业的负担从而影响人口质量　人口增长过快,使社会财富主要用于维持民众温饱的需要,而对教育和医疗保健的投入减少,最终必然影响民众的身体健康及人口质量。有研究表明,一个国家的人口增长1%,资产投资必须增加3%才能使整个人群生活及卫生教育标准保持在原有水平上。

3. 加重环境污染从而影响健康　地球的资源和空间都是有限的,人类的活动必然导致自然环境发生巨大的变化,如地表结构的变化、生物圈的变化等,而这些变化常常是以严重的环境污染和破坏为结局的。这不仅影响人类的健康,而且影响人类社会持续发展。

4. 人口增长过快是当前世界各国特别是发展中国家面临的一个紧迫问题;而人口负增长导致的人口短缺则是西方部分发达国家面临的问题　按欧盟的统计,2004年就有18个欧洲国家出现人口负增长的现象。人口作为社会存在和发展的最基本要素,必须与社会经济发展相适应。在一定生产力水平上,人口过少,造成劳动力短缺,会延缓物质生产的发展,削弱国家的政治力量,也不利于文化的传递。

二、人口性别结构与健康

男女性别人口的死亡率差异在世界各国普遍存在。一般来说,在人均预期寿命上,男性明显居于劣势(表2-2),插入世界各国男女预期寿命,这主要是生物-社会-心理因素综合作用的结果。

表 2-2　我国和几个发达国家人均期望寿命

国　家	人均期望寿命(岁)	
	男　性	女　性
中　国	75.0	77.9
日　本	81.1	87.1
韩　国	79.5	85.6
瑞　士	81.2	85.2
加拿大	80.9	84.7
美　国	76.0	81.0

资料来源:World Health Organization, *World health statistics 2018*, Geneva: World Health Organization, 2018

从生物学角度来说,男性生理上弱于女性的事实表现是:从产前阶段、新生儿阶段一直到以后,男性的死亡率都更高。在出生的第一年,女孩比男孩的存活率更高,在婴儿出生的第一个月尤其如此,此时围产状况很有可能造成或促成死亡。男婴死亡率一般高于女婴。同样,5岁以下男孩死亡率高于同龄女孩。2018年,5岁以下男性儿童死亡率为40.7‰,而女性儿童为36.4‰。作为一个有机体,男性似乎比女性更加脆弱。

　　社会和心理因素在预期寿命决定过程中也发挥了重要影响。意外事故在男性中导致的死亡率高于女性,这反映了性别角色的差异。男性的高事故率可能与男性较多参与危险活动有关,特别是那些高风险职业中的危险活动。如美国局劳工统计局报告,最危险的工作是商业渔民,就美国所有职业而言,平均事故死亡率是 7/10 万人,而工作在阿拉斯加寒冷气候中的渔民,事故死亡率是 200/10 万人,冬季的暴风雪、船体因结冰导致的倾覆以及落入极冷的水中,都可能致命。第二危险的职业是伐木,然后依次是飞行员、金属结构生产工人、出租车司机、建筑工人、卡车司机、警察等,这些工作大多由男性承担。

　　另一个影响男性死亡率的因素可能是职业竞争和与工作有关的压力。他们的目标是"事业",动机是"成功",这些生活方式被认为容易形成压力。另外,吸烟、饮酒特别是重度饮酒,男性人数较女性更多,摄入量更大,还有高速驾驶和参加剧烈运动也在男性中更为多见。因此,加上职业危害,男性罹患疾病的危险就高于女性。当然,当女性也加入高风险职业,当雄心勃勃的职业女性遭遇职业压力的时候,这一情况也可能改变。

　　男性一般死亡率较高,而女性似乎发病率或患病率较高。2017 年,世界男性成年人死亡率为 178.318‰,而女性为 119.912‰。2016 年美国癌症报告中指出,对于癌症,无论什么年龄,男性的发病率和死亡率都较高,女性在 20~49 岁癌症发病率最高。从这些差异中显示的特点是,女性罹患非致死性慢性病的可能性更高,而男性罹患终结生命的慢性病的可能性更高。这可能与女性对卫生服务的利用率远高于男性有关。正如朱迪斯·奥尔巴赫(Judith Auerbach)和安妮·菲戈特(Anne Figert)解释的那样,妇女是患者的主要照顾者,不论是在家里还是在社会上,同时也是卫生服务的主要利用者,包括自己和他人。

　　女性可能更常患病,但寿命更长;男性不常生病,但寿命更短。这也可能并非是女性患病更多,她们仅仅是对身体不适更敏感,更愿意向他人诉说自己的不适,而且她们更可能通过提高对医疗服务的利用而延长自己的预期寿命。当然,男女在患病率上的总体差异是真实存在的。

　　对于精神健康来说,除 2 个例外情况,男女在确诊的精神疾病数量上没有显著差异。女性持续的抑郁或兴奋和焦虑的发病率较高,而男性的人格障碍发病率较高。另外,一些达不到临床标准的抑郁和焦虑倾向,在女性中比男性中更加常见。这一差异与生物学和社会文化因素都有关系。职业女性不但要令人满意地工作,还要操持家务,相当于做 2 份工作。有研究显示,这些可能加剧了已婚妇女的心理困扰。

三、人口年龄结构与健康

　　年龄结构是指人群中各年龄人口所占比例,是反映人口特征的重要指标。衡量人口年龄结构的指标主要有老年人口系数(或比例)和儿童少年人口(15 岁以下人口)系数(或比例)。

联合国规定 60 岁及以上人口超过 10%或 65 岁及以上人口超过 7%为老年型社会。目前,人类所面临重大人口问题之一即人口老龄化问题。20 世纪 50 年代,全球 60 岁及以上的人口只占世界人口的 8%;到 2017 年,占世界人口 13%。预计到 2030 年,这一比例将达到 16.5%;到 2050 年,将达到 22%。2000 年,我国 65 岁以上人口已达到 7%,表明已经进入老年型社会;2016 年,此比例上升为 10.8%。据预测,到 2030 年,我国 65 岁以上人口比重将超过日本,成为全球人口老龄化程度最高的国家。预计到 2040 年,我国 65 岁及以上老年人口占总人口的比例将超过 20%。同时,老年人口高龄化趋势日益明显,我国 80 岁及以上高龄老人正以每年 5%的速度增加,到 2040 年,将增加到 7 400 多万人。

人体的衰老是一个随年龄增长而逐渐演变的过程。随着年龄的增长,人的体表外形开始改变,器官功能开始下降,机体调节控制作用降低。同时,在心理活动方面,运动反应时间延长,学习和记忆能力减退,人格也会发生一定程度改变。老年性疾病的患病率增加,且在疾病的表现、病程、预后等方面与其他年龄人群有明显不同。

据我国卫生服务调查资料显示,老年人 2 周患病率和慢性病患病率最高,如 2013 年第五次调查数据显示:2 周患病率全人群为 24.1%,65 岁及以上老年人 62.2%;慢性病患病率全人群为 24.5%,65 岁及以上老人为 78.4%。老年人患病模式发生改变,慢性病成为影响健康的主要疾病,患病率居前的疾病有高血压病、咽炎、感冒、脑血管病、运动系统病、慢性阻塞性肺炎、类风湿、胃肠炎、其他心脏病和冠心病,还有听力障碍、白内障等。

老年人患病率比一般人群高得多,常常同时伴有多种疾病。一位老年人身上同时有三四种疾病是常见的。另外,老年人中部分日常活动受限制者的比例有逐渐上升趋势。据调查,3/4 以上的老年慢性病患者出现生活质量下降,有心理障碍。主要问题是老年人身体变化、人际关系改变、情绪抑郁、精神焦虑等,这些生理、心理上的变化直接影响着他们的身体健康。老年人在离退休之后,社交范围越来越小,容易产生孤独感。由于年龄的增长、衰老和疾病的缠身,他们甚至出现情绪低落和绝望,容易患上抑郁症。

这些数据显示老年人有较高的卫生需要,老年人卫生服务需求、利用指标均高于其他人口,老年人的门诊和住院服务利用率都远远高于全人群平均水平。但由于老年人社会经济等能力较弱,有较多未满足的卫生需要,他们的未就诊率、应住院未住院率也高于全人群平均水平。

老龄化使得卫生服务体系和社会保障系统面临考验,因为老年人需要享受更多的公共服务。在发达国家,对老年人的照顾已经从家庭责任转变成了社会责任。一个原因是传统大家庭的衰落,它已经被核心家庭取代,而核心家庭就是由一对夫妇及其子女构成,这减少了老年家庭成员获得直接支持的数量,特别是当他们住得很远时。另外的原因包括医疗和护理服务的高成本、所需服务的种类及需要这些服务的人数的增多。

我国政府高度重视人口老龄化问题。积极发展老龄事业,初步形成了政府主导、社会参与、全民关怀的工作格局。国家成立了全国老龄工作委员会,确定了老龄工作的目标、任务和基本政策;颁布了《中华人民共和国老年人权益保障法》;制定了《"十三五"国家老龄事业发展和养老体系建设规划》,把老龄事业纳入了社会经济发展的总体规划和持续发展战略。由于老年人特殊的生理、心理状态,他们的医疗保健需要大、就诊率和住院率高、所需的医疗费用高,因此老年卫生保健服务在老龄工作中占有重要的地位。我国老年保健的基本任务在于从社会经济、社会保障、医药卫生事业发展的现实出发,将老年社区保健、家庭保健和自我保健有机结合起来,使老年人不脱离社会生活,做到老有所养、老有所医,达到健康长寿的目的。

全世界人口年龄结构的另一趋势是少年儿童(15 岁以下)在总人口所占比重越来越低。根据我国人口普查的数据,1953—1964 年,少年儿童人口比例由 36.3% 上升到40.7%,而到 1982 年第三次全国人口普查时,少年儿童人口比例下降到 33.6%。在最近 2 次全国人口普查时仍呈一路下降趋势,2000 年时为 22.9%,2010 年时为 16.6%。少年儿童人口比重较低,在目前和将来都可能导致劳动力短缺,将直接阻碍我国经济发展和影响居民健康水平的提高。

四、人口社会经济地位与健康

世界各国的很多研究都表明,社会经济地位是影响人们健康至关重要的因素。它一般与收入水平、职业和文化程度有关。其中收入水平反映人们的消费能力,尤其包括对健康服务的支付能力及其营养和住房情况;职业反映人们的社会地位、体力脑力活动情况、工作环境以及与工作有关的健康风险状况;文化程度反映人们的知识水平,获取积极的社会、经济和心理资源的能力。

其中文化程度对健康的影响最为明显,知识水平的高低会对生活方式、求医行为和途径、医学防治方法和技术的利用以及自我保健意识等产生影响。总体上,受教育程度高的人更了解健康生活方式的优点和预防保健的重要性,自我保健能力和意识更强,更为自觉维护和增进健康,当出现健康问题时,能早发现、早治疗疾病,能更好地获取医疗保健服务。研究显示,死亡率随着文化程度的增加而呈现下降趋势。文化程度越高,死亡率越低,死亡率随着文化程度的增加而呈现下降的趋势。世界卫生组织报告显示,人口中受过教育的中年人占比与预期寿命的相关性十分密切,如瑞典受过教育的中年人占比为 99%,其男性预期寿命为 72.1 岁,女性为 77.0 岁;巴西受过教育的中年人占比为64%,其男性预期寿命为 58.5 岁,女性为 64.4 岁;而埃塞俄比亚受过教育的中年人占比为 7%,其男性预期寿命为 36.5 岁,女性为 39.6 岁。

从收入水平来看,有较高收入者往往居住条件较好,食物营养价值较高,能更好地享受到卫生保健服务,故而其患病率和死亡率较低;反之,低收入者住房饮食、医疗条件较差,因此其健康状况较差,死亡率较高。早期英格兰和威尔士的经典研究数据显示,如从第五等级(最低者)到第一等级(最高者)的死亡率依次为全人群的 1.1 倍、1.04 倍、0.98倍、0.92 倍和 0.67 倍,以全人群的死亡率为基准,以经济地位将人群划分为 5 个等级,由此可见经济地位越高,死亡率越低。

对于不同职业人群的死亡率分析发现,生产一线的工人工作繁重,工作环境较差,部分工人还接触一些有害物质,对健康造成危险,并且他们一般文化程度偏低,卫生保健知识以及自我保护意识较低,常常伴有吸烟、饮酒等不良生活习惯,造成其死亡率较高,预期寿命较低。如 2009 年四川省不同职业人群的死因调查统计资料显示,事业单位负责人、专业技术人员、办事人员、商业与服务业人员主要死因是肿瘤、循环、呼吸系统疾病,农林生产人员、设备操作人员除了上述 3 种死因外,损伤和中毒也占很大比例,同时,传染病和寄生虫病死亡比例也较其他职业高。

由此可见,社会经济地位与健康水平之间最重要的关系是,它影响人们获得健康生活的机会。社会经济水平较低者,面临着拥挤的工作和生活环境、较差的医疗保健服务,存在着营养不良、不良生活方式的高暴露率、较低的卫生保健意识等问题,这些因素联合作用减少了他们获得健康生活的机会,从而降低了他们的健康水平。

五、流动人口与健康

"流动人口"这一概念主要用于中国,它特指人们在没有改变原居住地户口的情况下,到户口所在地以外的地方务工、经商、从事社会服务等各种经济活动,但排除了旅游、上学、访友、探亲、从军等情形。

我国大规模的人口流动是随着改革开放出现的。据 1995 年全国 1‰人口抽样资料推算,我国流动人口共 5 350 万。2010 年,第六次全国人口普查显示全国流动人口已达 1.2 亿。2017 年,我国流动人口估计达 2.44 亿。流动人口的主体是农民,主要是从农村流向城市和城镇。流动人口相对于当地人口,在社会关系、社会支持、社会保障等方面都相对脆弱,这些都影响到他们的健康和医疗保健等服务的可及性。

流动人口大多是青壮年,因此就个体健康而言,似乎其健康状况不错。然而,把流动人口放到全人口背景分析,将青壮年流动人群与同年龄人群进行比较,流动人群的健康问题仍比较突出。主要表现在妇幼健康、传染病、生产事故、职业危害、心理健康以及社会适应等方面。

1. 孕产妇与儿童健康　流动人口中妇女健康意识淡薄,产前检查次数少,急产、死产发生率高,产后保健意识差,孕、产妇死亡率明显高于当地常住人口。流动人口 5 岁以下儿童前 5 位死因排列是早产和低出生体重、新生儿破伤风、溺水、肺炎、出生窒息。提示必须加强对流动人口卫生知识的普及,提高流动人口自身健康保护意识,同时必须加大妇幼保健服务力度。

2. 传染病　流动人口是传染病暴发流行的高危人群,并且由于其经常在不同地区间流动,架设了传染病传播的桥梁,加速了寄生虫病和传染病在城市的传播和流行。

结核病:有关文献表明,我国流动人口结核病新登记率和涂阳新登记率往往高于本地人群,登记的结核病患者中男性多于女性,以青壮年为主,从事体力劳动者较多,可能与流动人口本身的性别、年龄和职业构成有关。外来人口一般经济状况低下,居住条件简陋,预防保健条件较差。一旦感染,发病的机会增加,特别是有传染源后容易引发流行。流动人口患者、病例发现和监测困难,不按规则治疗,导致继发耐药比例高,因而成了结核病控制效果趋缓的重要因素,大大影响当地结核病控制效果。

病毒性肝炎:我国是世界上的"肝炎大国",尤其是人群乙肝表面抗原(HBsAg)的阳性率一直居高不下。外来流动人口数量多、来源复杂、生活条件差,容易造成交叉感染。另外,流动人口的缺乏卫生和防病意识,因而成为病毒性肝炎发病的高危人群。

性传播疾病(sexual transmitted diseases,STDs)和获得性免疫缺陷综合征(acquired immunodeficiency syndrome,AIDS,又称艾滋病):由于流动人口中男性居多,且以青壮年为主,未婚比例较高或夫妻分居等现象容易造成高危性行为,增加了性病在异性接触者甚至同性恋者中迅速蔓延的可能性。此外,娱乐服务行业的青年女性流动人口也是感染性传播疾病及艾滋病的高危人群。她们在女性生殖健康方面又缺乏得力的保护措施,许多性传播疾病在妇女中通常无特殊症状,再加上传统观念的限制,流动人口中性病患者很少寻医求诊,加速了性病的传播。

3. 心理问题   流动人口的主要心理健康问题有焦虑、抑郁、人际关系敏感、躯体化和惊恐等。大多数流动人口从闭塞的农村来到开放的城市,面对陌生而崭新的环境,他们会感到无所适从,加上生活、工作上的巨大压力,使精神生活严重缺乏。有的流动人口长期夫妻分居,也会导致他们产生很多心理健康问题。流动人口尤其是工地上的民工几乎都有过被业主克扣工资的经历,他们常常每天工作近 10 个小时,但业主们常拖欠工资,或用与实际价值不符的工地餐券代替工资等。遇到这种情况,在举目无亲的他乡异地,大多数人采取了忍气吞声的态度,但因受种种排斥和欺侮而滋生的不平衡的心理极容易使他们铤而走险,用暴力进行抗拒或报复。有研究表明,城市外来人口的犯罪根源与其特定环境下形成的受困心理、趋利心理、失衡心理、报复心理及投机心理等密切相关。

在我国流动人口规模不断扩大的同时,流动人口的结构也发生了重大变化。最显著的结构变化之一就是流动人口的家庭化,即流动人口中儿童的比例越来越高。这些儿童的教育、营养和医疗卫生等各方面如果得不到保障,将严重影响他们的生长发育和身心健康,进而影响我国未来的经济建设以及社会、文化的发展和进步。

第三节 | 文化与健康

一、文化的概念

文化(culture)的定义众说纷纭,丰富多彩。被称为人类学之父的英国人类学家泰勒

(E. B. Tylor),是第一个在文化定义上具有重大影响的人。泰勒对文化所下的定义十分经典,他指出:"文化或文明,就其广泛的民族学意义来讲,是一复合整体,包括知识、信仰、艺术、道德、法律、习俗,以及作为一个社会成员的人所习得的其他一切能力和习惯。"后人对这个定义褒贬不一,同时亦不断地提出新的观点。在文化定义现象中还有一种典型的情况,就是各种学科对于文化的不同定义。关于文化的区分,最为常见的说法就是广义文化和狭义文化。

社会学家与人类学家对文化的共同定义是人类群体或社会的共享成果,这些共有产物不仅包括价值观、语言、知识,并且包括物质对象。无论是物质文化还是精神文化,都是人类心智进化的产物。由此,可将文化定义为社会物质财富和精神财富的总和。按照这一定义,文化是一个大范畴,它与"文明"一词相通。狭义的文化概念是指观念形态的文化,包括思想意识、道德规范、宗教信仰、哲学、艺术、习俗等所构成的领域。

二、文化影响健康的特点与形式

(一) 文化影响健康的特点

文化对人们健康的影响具有广泛性和持久性。一方面,教育、风俗习惯、亚文化、宗教信仰等对健康的影响不是仅限于个人,而是整个人群,它的广泛程度要大于生物、自然因素;另一方面,文化对人的思想意识、观念的影响和作用一经产生,就不是短期内可以消失的,因此,文化因素对健康的影响可以持续于生命的整个过程,甚至几代人乃至更长的时间。文化对健康的影响有时是直接的,有时是间接的,表现为各种各样的方式与途径。文化对健康的影响在于:文化既是掌握和改造自然环境的手段,又是调节人们各种活动(包括心理和行为活动)的手段。文化不仅仅只是作为人的一种智慧的升华,文化是社会的脊梁骨,除此之外,还是最重要的健康因素。

(二) 风俗习惯对健康的影响

风俗习惯是人们在长期的共同生活中约定俗成并代代相延而形成的风尚及习惯。风俗习惯是与人群健康联系最为密切的文化范畴,这是因为它与人们的日常生活联系最为紧密,涉及人的衣、食、住、行、娱乐、体育、卫生等各个环节。

良好的风俗习惯有益于健康,如中国的茶文化与人的身体健康、心理健康、社会健康的关系都很密切。饮茶有养身保健的作用;讲究茶趣可以促进心理健康;国人有为来客敬茶的传统,各种茶话会、茶馆以茶助乐、寓茶于乐,更是国人融入社会,增进社会健康的场所。

但不良的风俗习惯导致不良的卫生习惯,直接危害人群的健康。如新几内亚东部高地的福雷人(Fore)有一种风俗,人死后亲属参加葬礼并吞食死者的肉以示对死者的哀悼,这种风俗习惯导致一种以小脑病变为特征的中枢神经系统疾病——库鲁病(kuru)的流行,使福雷人几乎灭绝。各地对人体审美而产生的人体装饰,如文身、绘身、人体饰物、人体变形等则几乎都对健康有百害而无一利。如澳大利亚土著人以皮肤瘢痕为美,为了获得"美丽"的瘢痕,他们不惜用石头或贝壳割破皮肤,然后涂抹泥土,人为感染以造成更大瘢痕,由此造成的伤亡事故时有发生。另外,我国封建时期崇尚妇女小脚,人为致畸所造成的三寸金莲之美却是以我国妇女的痛苦和损害其健康为代价的。

(三) 亚文化对健康的影响

每个复杂的社会都包含着许多亚文化,社会成员常常是在一个以上的亚文化中发挥作用,反过来说,他们在一生中也会经历多种亚文化。比如同性恋亚文化,同性恋者的交流和认识与主流社会存在一定的差异,由于社会接纳的困难,造成了他们不同于一般人群的亚文化。于是认识和接触新朋友成为他们寻求刺激和安慰的必然行为。但交流的后果可能使他们找到新知己,也可能带来被虐待、被敲诈等麻烦。同性恋者开始的性行为几乎都有被诱导经历。正因如此,他们对自己的生活圈的内心感受是矛盾的,既不愿放弃,也不愿完全投入。他们中的有些人由于存在心理上的自责,所以想通过追寻新面孔来满足新鲜感和维系心理平衡。因此,同性恋者更倾向于多性伴,并且男性同性恋者的某些性交方式使他们成为艾滋病等性传播疾病的高危人群。

反文化所倡导的思想观念是利己主义、享乐主义和虚无主义。所谓利己主义,就是认为人生在世不存在什么责任,以我为中心,宣扬"关照第一号人物"(即自我);所谓享乐主义,是指以感官享受为人生目的的人生观,它是在物质享受满足后产生的新要求,即追求肉体满足和毒品造成的虚幻满足;所谓虚无主义,则是对人生价值和自我存在的否认,它常常是享乐主义的伴随物,认为人生不存在什么意义,人的存在仅仅是因为肉体和感观的存在,当感观得不到满足时,生命也就没有存在的价值了。这种反文化对毒品和性的推崇由此带来了自杀、吸毒和性淫乱三大社会病态现象。

(四) 宗教对健康的影响

宗教(religion)是统治人们的自然力量和社会力量在人们头脑中的虚幻的、颠倒的反映,是由超自然实体及神灵的信仰和崇拜来支配人们命运的一种社会意识形态。

1. **宗教教义对人群健康的影响**　宗教给人以精神寄托,对健康的影响有积极的一面。宗教有心理调节功能,即通过特定的宗教信念把人们原来心态上的不平衡调节到相对平衡的状态,并由此使人们在精神上、行为上和生理上达到有益的适度状态。不少西方学者把这种心理的调节功能称为信仰治疗,对健康有利。但其消极作用是,患者相信神灵的旨意胜过相信医嘱,因而影响治疗。

2. **宗教的仪式禁令对健康的影响**　有些宗教仪式,其本身不是医学目的,但从客观效果看,却具有一定的医学意义。如犹太教在对男性婴儿洗礼时都要举行割礼,即包皮环切仪式,因此,犹太人几乎没有阴茎癌。伊斯兰教五功之一的斋戒,要求每个符合条件的穆斯林在伊斯兰历的第九个月"莱麦丹月"(中国俗称"斋月")守斋戒,每天从日出到黄昏停止一切饮食。有研究表明斋戒对于清理肠胃、防止消化系统疾病、维护身体健康有益;佛教认为影响身体的因素有由贪、嗔、痴等导致的不良行为,认为"贪淫致老,嗔恚致病,愚痴致死,除三得道",因而有"不杀生、不奸淫、不饮酒"等戒条,这些戒条客观上有利于人们养成健康的行为方式;道教的内家拳术,著名的太极拳,经过人们数百年的实践,已被证明具有极好的健身功能。而有的宗教仪式则会带来对健康的严重损害。例如,世界上曾发生过 6 次古典型霍乱大流行,每次都源于印度。主要原因是印度教徒视恒河为"圣河",认为生前能饮其水,死后能用水浴身,便能除去一切罪孽。因此,恒河水终年污染严重。时至今日,印度仍是霍乱威胁世界的疫源地。

3. 邪教对健康的危害　近代的一些邪教组织,则是指那些以宗教为名,行邪道说教、妖言惑众之实,妨害社会管理秩序,危害社会稳定和他人身心健康的组织。有些邪教组织大搞"赶鬼治病""祷告治病"。他们宣扬"凡人身上有病,都是魔鬼缠身,无须吃药打针,只要将魔鬼赶走,病就会好""信主能医治百病,一年四季保平安"等怪论。为了赶鬼治病,他们使用极为恶劣的手段,如用绳子捆绑,抽打患者,不让患者看病吃药,严重摧残人身。一些被蒙骗的群众有病不去求医,而是去求主保佑,导致一些患者贻误医治甚至死亡。

（王　伟　严　非）

第 三 章 健 康 行 为

随着生活水平的提高，人们对于健康的重视程度逐渐提高。大量研究表明，人类的健康与人类的行为之间关系密切，有些可以维持甚至促进健康，有些却会损害健康，不同的理论从不同角度、不同领域对健康行为进行了阐述，只有正确认识到健康与行为之间的关系，才能够有的放矢的采取措施促进健康。

第一节 | 行为生活方式与健康

一、行为与健康行为

(一) 行为概念

目前，已经有许多关于行为的理论，不同领域从不同角度对于行为定义的侧重点不同，但概括起来就是人们的行为总是出于一定的目的，这个目的也就是促使人们做出这种行为的动因。动因分为内在动因和外在动因，人们行为就是受2种动因的相互作用而产生的。内在动因是影响行为的内在因素，包括基本的生理需求以及复杂的社会需求，人们对于这些需求的表达就是行为。外在动因是影响行为的外在因素，众所周知，我们生活在客观存在的自然与社会之中，为了适应自然和人文社会复杂多变的环境，我们必然要对外在环境造成的刺激做出一些反应，这种针对环境产生的适应性反应就是外在动因。由于内外环境以及人们能动性的复杂多样，根据不同环境、不同时间，人们的行为都会改变；同样，不同的人在一样的环境之下，所表现出来的行为也会不同。根据人的行为是受内在因素和外在因素相互作用而产生，美国德裔心理学家勒温提出了著名的行为公式。

$$B = f(P, E)$$

B指的是行为(behavior)，f指的是函数，P指的是个人因素(personality)，E指的是环境因素(enviroment)。

从这个公式,可以形象地看出内外因素与行为之间的关系。所以,我们在分析一个人行为的时候,要综合考虑两者,不仅要看这个人所处的自然与人文社会环境,还要了解他的生理与社会需求。

(二) 行为的分类

人是兼具生物属性和社会属性的复杂个体,所以,我们可以将行为分为本能行为和社会行为。

本能行为是由人的生物属性所决定的,这是人生而固有的,并非后天习得。根据达尔文的自然选择和物种起源学说,合目的性被称为人自私利己的根源,是在无意识的状态之下为了达到某种结果而进行的某种过程。例如,为了达到使食物消化这一结果,我们就得进行唾液分泌这一过程,然而这并不是我们有意识地去控制的,而是在无意识中进行的,是由遗传因素所决定的。目前,各领域比较公认的本能行为主要分为 3 个方面:①为摄食、睡眠等与基本的生存相关的行为;②是与种族繁衍有关的性行为;③表现为对外来的威胁进行防御和攻击的行为。需要强调的是,人的本能行为存在一个正常表达的问题,一旦失去控制,超出了正常的范围就会造成伤害,常见的例子就是药物滥用、性乱以及冒险行为。社会行为是由人的社会属性所决定的,是通过社会化过程所确定的,是人与自然、人文社会这些周遭的环境相适应的行为,是一种有目的性的行为,这也是人最主要的行为。我们生活在一个大的社会环境之中,势必会与他人产生互动行为,这种行为可以是人与人之间相互作用产生的个体行为,可以是人们在一起共同产生的集体行为,也可以是以集体的形式而展现出来的团体行为。无论是哪种形式表现出来的社会行为,都表明我们必须要与他人进行一个正常的互动过程,在这个过程之中不断学习、模仿和受教育等。

事实上,本能行为和社会行为之间并没有明显的界限,人类很多行为既有本能的成分,也受到社会因素的影响。例如,人在饥饿状态下为了解决饥饿感而做出的觅食行为是本能的,但是人在社交环境之下的进食过量则为社会行为,这两者情况往往是同时存在的。

二、行为因素与健康

大量研究表明,人类的健康与行为存在着密切的关系,有些行为可以维持或者强化健康,有些可以损害健康。健康相关行为是指对健康产生影响的行为,这种行为可以是健康的或不健康的,可以是有意识或无意识的,抑或是与健康目的无关但是却对健康造成一定的后果及危险的。我们按照行为对于健康产生影响的好坏,将健康相关行为分为良好的健康行为和不良的健康行为。

(一) 良好的健康行为

良好的健康行为指的是对健康有利、以健康为导向的行为,目前许多教学材料将其分为五大类。第一类为平衡的营养、合理的膳食、积极地锻炼、充足的睡眠等基本健康行为;第二类为预防事故的发生以及事故发生后能够正确应对的预警行为,如在火灾发生时,懂得使用湿毛巾捂住口鼻、不乘坐电梯、走安全通道这些安全常识进行自救;第三类为定期体检、预防接种、发现身体不适及时就诊等合理利用医疗保健服务的行为;第四类为离开危险环境的行为,如搬离被周围废弃工厂所污染的环境;第五类为戒除吸烟、酗酒以及滥用药品等不良嗜好的行为。

（二）不良的健康行为

不良的健康行为指的是对健康不利的行为,日常生活中比较常见的就是吸烟、酗酒、长期不运动以及嗜好高脂、高糖、含致癌物食物等不合理的饮食行为。除此之外,还有滥用保健品、乱吃药等不合理的保健行为。以上这些不良的健康行为我们都可以通过干预从而预防疾病。如,个人通过戒烟、减少高脂食物摄入来预防冠心病;政府或社会组织通过社区、网络媒体的宣传,呼吁人们正确合理地看待各种疾病以及遵循医嘱使用药物。

有些学者将不良健康行为分为不良生活方式与习惯、致病行为模式。不良生活方式与习惯和上述不良健康行为大致是类似的。这里的致病行为模式指的是导致特异性行为发生的行为模式,常见的有 A 型、B 型和 C 型行为模式。A 型行为模式又称为"冠心病倾向行为",其特征主要是个性强、胜负欲强,工作投入、行事匆忙、走路和说话都很快,警戒性强、有敌意倾向,勇于接受挑战并主动出击,但是一遇到挫折就容易恼羞成怒。目前的大量研究表明这种行为模式与高血压、冠心病以及高脂血症等疾病息息相关。与 A 型相对的行为模式为 B 型。弗瑞德曼和罗森曼近 10 年的研究发现 A 型行为被试者冠心病的发病率是 B 型被试者的 2 倍以上。C 型行为模式是一种容易发生癌症的行为模式。这类行为表现为习惯性压抑自我的情绪,怒而不发,不擅长与他人沟通交流,找不到合适的方式去宣泄自己的情感。目前,大量的研究表明这种行为模式与胃癌、宫颈癌、结肠癌等癌症息息相关,并且有研究显示这类行为模式的人患癌症的可能性高于其他人3 倍以上。

三、健康行为的观点与理论

（一）行为主义理论

行为主义理论主要代表人物为巴甫洛夫(I. P. Pavlov)、桑代克(E. I. Thorndike)和斯金纳(B. F. Skinner)。

1. 巴甫洛夫的经典条件反射理论　巴甫洛夫的条件反射学说最核心的内容是外界刺激作用于感受器,中枢神经系统对这种作用发生规律性反应。他通过实验发现反射区分为条件反射和非条件反射。19 世纪末期,巴甫洛夫以狗为对象进行了经典条件作用的实验,该实验是在给狗吃肉之前,对狗采取某种刺激(如铃声),发现这种刺激和肉一样都会让狗流口水,时间一长,无论这种刺激之后是否会给肉,狗都会流口水,但是一旦不给肉的次数多了,狗对这种刺激的反应就会变弱,甚至是消失。这就是条件反射消退。狗看到肉流口水是天生的无条件反射,狗听到铃声流口水是后天形成的条件反射。早期的行为主义理论是美国心理学家华生在此学说基础上所创立的,他认为所有的行为基础都是经典条件反射。经典条件反射理论在健康行为之中主要应用在三大方面:①为通过环境刺激引起反射来影响行为,最常见的就是根据不同的情景制订特定的戒烟方案,实践证明此举可显著提高戒烟效果;②为通过反复的强化使与刺激相近的刺激也引起了条件反射。比如,健康产品设计的多样化可满足不同人群的需求;③就是上述的条件反射消退,比如儿童对打针的恐惧会因为长时间没有打而逐渐减弱。

2. 桑代克的学习联结说   又被称为试误说,由美国心理学家桑代克提出。他通过"迷笼实验"认为,学习是一种渐进地尝试错误的过程。随着错误反应的次数减少,正确反应的次数增加,最终形成固定的刺激反应。因此,学习的实质就是神经系统中刺激和反应之间形成联结,即"感应结"。该实验中,桑代克将一只饿猫关在迷笼之内,饿猫通过不同方式尝试逃出笼子,逃出后又被放进去。多次试验后,饿猫就学会了打开笼子的动作。根据该准则,他将人类的学习方式分为4类:①普通动物式的形成联结,例如10个月的婴儿学习打鼓;②形成含有观念的联结,例如2岁儿童学习听到"母亲"一词就想到母亲,或者想到糖时就说出"糖"这个字;③分析或抽象,例如学音乐的人学习对一个声音的倍音发生反应;④选择性的思维或推理,例如儿童应用有关造句法的各种规律和词根的意义来学习一句拉丁文的含义。

3. 斯金纳的操作性条件反射学说   美国心理学家斯金纳认为,一切行为都是由反射构成的。斯金纳的实验用到了著名的斯金纳箱。这个箱子的构造能够尽可能的排除一切外在刺激,该实验的过程是一只老鼠或者一只鸽子被放在箱子中,当它们压到箱子里的杠杆或啄到按键时,就会有食物掉进箱子。反复观察后发现随着食物的获得,箱子里的动物压杠杆或者啄按键的次数增加,这就是斯金纳著名的强化理论。他认为,强化对于一个人行为的养成或者改变起到无可替代的作用,对一个人自身是非常重要的。这在一定程度上决定了某种行为在今后的日子里反复发生的频率,就像小动物压杠杆一样。我们通过给予食物这种奖励手段加强小动物压杠杆的行为,斯金纳将这种强化称之为奖励,当一种行为被奖励时,它就会被重复。一旦这种行为受到惩罚或没有被奖励,就不会被重复。由行为的结果所控制的行为称之为操作性行为。操作性条件反射学说在健康行为中的应用主要体现在可以通过操作条件反射机制来形成或改变各种健康习惯。

(二) 社会学习理论

社会学习理念主要代表人物为罗德(Rotter)、班杜拉(A. Bandura)。

1. 罗德的社会学习理论   罗德对条件反射理论进行了改进,特别强调期望。他认为,人们会因为某种行为获得了奖励,而增加对这种行为获得奖励的期望,从而增加该行为的发生。罗德设计了控制源量表,将发生在自己身上的事情归结于自身行动的人称之为内控型,归结于外部而自己无法控制力量的人称之为外控型。罗德的社会学习理论在健康行为中的应用在于内控型的人会认为健康与自己的努力有关,他们更倾向于采取坚持锻炼、控制饮食等有效措施来保持健康。相关研究表明,内控型的人相对外控型的人更加健康。

2. 班杜拉的社会学习理论　　班杜拉认为:刺激-反应理论不能对人类的观察学习现象进行解释,他认为行为是环境因素和自我调控因素相关作用所产生的。他将社会学习理论分为三大类:第一类为观察学习理论,是指人们通过观察榜样的示范活动,做出适当性的操作,此过程分为注意、保持、再现和动机 4 个阶段。第一阶段为注意,在这一过程中,榜样的行动特征、观察者的认知特征以及两者之间的关系都会对学习的效果产生影响;第二阶段为保持,这一阶段中,榜样已经消失,继而以符号化的形式继续影响引导人们的行为;第三阶段为再现,这一阶段,人们会将符号化的形式转变为行为;最后一个为动机阶段,是指人们是否会反复地表现出再现的示范行为受影响于行为结果因素。第二类为交互决定理论,此理论强调行为、人和环境三者之间的多向决定关系,并且环境在人的行为之中起着重要的作用,三者之间是"你中有我、我中有你"的关系,不能单独把某个因素放在更加重要的位置。第三类为自我效能理论,这一理论强调的是个体在面对某一任务活动时所表现出的胜负欲、自信以及意志力。自我效能感的培养和提升需要从成功经验、替代性经验、言语的劝说、情绪和生理状态以及情境条件这 5 个因素来实现。

(三) 认知主义学习理论

认知主义学习理论的正式形成是在 20 世纪六七十年代,与行为主义理论不同的是认知主义学习理论主要是通过研究人的认知过程来探索学习规律,强调人作为学习主体在学习的过程之中发挥的重要作用,主要观点包括:学习的主体应该是人;感知、注意、记忆、理解和解决问题的信息处理过程是人的学习过程;人主动选择性地感知、注意和理解外界的信息;学习的质量取决于人们对于外界信息主动选择的程度。认知主义学习理论认为当人们面对环境刺激时,机体经历了注意、选择、转化信息和解释信息这 4 个阶段之后才会对信息做出适当的行为反应。该理论在健康行为方面的应用主要体现在为了达到改变健康行为的目的,我们可以去改变人们的认知过程。比如,有些人的观念是"不干不净,吃了没病",这是他们对于不良饮食习惯的解释,面对这种情况,我们就需要去寻找这种观念形成的过程,让受访者主动发现错误并形成正确的认知。

(四) 人本主义理论

人本主义理论的主要代表人物为马斯洛(A. H. Maslow)与罗杰斯(C. R. Rogers)。该理论强调自我表现、责任心和情感等人格特征对行为的主导作用。

1. 马斯洛的实现论　　该理论人类行为的驱动力是需要,并且人的需要是分层次发展的。在《人类激励理论》中,马斯洛按照目标以及对象的不同,把需要分为两大类 5 个层次。就像一个金字塔一样,最下层为生理需要,最上层为自我实现需要,中间自下而上依次为安全需要、归属与爱的需要以及尊重的需要。其中生理、安全以及情感上的需要都是低层次的需要,外部条件就可以满足;另一类就是高级需要,包括尊重和自我实现,这一类需要光靠外部条件无法满足,要通过内部因素来实现。生理需要主要指人们对于水、空气这类满足生存的物质的需求,安全需要指的是对于人身安全、免遭痛苦和威胁等的需求,归属与爱的需要是一种社交需求,尊重需要是一种对于成就、名声以及地位的需求,自我实现需要是最高层次的需要,是一种发挥自身潜能的需求。所有这些需要,只有当低一级的需要被满足之后,才能追求高一层次需要的满足。

2. 罗杰斯的自我理论 该理论主张人性的本质在于自我实现,其中最核心的观念是"自我概念",这是人格形成、发展和改变的基础,是人格是否能够正常发展的重要标志。他认为刚出生的婴儿是没有自我概念的,随着时间的推进,周围的人物以及其他环境对他的影响作用,使其慢慢地有了自我的概念,将自己和非自己区分开来,他人会根据自己的价值标准来决定是否对儿童进行关怀与尊重,这种体现价值观的关怀与尊重称之为价值条件,儿童不断地通过自己的行为来体会到这种价值条件,也就是体会到他人的价值观,久而久之,他人的价值观会被儿童内化成自我结构中的一部分,会用这部分而不是自身机体去评估经验,当自我与经验存在差异的时候,个体就会采用歪曲、否认以及选择性知觉等防御性机制,将真实体验拒绝在意识之外,维持着自我,这时候的评价系统投射着他人的态度,而不是建立在真实体验之上。自我理论在健康行为上的应用主要体现在对病态行为的产生进行解释及纠正。

第二节 | 健康行为干预

一、健康行为干预理论

(一) 行为转变理论模型

行为转变理论模型(transtheoretical model of behavior,TTM),又称行为阶段转变理论模型,由美国心理学教授普罗查斯卡(Prochaska)在 1983 年提出。目前,它已成为健康行为干预理论中应用最广泛的一种。

TTM 认为,人类行为的改变不是一次性的事件,而是由 5 个不同阶段组成的循序渐进的连续过程。

1. 无意图阶段(pre-contemplation) 这是人们不打算在可预见的未来采取行动的阶段,通常以未来 6 个月为衡量标准。人们之所以会在这一阶段,可能是因为他们对自己行为的后果不了解或麻木,或者他们多次试图改变,但是对自己的改变能力感到沮丧。他们倾向于避免阅读、交谈或思考的高风险行为,常常在其他理论中被描述为抗拒或缺乏动力,或者没有做好接受治疗或健康促进计划的准备。事实上,传统的健康促进计划并没有为这些人做好准备,也没有动力满足他们的需要。

2. 意图阶段(contemplation)　这是人们打算在接下来的 6 个月里改变的阶段。他们意识到改变的好处,但同时也敏锐地察觉到了弊端。改变的成本和收益之间的平衡会使人们产生深刻的矛盾心理并长期陷在此阶段。通常我们把这种现象描述为长期意图阶段或行为拖延。此阶段的人也没有准备好接受传统行动导向的项目。

3. 准备阶段(preparation)　在这一阶段,人们打算在短期内采取行动,通常以 1 个月为衡量标准。在过去的 1 年里,他们通常会采取一个重大行动计划,比如参加健康教育课程,向咨询师询问,与医师交谈,购买自助书籍或者依靠自我改变。研究者应该根据这些行动导向的项目招募志愿者,比如戒烟、减肥或锻炼。

4. 行动阶段(action)　行动阶段是人们在过去 6 个月里对自己的生活方式做出明显改变的阶段。由于行动是可观察的,行为的改变通常等同于行动。但在分阶段改变模型中,行动阶段只是 6 个阶段之一。在这个模型中,并不是所有的行为改变都算作行动。人们必须达到专家认为足以减少疾病风险的标准。例如,在吸烟领域,用减少香烟数量或换用低焦油和尼古丁香烟作为行动。在饮食方面,有一个共识是应从脂肪中摄取少于 30％的热量。也有人认为这个指导方针数据需要降低到 25％甚至 20％。

5. 维持阶段(maintenance)　这是人们努力防止复返(relapse)的阶段,但不像人们在行动阶段那样经常改变过程。他们不那么容易复返,并且越来越有信心可以继续改变。

(二) 健康行为改变方法

1. 行为主义方法

(1) 强化方法:指强化技术的系统应用,以增强某些期望的行为,减少或消除某些不良行为。强化有以下几种方式。

1) 正强化(positive reinforcement):使用激励和其他措施来增加积极行为的频率。激励可以是物质的,也可以是精神的。强化的原则是频率由高到低、由物质到精神、由外部到内部、逐渐泛化。

2) 负强化(negative reinforcement):通过去除刺激来触发或增加想要的行为。

3) 消退(extinction):通过去除强化事件来减少或消除不想要的行为的方法。在行为干预中,消退分为 3 个步骤:第一步是确定需要消除的行为,第二步是确定维护行为的强化,第三步是停止使用强化。

4) 惩罚(punishment):使用一个不愉快的事件来减少一些不良行为。一般来说,惩罚只能在短期内压制不良行为,无法根本消除;可能导致某些负面情绪和对抗;可导致逃避或逃避行为;也可能产生负面的强化效果。

5) 差别强化(differential reinforcement):通过正强化和消退的结合,可以使期望的行为得以呈现,而不期望的行为得到抑制。利用这个方法可以改变人们的健康行为。差别强化的基本条件是需要确定 2 种不同类型的行为并加强刺激。虽然前者很容易做到,但后者需要仔细观察和分析强化物与目标行为之间的关系,当观察不足以得出结论时,可以咨询与行为者密切联系的人。

6) 塑造(shaping):塑造是人们培养目标行为的手段,而这种行为目前并不存在,它可以被看作个人行为加强的过程,使得他们越来越接近目标。

(2) 刺激控制:指一种通过控制诱导行为的环境刺激来改变行为的方式。行为无疑受到其结果的影响,但首先行为是在某些刺激条件下发生的,因此健康行为的改变中,环境刺激控制和行为结果控制同样重要。刺激控制的第一部分是理解和区分刺激。在行为发生之前,环境中有许多"刺激",但需要认真地分析和识别哪些刺激条件才是真正的刺激条件。一般来说,刺激会增加行动发生的可能性,行为会因为相应的刺激而得到加强。

刺激控制是改变行为普遍使用的一种策略,有3种实现途径。

1) 避免或排除:指在具有某种刺激作用的环境中避免或排除某些刺激。

2) 替代:指对目标行为的抑制或者促进与目标不相容的行为,使原始刺激不能加强问题行为。

3) 调节:指通过调节环境的某些方面,以促进预期行为的发生或减少不良行为的出现。

2. 认知行为方法　指为了改变人们的认知,从而改变行为。认知行为的核心问题是认知重建、错误认知的放弃和合理认知的建立。认知重建分为3个阶段:认知准备、学习和实施。改变认知的主要途径有2种:①是从认知入手,使行为者了解人类认知的局限性和片面性,从而从另一个角度和方式考虑问题,有利于建立合理的认知;②是从行为入手,在行动计划的帮助下实现目标,或者探索行为背后的认知方式。

(三) 干预理论与方法

1. 传播理论　交际是一种信息的社会传递,是人与人之间交流信息的过程。到目前为止,传播学者研究出了许多种传播模式。主要有以下4种模式。

(1) 单向传播模式:该模式提出传播研究的5个方面:控制分析(谁)、内容分析(说什么)、媒体分析(通过什么渠道)、接收者分析(对谁)和效果分析(什么效果)。它过度简化了复杂的人类传播活动,同时忽略了接收者反馈活动的存在。

(2) 双向传播模式:该模式应包括至少2个部分:信息的源单位(说话者)和目标单位(听话者),2个单位通过信息连接。在通信活动中,每个人都是信息的发送者和接收者,也就是编码和解码,而且传播具有双向交互性。

(3) 互动传播模式:这是一个循环过程,在这个过程中,人们对社会生活中的某些事物有自己的看法和理解,互动传播使参与方能够创造和分享信息,逐步达成相互理解和接受,并在共同兴趣焦点下结合起来,最终达成共识,使信息具有意义。

(4) 整体互动模式:该模式整合了元素,强调理解传播现象的整体和互动环节,其中包括:人际传播、大众传播和网络传播3个系统,以及核心要素、次要因素、边际因素和干扰因素 4 个要素。

2. 倡导促动理论 该理论通过大声呼吁引起人们对重要问题的关注,并鼓励决策者解决问题。它意味着与其他个人和组织采取合作行动以实现政策变革目标。

从倡议到倡导再到行动,许多具体的、短期的行动形成了一系列行动,最终实现长期目标。倡导促动包含 4 个相互关联的要素:倡议(proposition)、联盟(coalition)、宣传(publicity)和行动(action),它们可以被描述为倡导促动的 4 阶段模式,即所谓的"PCPA"模式。"倡议"旨在提出问题;"联盟"包括联盟的建立和运作;"宣传"是指公众意图,涉及信息的发展和传播;"行动"包括为实现宣传目标而进行的游说和宣传活动。

3. 社区组织与社区动员理论 社区组织(community organization)以社区为基础,解决他们自己的需要和问题。社区组织理论(community organization theory)强调社区组织在查明、评估和解决人群行为和健康问题方面的作用,从而为发展和实现目标调动资源。社区组织理论由几个理论模型构成,主要包括区域发展、社会计划和社会行动。区域发展是一个过程导向的模型,需要社区居民积极参与查明和解决他们自己将面临的问题,强调发展舆论、能力建设和加强任务导向,在此基础上还需要外部协调和帮助的力量。社会规划是一个问题导向的模型,主要涉及任务的目标和实质性问题的解决办法,并提供技术援助。社会行动包括过程导向和问题导向,侧重于解决问题的技能和向社会中的弱势群体提供援助。是否有效地解决问题取决于居民的集体意识和能力,同时掌握信息和技能也很重要。

社区动员是在社区成员广泛参与下将社区目标转化为社区行动的过程。对社区的教育和咨询比被动治疗更有效。但是,最好不要将方案和项目强加于社区,只有社区广泛参与,才能取得预期成果。能否解决健康问题最终取决于社区成员能否共同应对。社区动员不仅解决了这个问题,而且提高了社区的能力。通过参加诸如保健规划、执行和评价等一系列活动,不仅可以改善个人或群体的健康状况,还可以提高健康意识和解决问题的能力。因此,对于每个人来说,这种活动对自己和他人都是有益的。

社区动员涉及广泛的活动,包括查明社区问题,反映社区成员的声音;帮助建立或恢复社区危险行为管制服务;帮助改变满足管制需要的社区环境;鼓励社区成员积极参与解决其问题的活动;为社区成员制订适当的控制危险行为的方案;制订改善社区危险行为控制的战略;帮助社区成员与外部资源联系。

社区动员是一项全面而持续的活动,良好的社区动员应以计划周密的方案设计为基础,必须强调社区动员项目有良好的保障措施。社区动员计划主要涉及社区的确定,即根据项目的特点、目标和社区条件选择社区;社区内外的主要机构在项目执行方面的承诺;确定和协调社区资源;通过多种渠道与社区团体经常沟通;建立有效的项目管理组织结构和工作程序。

4. 社会营销理论 该理论是指运用商品市场技术来分析、规划、实施和评价卫生干预的思维和策略。社会营销理论采用自愿交易的原则。个人、团体和组织拥有通过市场交换来取得资源,实现各自利益,从而在两者之间取得基本平衡。市场运作是一个能反馈的、系统的、连续的过程,由 6 个部分组成,即分析、计划、发展、实施、评价和反馈。

(1) 分析的目的是顾客定位,市场是消费者导向,成功的营销必须在各个方面满足消费者的需求。社会营销研究,重要部分在于研究和认识消费者。要了解消费者的需要,明确他们当前的消费态度、观念、兴趣、活动、行为、强化条件及产品使用状况和习惯等。根据不同的动机、行为、文化等有关影响因素对消费者进行分类,有利于制订有针对性的策略。

(2) 计划包括了一系列现实行动改变目标的确定,包括产品、价格、分布、促销等部分。在健康项目或卫生干预中,产品可以是有形的,如电子药盒,也可以是无形的,如"每日万步走";价格是生产以及推销健康"产品"的成本;分布是目标人群所在的区域和范围;促销是指为了推进项目做出的各种努力,如为了推广某健康项目而举行的活动。

(3) 发展涉及提供的信息、产品、服务和促销手段,并在目标人群中进行预试验。

(4) 实施是项目的全面执行,实施过程应具备完善的管理机制和监督体系。

(5) 评价应该是系统的,包括对过程和结果的评价。

(6) 实施之后的反馈十分重要,执行过程中的反馈可以及时发现问题并提供及时的补救措施;反馈可以使项目得以改进,并为发展寻求新的机会。

社会营销理论在健康领域的运用则是将卫生服务的对象看作消费者。应用市场原则进行健康活动。在健康研究中,社会营销理论可以提供一些思路:设立提高健康认知的教育目标,分析和定位健康服务人群,确定关键信息,选择适当的传播渠道,开发研究所需应用材料和试验,制订健康活动促销计划,设计综合干预项目,效果评价等。

二、健康行为干预策略

(一) 政策干预

实行相关的政策、法规和规章制度对公众的行为具有强制性的影响。如针对公共场所吸烟的管制立法、国家实施全民免疫计划等。

领导对健康相关行为干预的理解和支持是目标群体行为干预的重要组成部分,其作用不仅在于领导者的行为可以成为群众的榜样,更重要的是,领导具有决策倾向。领导对与健康有关的行为干预行为的理解和认可,可以为行为干预提供组织、资源和舆论支持。由此可见,使领导认识开展健康教育和健康促进工作的必要性,对群体行为进行综合干预具有重要意义。

(二) 环境干预

改变环境以改变人们的行为,如开放体育活动场所、改水、改厕、绿化等。环境包括物质环境和社会环境。改善环境条件是行为干预必须考虑的因素之一,没有环境条件的支持,即使行为发生了变化,也不能在有支持环境的条件下实施。此外,可以通过舆论宣传,支持促进健康的行为,拒绝威胁健康的行为。通过制定相关的法律法规,限制不利于人身健康且对他人的健康造成危害的行为。

在制订个人健康风险行为干预方案时,应注意以下2个方面。

(1)针对个人健康风险的干预措施用以帮助个人摆脱不健康生活方式和习惯,降低疾病风险或预防疾病。但是,如果目标个体在干预期间被诊断出患有疾病或个人健康状况发生变化,就应该积极配合医师治疗,并应灵活调整干预策略以配合医师的治疗步伐。

(2)干预策略要因人而异,选择最适合个人、主观能接受、身体情况支持和个人经济能承受的策略。

(三)信息干预

利用大众媒体、培训和讲座以及分发宣传材料传播有关疾病和健康,以及如何改变目标人口行为的信息,为改变行为奠定基础。可以通过卫生法规、健康知识宣教,为人们提供控制疾病、自我保健、自我防治的相关知识,掌握健康技能。随着通信技术和互联网的发展,互联网+行为干预平台、各种 APP 都可以成为信息干预的手段。人们可以通过手机 APP 查看行走步数、心率、体重,管理运动、饮食。

(四)人际干预

运用同伴压力、示范效应和从众心理等社会心理现象,选择舆论领袖、形象大使、合作伙伴等进行干预。

团体成员之间往往有密切的关系,每个成员都有一种社区意识和集体荣誉感。在这样的群体环境中,一方面,改变行为的个体可能成为群体的支柱,充当模范,并激励他人共同行动;另一方面,由于归属感和集体荣誉感,集体成员受到群体规范的约束形成群体压力。这种支持和压力的结合可以有效地帮助个体发展健康行为和改变危险行为。可以在各群体之间引入竞争和评价机制,利用社会凝聚力,增强团体能力,以促进群体成员健康行为的形成和巩固。可以评估总结成功的经验,找出存在的问题,激励那些行为干预效果良好的群体,并敦促仍然存在差距的群体实现改善健康状况的最终目标。

(五)组织干预

在机关、企业、事业单位等组织机构实施组织集体活动、制定规章制度、改善工作环境等措施,促进人们行为的改变和维持。这种干预不是上述干预中的任何一种,但是可以充分运用以上4种干预方法,在组织机构范围内实施干预。使用组织干预,可以使人们具有更好的依从性,让更多方案得到实施与推广,取得更好的干预效果,达到更佳的健康程度。

(徐 芳 刘 爽 严 非)

参考文献

［1］上海市统计局,国家统计局上海调查总队.上海统计年鉴2017［M］.北京:中国统计出版社,2017.

［2］卫生部统计信息中心.2013第五次国家卫生服务调查分析报告［M］.北京:中国协和医科大学出版社,2013.

［3］王丽琳."互联网＋"环境下学生自主学习的探究——基于班杜拉的社会学习理论［J］.课程教学研究,2017,(12):23－27.

［4］王卓,高亚礼,何君,等.四川省不同职业人群的死因调查分析［J］.卫生软科学,2009,23,(06):618－620.

［5］刘远明.健康价值行为与责任［M］.北京:中国广播电视出版社,2009:182,184－186,189－190.

［6］刘宗秀,阮芳赋.医学社会学概论(附:医学社会学论文集)［J］.中国医院管理杂志社,1985.

［7］孙颖.达尔文与弗洛伊德的本能理论发微［J］.科技风,2011,(14):20.

［8］杨廷忠.健康研究:社会行为理论与方法［M］.北京:人民卫生出版社,2018:2－3,6－8,10.

［9］李鲁,吴群红,郭清,等.社会医学［M］.5版.北京:人民卫生出版社,2017.

［10］李嘉祥.刺激——反应理论在作文教学中的运用［J］.上海教育科研,1993,(02):35－37.

［11］国务院.中国儿童发展纲要(2011－2020年)［M］.北京:人民出版社,2011.

［12］国务院.中国妇女发展纲要(2011—2020年)［M］.北京:人民出版社,2011.

［13］国家卫生和计划生育委员会.2017中国卫生和计划生育统计年鉴［M］.北京:中国协和医科大学出版社,2017.

［14］国家卫生和计划生育委员会.2015中国卫生和计划生育统计年鉴［M］.北京:中国协和医科大学出版社,2015.

［15］周浩礼,胡继春.医学社会学［M］.武汉:湖北科学技术出版社,1993.

［16］威廉·科克汉姆.医学社会学［M］.7版.杨辉,译.北京:华夏出版社,2000.

［17］秦彧.论罗杰斯的自我理论［J］.商丘师范学院学报,2006,(01):166－168.

［18］莫雷.西方两大派别学习理论发展过程的系统分析［J］.华南师范大学学报(社会科学版),2003,(04):103－110,151.

［19］钱玲,任雪峰.健康危险行为干预技术指南［M］.北京:人民卫生出版社,2017.

[20] 联合国. 世界人口趋势[EB/OL]. (2019 - 08 - 19)[2020 - 02 - 10]. http://www. un. org/zh/development/population/growth. shtml.

[21] 联合国. 老龄化[EB/OL]. (2016 - 01 - 07)[2020 - 02 - 10]. http://www. un. org/zh/sections/issues-depth/ageing/index. html.

[22] 联合国. 联合国千年目标全球行动——指标 13：五岁以下儿童死亡率[EB/OL]. (2013 - 3 - 14)[2020 - 02 - 10]. https://www. un. org/chinese/millenniumgoals/unsystem/indicator13. htm.

[23] 联合国. 联合国千年目标全球行动——指标 14：婴儿死亡率[EB/OL]. (2013 - 3 - 14)[2020 - 02 - 10]. https://www. un. org/chinese/millenniumgoals/unsystem/indicator14. htm.

[24] 董思萱. 斯金纳强化理论思想探析[J]. 科教导刊(上旬刊),2018,(03):170 - 171,181.

[25] 傅华. 社区预防与保健[M]. 北京:人民卫生出版社,2000.

[26] 蒲芳. 诊所法律教育本土化研究——基于认知学习理论[J]. 郑州航空工业管理学院学报(社会科学版),2018,37(04):136 - 144.

[27] 新华网. 美国癌症报告:运动不足相关癌症发病率上升[EB/OL]. (2019 - 06 - 12)[2020 - 02 - 10]. http://www. xinhuanet. com/2019-06/02/c_1124573600. htm.

[28] Auerbach JD, Figert AE. Women's health research:public policy and sociology [J]. J Health Soc Behav,1995,35:115 - 131.

[29] Bureau of Labor Statistics. Injuries, illnesses, and fatalities [EB/OL]. (2019 - 05 - 17)[2020 - 02 - 10]. https://www. bls. gov/iif/.

[30] World Health Organization. World health statistics 2018 [M]. Geneva:World Health Organization,2018.

第二篇

医疗角色与行为

第四章　病人角色

"病人"是医学发展不可分割的一部分,作为医学研究中的"病人",在健康状态下其作为一般的社会成员而存在;而在其患病后,就有了"病人"的身份,也可称为病人角色。尽管每个人的职业、性格、习惯、社会地位、文化等存在差异,但一旦得病,病人角色这一身份则相同。本章就病人角色这一特定的社会角色进行深入分析。

第一节　病人角色概述

一、病人角色的含义

"病人",按照现代医学模式的定义,就是生理或心理上患有疾病的人。有一种理论认为"病人"是患有疾病并具有求医行为或者正处于治疗状态的人,这种观点认为是否成为"病人"必须在就诊后得到医师的诊断才能下定论,即必须以求医为前提。笔者对这一观点持保留态度,我们认为患有疾病是一种客观状态,身体的某项指标只要出现异常,并且符合某一疾病的诊断,即可称之为"病人",至于其是否求医不影响其患病这一客观事实。例如,某人下腹部疼痛数月,检查后诊断为肝硬化,该患者由于经济原因放弃治疗。在这一案例中,就算该患者未去医院检查,其肝硬化的客观事实仍然是存在的,不以是否求医而改变,只不过医学诊断告诉该患者得的是什么病罢了。

"角色"一词来源于戏剧领域,主要指演员的表演要尽可能地符合扮演者身份。病人角色又称病人身份,指被医师和社会确认的患病者应具有的心理活动和行为模式。当一人患病后,便会受到不同的对待,人们期待他有与病人身份相应的心理和行为,即担负起"病人角色"。

二、帕森斯学说

"病人角色"这一概念最早是由美国著名社会活动家帕森斯(T. Parsons,1902—

1979)在其著作《社会制度》中所提出。这一概念主要包括 4 个方面的特征。

（1）患者可以免除一般社会角色的职责，其免除程度可视疾病的严重程度而定。例如，一个建筑工人因患有疾病而可以不去工地上班，一名学生因生病而可以不去上学。而以上工人或学生成为"病人角色"的前提是要经医师诊断后方可酌情免除部分原来所承担的社会责任。这主要是为了防止很多"诈病者"利用患者身份逃避某些社会责任（例如请病假、病休）。

（2）患者一般不需为自己患病承担责任。一个人为什么会患病、何时患病、患了什么病，这不是由个人所能决定的，更何况患病后患者处于一种需要被照顾的状态，因此不能责怪患者。

（3）患者有义务力求康复。患者自身也需要为健康而努力。例如，配合医护人员工作、加强锻炼等，以使自己达到痊愈的状态。

（4）患者应寻求技术帮助，如看病并与医护人员配合。

帕森斯第一次提出了"病人角色"这一概念，之后的一些学者对帕森斯的"病人角色"也进行了某种程度的补充。如个体疾病表现的严重程度，如果所患疾病为轻症，则患者不一定立即被免除他一般社会角色的职责。

综上所述，"病人角色"的含义不可能简单地从生物医学模式中进行归纳，而应该从医学、心理学、伦理学、社会学等学科给以综合定义。因此，我们认为"病人角色"的含义包括以下 3 个方面：①机体生理或心理方面出现功能异常；②必须具有明确的判断标准，也可以称之为诊断标准。这就要求医师根据患者的体征做出最合理准确的诊断，并尽一切方法对其治疗；③会引起特定社会关系的改变。一旦"病人角色"得以确认，患者所享有的权利与所承担的社会义务或多或少有所改变。

三、病人角色的确认

确认"病人角色"的前提是机体患有疾病，至于是否就医诊治则受到个人经济、文化程度、地域及其他社会因素的影响。例如，在经济欠发达的农村，患者就诊的比例相对较低；偏远山区的少数民族，受教育程度较低，患病后一般去村里的族长等有一定威望的老人那里"看病"，信教不信医，这些地区的患者就诊率就很低。因此，确认"病人角色"的过程必然受到个人因素及社会因素的影响。

（一）自我确认

自我确认是患者对自己是否患有疾病的确认或行为。通常分为 3 种情况。

（1）患者本人感觉到身体异常，承认自己患有疾病的事实，并愿意放弃自己部分社会权利与义务，从而积极治疗。

（2）患者本人发现身体异常，但是不承认患病的状态，拒绝诊疗，不愿意放弃其社会权利与义务。

（3）本人并未患病，但是总认为自己患病或出于特定原因称自己患病，要求享受患者的权利并免除其本应承担的社会责任。

（二）社会确认

社会确认是指社会认定某人患有疾病，应当进行相应地诊疗。社会确认主要是通过医师的检查、社会成员具有的医学常识或医学经验得以确认，其中以医师的诊断确认最为权威。当然，经过一系列医学检查，也可以确认某人未患病或者已痊愈，可以恢复其应承担的社会角色。

因此，对于病人角色的认定，患有疾病是前提条件，求医行为是一种途径，医师的诊断起到最终的决定作用。社会确认与自我确认常常出现不一致的情况。当两者确认一致时，患者可以享受该角色所特有的社会权利并得到医疗支持和照顾。当两者确认不一致时，如果社会确认而自我不确认，就可能出现强制就医的情况，其原有的社会权利与义务暂时将被免除，例如精神病患者；如果自我确认而社会不确认时，某人极有可能被认为是装病或有疑心病，不会得到相应的医疗支持，也不会因此被免除其相应的社会权利与义务。

第二节　病人角色的权利与义务

作为一种社会角色，病人角色无疑也具有相应的权利与义务。

一、病人角色的权利

病人角色的权利是指患者在患病期间享有的社会赋予其的特定权利。在传统的生物—医学模式中，诊疗活动所重视的对象是病而不是人，重视的是患者的生物学特征而非社会、心理学特征。医师处于支配地位，患者处于被支配地位，患者的权利有限且难以保障。随着生物-心理-社会医学模式的发展，患者的权利得到了有效保障，这成为社会进步的标志之一。1980 年，在美国召开的第一届全美患者权利会议上，提出了患者应享有的具体权利：有权享受足够的医疗与护理服务；有权保守个人秘密；有权了解诊断、处理、治疗、预后等确切的内容与结果，并有权要求医护人员作通俗易懂的说明；在治疗前，有权要求对其内容和选择进行说明，并决定是否同意，尤其是作为临床试验研究对象时更应强调该点并了解不良反应；有权拒绝非诊断治疗活动；在不违反法律的前提下，有权出院；有权拒绝诊疗活动，并有权知道由此所带来的风险；没有正当理由，医院无权单方面中止诊疗活动等。

我国学者对此也做了诸多研究。邱仁宗认为，患者应受到尊重，并享有认真的、受尊重的医疗护理权利、隐私保护权利、知情同意权利、提出意见并得到回复的权利。也有学者对患者的权利做了概括:医疗享有权、患者的认知权、自由选择权。综合国内外学者的研究,我们将病人角色的权利总结如下。

(一) 平等享有治疗的权利

任何人的生命健康权是平等的,因此,任何患者都平等地享有必要且合理的诊断治疗的权利。医务人员不得以各种理由推诿。

(二) 知情同意权

患者有权知道自己所患疾病的严重程度等情况,医师在不影响诊疗的前提下应该提供该疾病的相关信息给患者。患者有权知道实施的和替代的治疗方案、治疗的风险及预案,并决定是否同意。患者有权选择与自己最相适应的治疗措施。

(三) 隐私保护权

在诊疗活动中涉及患者的姓名、所患疾病、预后等隐私情况,医师必须保密,在涉及科研活动时,应特别注意隐藏患者的一些敏感信息,以防泄露。

二、病人角色的义务

权利与义务是相辅相成的,有权利就有义务,两者缺一不可。具体来讲,病人角色的义务包括 3 个方面。

(一) 发现疾病及时就医、尽早治疗的义务

疾病发现越早,治疗越早,完全康复的可能性就大。

(二) 如实陈述病情、配合医护工作的义务

患者若陈述虚假病情,会直接导致误诊,从而无法选择合适的治疗方案,也会给医务人员带来风险。例如,艾滋病患者故意隐瞒病情。

(三) 尊重医务人员及遵守医疗单位规章制度的义务

尊重医务人员的劳动,积极执行医嘱,遵守医院的规章制度,良好的医患配合有利于患者的康复。

(朱晓勇)

病人角色行为是"病人"这个角色的外部表现、角色实现的过程,是指主体适应环境和改造环境的过程。在通常情况下,病人角色行为主要表现为求医行为、治疗的选择和遵医行为等。

| 第一节 | 求医行为

求医行为是指个体因病或感到不适而寻求医疗帮助的活动。一般认为,求医行为分为2类,一类属于一种医学性求助行为,它可以使患者得到医务人员的帮助;另一类是非医学性求助行为,主要是指患者寻找各种非医学专业人员,如亲属、朋友、同事等,获得某种帮助或劝导,这种行为常常构成求医行为的中间阶段,最终可能导致患者与医师的直接接触。有病不求医而被迫求医者以及诈病者的"求医行为"更是有着复杂的个人和社会的原因,需要通过医学社会学的研究来加以甄别与区分。

一、求医动机与求医行为的类型

求医动机是心理学家对个体行为的原因及其表现形式做出的推理性解释,是指引起个体活动、维持已引起的活动并促使该活动朝某一目标进行的一种内在感受过程。如,饥饿就会引起个体求食的行动。在患病后,患者通过当下的自我感觉、过去的患病经验、对预后的判断及安全的需要而产生求医动机,进而产生求医行为。一般情况下,患病并有自我体验是产生求医动机的基础,求医动机是求医行为的始发因素。但并不是所有求医者本人都具有求医动机,部分人是被迫求医的。因此,根据求医行为是否源于患者自身的求医动机,可以把求医行为分为两大类。

(一) 主动求医行为

这是正常情况下的求医方式。患者由于觉察到了自身身体或心理上的不良刺激信息,在权衡轻重及考虑有关条件后产生求医动机,最后转化为相应的求医行为。

有求医动机是主动求医的前提,没有求医动机就不会有主动求医行为。但是,有求医动机并不一定就有求医行为,因为在由动机转化为行为的过程中还受到很多因素的影响,如个人的经济条件(对医药费用的支付能力)、社会医疗卫生福利状况等。

(二)被动求医行为

被动求医行为可分为 2 种情况,一种是患者本人没有求医动机,但在他人的劝说、要求或督促甚至强制下去求医,配偶或父母的建议对患者有着重要的影响。这类患者的求医行为是不稳定的,在求医过程中如遇到某种不便,很可能放弃求医或不遵医嘱。另一种是由于患者处于休克、昏迷或严重精神异常之中,自主意识丧失而在家属或他人的帮助下去求医。在很多情况下,求医行为直接取决于几种与动机构成有关的因素,而不同患者的求医动机不尽相同,如同其他社会行为一样,在其背后往往存在着许多复杂因素。我们把这些与动机产生和动机构成有关的因素称为动力因素或始动因素,它包括以下几种。

(1)自我感觉不良或经他人提示发现自身机能异常而求医,其目的是为了对疾病进行检查、诊断、治疗和恢复健康,身体不适、疼痛、活动障碍以至难以忍受是促使患者就诊的直接动因。

(2)出于预防、保健需要而求医,如接种疫苗、进行健康检查、参与流行病普查等,目的是预防疾病和全面了解身体的健康状况。

(3)为非医疗目的求医,如为了请"病"假、调换工作或逃避某些社会责任、义务等而诈病求医。

(4)法律原因的求医,如为了法律纠纷而求助于医疗部门进行裁定等。

在上述 4 种动因中,既有个人原因,也有社会原因,求医行为主要取决于上述动因作用的大小。

二、影响求医行为的因素

影响求医行为的因素很多,大致可分为 2 个方面:影响构成求医动机的因素和影响动机向行为转变的因素。前者包括自我感觉不良,为了对疾病进行检查、诊断、治疗;自我保健需要,全面了解身体状况;为了逃避工作和现实,达到请假目的等,这些都是与动机的产生和构成有关的因素。这些始动因素的强弱很大程度上决定了是否有求医行为。而后者虽然不能决定或构成求医动机和求医行为,但对动机向行为的转变仍起着重要的作用,有以下几种常见的因素。

(一)经济因素

个人及家庭的经济状况决定着人们对医疗费用的支付能力。目前,世界各国的医疗保健福利制度有所不同。有不少国家,患者完全靠自己来支付就医的各项费用,因此,经济收入就有可能影响患者的就诊率。在我国,国家工作人员和企事业单位的职工都享受免费医疗保健（公费医疗），个人经济收入状况一般对求医行为影响不大。但在我国农村，由于农民不享受公费医疗，医疗费用主要靠自己支付，因此，经济收入状况就有可能影响就诊情况。多项调查结果都表明，就诊率与经济状况呈正相关。

（二）认知因素

对健康与疾病认知水平较高者，患病时求医的可能性也较大，这是因为掌握一定的卫生保健知识有助于人们较早地觉察到疾病的某些症状，并且对疾病的发展变化有一定的预见性，对疾病的严重性和危害性一般也比较重视，这就增加了就诊的可能性。反之，那些对卫生健康认识不足或缺少卫生常识的人对疾病的敏感性就差，有时即使感到不适或发现某些体征也不一定及时就医。

（三）心理因素

患者对疾病、医院、医务人员或某种诊疗手段有恐惧心理，或对某些疾病有耻辱感，都会使求医行为相应减少。有人调查儿童不愿就诊的原因主要是上述的恐惧心理。又如，中国性病患者的就诊率非常低，主要原因是患者强烈的耻辱感。

（四）文化价值观

人们对患病与否的判断常常受到社会文化的影响，如，人类学家的调查发现，在某些原始部落，一些患有精神疾病的人被当做"通神"者而请其为祭司，而美国西南部的奇卡诺人把腹泻、发汗、咳嗽看成是正常的，这就使相当一部分患者在特定的文化环境中过着"正常人"的生活而不去求医。

（五）地理环境因素

就医地点的远近、交通是否方便都会影响患者的求医行为。有研究表明，家庭到医院的距离对居民 1 个月内就诊次数有显著影响，距离越近，就诊次数越多，而社区内医院数量越多，公共交通越便利，居民就诊次数也越多。

（六）医疗服务条件

医疗服务条件好、质量越高，患者就诊率也越高。从一般意义上讲，患者更愿意到条件好的医院就诊。当然，患者关心的绝不只是医疗仪器设备如何，还关心医务人员的医德、医技、医风以及就诊方便与否等与医疗服务质量有关的问题。

（七）所患疾病的性质

这里涉及 2 个方面内容：一是疾病发展的情况，二是对疾病性质的认识。当疾病在短时间内加重，往往能引起患者及其家属的关注，但这还要看患者及其家属所掌握的健康卫生常识是否足以认识到这一点。对疾病性质的认识包括理性和感性 2 个层面，理性层面是指对某一疾病发展变化的了解以及对结局的预测；而感性层面是指患者能否直接感受到疾病带来的痛苦和不适。现代的医学模式也要求医务人员应从生物、心理、社会 3 个方面对其主动开展医疗保健服务。

第二节 | 治疗的选择行为

　　治疗通常是指干预或改变特定健康状态的过程,是为解除病痛所进行的活动。患者治疗的选择就是在患者驱动型的医疗环境中,对医疗服务、治疗方案的自主性判断、选择。随着数字化时代的发展,人们开始更想要也更容易了解治疗方案的信息,想要更多地参与治疗决策的过程,想要接受更多的个性化医疗服务。为了丰富对于病人角色行为的理解,本节将探讨患者治疗选择情况,关注治疗选择的类型以及人们为何要寻求这些类型,具体分析是什么影响了患者治疗的选择。

一、治疗的选择类型

　　随着科学技术的进步与对生命及疾病本质认识的深入,19 世纪以来医学所掌握的治疗手段有了巨大进步。古代医学中的药物治疗与手法已经形成了 2 个十分庞大的学科群,即以基础药物治疗为主的内科学学科群和以手术治疗作为基础的外科学学科群,此外,还出现了物理治疗、放射治疗、核医学、心理治疗、体育治疗、生物反馈、器官移植、医学工程以及补充和替代医学等治疗手段。新的疗法还在不断涌现。但就各种疗法的目的而言,不外乎以下 3 种情况。

　　(一) 对因治疗

　　对因治疗又称特效疗法,即治疗目的是消除病因,常可达到根治的目的,被视为较理想的治疗(如用氯霉素治疗伤寒患者和手术矫正畸形等)。

　　(二) 对症治疗

　　治疗的目的不在于消除病因,而在于解除某些症状,或称姑息疗法。应当说,许多疾病在病因未被认识时,所采取的治疗措施都属于对症治疗的范围,如古代医学所采用的导泻、止痛药物及拔火罐、按摩手法治疗等。在现代医学中,有时病因不明或虽已知,但无法消除,或症状本身对生命构成威胁时,对症治疗就是必要的选择。如切除肿瘤、纠正休克、器官移植等。

　　(三) 支持治疗

　　即治疗的目的既不是消除病因,也不消除症状,而是为了改善患者的一般情况,如一些补充和替代医学:饮食进补改善营养状况、精油按摩治疗失眠等。严格地说,一切治疗都必须以支持治疗为基础,这点容易被医务人员忽略,特别是在精神上对患者的支持。当患者的一般情况不允许接受其他治疗时,支持疗法就具有必要性。有时改善患者的一般情况本身就具有治疗意义,如营养不良患者的一些并发症,在改善营养状况后,往往可以自愈。

　　综上所述,治疗效果作为评价临床医师水平高低的主要的标准之一,要求医师在实际工作中结合具体情况灵活选用或联合运用上述 3 种治疗方案,因病、因人、因时、因地制宜,为患者谋取最大的利益,既是一个严肃的任务,也是一个复杂的思维过程。

二、治疗的选择影响因素

就医行为不仅受生物因素的影响,还与心理因素、社会环境有密切关系。传统的医学观念多强调人的自然属性,忽视了人的社会属性。因此,了解和分析影响治疗选择的因素,对医务人员而言至关重要,正如希波克拉底所言"知道患有某病的人是什么样的人,比知道某人所患的是什么样的疾病更重要。"

（一）生物因素

1. 疾病因素　疾病的性质、发展情况以及严重程度影响了治疗的选择,当一个患者病情极为严重或情况非常紧急时,没有时间向医师咨询病情后做出决策,此时,医师可以完全行使职业权利。

2. 维持生活质量的水平　人们更愿意选择那些很少影响现阶段生活方式、身体形象的治疗,所以,在分析所面临治疗的选择时,患者不仅要考虑消除病因的治疗方式,还要考虑治疗后的失能情况和护理难易程度,以尽量维持患病前的生活质量。

（二）社会环境

1. 医患关系　治疗的选择是非常个人化的事务,患者对医师的信任程度会对治疗的选择产生重大影响。尽管现在许多患者在网上寻找关于各种疗法的信息,但医师仍然是他们选择治疗方案的主要影响者。一般说来,在医患交往中由于患者(尤其是首诊者)对负责诊治的医师了解较少,往往会对他们产生一种"敬畏"的心理,即一方面尊敬医师,另一方面又害怕医师,但随着就医地深入,基于良好的医患关系,患者对医师的信任感会增加,医患之间的有效沟通得以实现,患者也更容易听从医师的建议进行治疗的选择;反之,患者会在诊断步骤、治疗方式方法等问题上与医师有诸多分歧,甚至可能仅因为对医师的不信任而做出与其建议完全相反的选择。

2. 经济因素　人们的经济状况与其就医表现、权利意识有一定的相关性。国外研究表明,不同经济状况、不同阶层的人在治疗的选择方面表现不同:"中层或较高社会阶层的患者更可能尽量和医师协商,并将自己作为合作者介入医疗问题的决策中,而较低阶层的患者则或多或少是专业性卫生服务的被动接受者。与此同时,不同收入群体寻求保健的地点不同,收入较高的群体利用'私立'体系的比例高,而收入较低的群体利用'公共'体系的比例高。"例如,在我国有些享受公费医疗保险的患者小病大治,小伤大养,甚至一人公费,全家免费吃药。不仅给国家财政造成不必要的浪费,也滋生了部分人盲目选择治疗的行为。而自费患者则大不相同,治疗的选择行为慎重、多虑,既担心自身健康,又要考虑经济承受能力,小病不进医院,大病不愿住院的情况并不少见。甚至有些患者(多见于经济条件较差的农村)往往视疾病已发展到一定严重程度方就医,其结果是既延误了疾病的诊治,又影响了农村生产力的发展。这也是现阶段导致城乡医疗保障碎片化发展不容忽视的问题之一。

3. 医疗环境 医疗设施是进行防病治病的基本物质条件(包括医疗设备、技术力量及地理条件等),每个患者在就医前必然要考虑这一问题。目前,我国存在沿海发达地区与西部落后地区、城镇与农村之间的显著差异,形成不同地域居民在医疗卫生供求上的不同矛盾。城区医院住院难、看病难问题愈演愈烈,而县、乡级医院就诊率、病床使用率不能饱和,促使城乡医疗供求矛盾愈加明显。

4. 社会角色 当一个健康人变为患者,其社会行为也会随之改变,表现为减少健康时所承担的社会义务和家庭事务,被免去某些责任,可不按健康时的角色期待行事。患者离开医院,对其治疗的选择影响就从医师转到家人、职业、朋友等,复杂的社会关系可能最终影响一个人对治疗的选择。在医院的实际观察中还能看到有些主动求医的患者是为了摆脱某种不愿承担的社会责任(开调换工种的证明)、躲避某种政治冲击或摆脱家庭责任而求医的,同样也有患者为了职位、家庭责任暂缓或放弃治疗的。

(三) 心理因素

1. 认知因素 由于患者受教育的程度、对医学知识的了解程度不同,患者对自己的病情感受和认知程度是不一样的,直接影响患者治疗的选择。可能采取 3 种态度:①认为疾病尚未危及健康和生命,还未影响正常生活,不予以重视,观其发展。②寻求非医疗帮助。如求神拜佛、卜卦算命或述以亲友求得精神上的安慰和生活上的照顾。③就医治病。前 2 种态度违背了疾病学发展变化的规律,主观、迷信进而贻误病情,有碍身心健康,并非可取。第三种态度是科学认识疾病以恢复健康的有效行为。

2. 需求的层次 按照心理学的观点:疾病本身不仅影响人的低级需要(生理、安全需要),而且涉及人的高级需要(社交、尊重、自我实现需要)。有些有损于人的高级需要影响社会功能,症状轻、病程长的慢性病患者一般不会选择积极治疗;而病程急、威胁大的疾病患者,往往会产生高效的治疗选择,因此需要的层次就从一定程度上影响了患者。

选择本身是一个权衡利弊、掂量得失的过程。即使一个很小的选择也是一个复杂的思维过程,更何况是关乎个人健康的选择。那么,如何给予患者积极的治疗的选择,除了进一步完善现行的医疗保障制度,更重要的是加强医务人员医德医风教育,建立与病人平等的医患关系,在诊疗中了解患者的治疗需求和精神需求;培养医务人员对待患者的同理心,建立有效沟通,帮助消除患者对疾病的疑虑和恐惧心理,使患者选择积极的治疗方案,早日重新投入社会财富的创造中。

第三节 | 遵医行为

患者的遵医行为是指患者遵照医嘱进行预防、治疗疾病的行为。它体现患者在求医、治疗的过程中保持和医嘱一致的行为。反之,则是不遵医行为。有些患者对于医师的指导毫不在意,特别是当他们感觉病情好转或者当他们的症状不再明显时,这样一来医疗效果将大打折扣甚至无效,并且会造成医药资源的浪费。为了增强医疗效果,减少医药资源的浪费,必须高度重视对患者遵医行为的研究。

遵医行为可从如下2个方面进行分析。

(1) 从医务人员和医疗组织的角度来看,如果医务人员缺乏医德修养或不具备良好的医技,医疗工作中很容易发生差错或事故;而医院硬件差、管理不善等会使患者治疗不便。这些因素必然使患者对医院和医师产生不良印象,进而丧失治疗的信心或产生种种疑虑,这样就很难出现令人满意的遵医行为。

(2) 从患者角度看,遵医行为的程度更取决于患者本身,这是内因,是决定因素。患者求医治疗的目的和态度,决定遵医行为的程度。一般而言,患者的求医行为、治疗行为、遵医行为应该是一致的。但是,在医疗过程中,常遇到不遵医或不完全遵医的行为。例如,在门诊患者中,有的患者在同一时间、同一疗程,找了数个医师看病,开了许多药,而拿什么药和服什么药则最后由患者自己决定。

还有一类假患者求医的目的是通过看"病"索取"病假条"或其他有关证明,以达到自己的目的。这种人就更无从谈什么遵医行为了。

由此可见,端正患者的遵医行为,首先取决于患者的求医和治疗行为,其次医务人员的技术水平、工作作风、服务态度、医德医风也是影响遵医行为的重要因素。

因此,研究患者的遵医行为,不仅有助于提高患者的遵医率,改善治疗效果,而且有助于推动医疗保健制度的改革,减少不必要的浪费。

一、影响患者遵医行为的因素

影响患者遵医行为的因素有哪些,为什么会出现不遵医行为,这是医学社会学一直在探讨的课题。研究发现,很多因素都有可能影响患者的遵医行为。例如,医疗机构的形象、医疗服务条件、疾病因素、治疗措施、治疗时长、治疗方案、治疗成本、患者的个性特征、患者对康复的信念、家庭是否支持治疗、患者与医师的关系等。

从临床治疗的角度看,人们更关心对患者不遵医行为原因的研究,以便找出问题,对"症"下"药",提高患者的遵医率。一般认为临床患者产生不遵医行为的原因是:①患者对自身疾病的看法与医师不同。②治疗措施要求患者改变其不愿改变的工作习惯、生活习惯等。有研究发现,大多数罹患饮酒导致的肝脏疾病的患者仍在继续饮酒。③慢性病患者已服用过多种药物且疗效欠佳。④医师对服药方法的指导语不明确或患者未能正确理解。⑤老年患者健忘,年轻患者不在乎等。

在患者意识清醒的情况下,无论内部因素还是外部因素都必须通过患者心理活动这一中介机制,才能对患者行为产生影响。根据患者行为的后果,可以把影响患者心理活动、行为动机、行为方式的因素分成正强化因素与负强化因素。

(一) 正强化因素

正强化因素主要指那些有助于患者产生遵医行为的因素：①患者对医师的信任和满意。②患者具有一定的医药卫生知识，对疾病的发展变化有一定的认识。③患者积极参与医疗活动，并取得与医务人员一致的意见。④患者对治疗疾病充满信心。⑤患者对医嘱有正确的理解和记忆。⑥双方在治疗过程中都考虑到最优化原则。⑦家庭的积极支持和督促。⑧严格、科学的医嘱执行、监督系统。⑨治疗方案正确且有一定的疗效。⑩医师的医嘱明确、一致、易懂、易记。

(二) 负强化因素

负强化因素主要指那些可能引起患者不遵医行为的因素：①医患关系不良、患者对医师不信任。②患者与医嘱有不同意见或未正确理解医嘱（有调查表明，30％～60％的患者是由于对医师传递的信息不满意或对医嘱不满意而产生不遵医行为的）。③患者与家庭成员不和。④医嘱不明确或过于复杂，使患者误解药物标签上的文字说明。⑤患者理解力差或记忆力不佳。⑥治疗效果不好。⑦患者缺少医药卫生知识。⑧患者有意拒绝合作（有意拒绝合作的具体原因很多，如对治疗已经绝望或者为谋取病人角色利益等），对治疗方案做主动修改。⑨以往治疗的不良经验。

一般来说，神经官能症患者、慢性病患者、轻症患者、门诊患者更容易不遵医嘱，遵医率较低；而器质性疾病患者、急性病患者、重症患者、住院患者自行对医嘱做改变的情况较少，遵医率较高。

判断患者的行为是否与医嘱保持一致，有时非常困难。医务人员通常用于判别患者是否遵医的方法主要有：①根据疗效或不良反应进行判断，有一部分患者在服用药物后即会出现疗效或某些不良反应。②监视就诊情况，此法主要适用于门诊患者。③药片计数或测量血药水平，计算药片的方法简便易行，但一般只适用于临床或基于患者家属的配合且不能告诉患者计数的目的，否则其可靠性就会下降。④临床观察，此法只适用于住院患者，而且要花费一定的人力和时间，有些医院采取在患者服药时短期监视，有一定效果。

在医疗过程中，不遵医行为的原因是复杂的。不同的疾病、不同的患者以及不同的求医目的，均可导致遵医行为有所差别。因此，医务人员不仅要正确地诊断疾病，准确、及时地治疗，还必须高度重视患者的遵医行为。

二、强化患者遵医行为的方法

充分调动患者配合治疗的积极性和主动性以提高遵医程度是取得良好的医疗效果和社会效果的关键。因而有必要采用一定的方法和措施，强化患者的遵医行为，以保证诊断、治疗的顺利进行。强化患者的遵医行为主要应从以下几个方面着手。

（1）要提高医师的业务能力、技术水平和服务质量，使患者信任、尊重医师。同时，要加强医院的管理和服务，努力改善医患关系。医嘱应简明、扼要、清楚，在制订治疗方案时应尽可能让患者参与或取得患者的支持；对难懂的医嘱应做耐心细致的解释工作，还应对医嘱的执行情况进行检查、监督。

（2）在患者方面，主要应通过适当的卫生教育和劝说、解释，促使患者提高对健康与疾病的认识，增强其尊重医嘱、治疗疾病的社会责任心。患者行为是受不同的心理活动层次决定的，浅层次的心理活动是行为直接动因，往往容易受外部环境、情境及他人影响，如医务人员的服务态度，医嘱是否明确等。而深层次的心理结构影响，主要包括对人生的信念、对健康与疾病的基本认知与态度、对生与死的基本看法等，这些一般不易受到外部环境的影响，但对患者的行为起着稳定的、持续的决定作用。因此，通过卫生宣传教育和其他积极的社会教育，增强卫生健康观，是强化患者遵医行为的根本性措施。有人应用"健康信念模型"研究健康信念与遵医行为的关系。健康信念模型的假设包括患者认为病情严重；患者自我感觉不遵从医嘱病情就会恶化；他们能克服身体上、精神上和经济上的困难而坚持治疗。抱有以上信念的人就容易遵从医嘱，积极配合治疗。

（3）在治疗过程中要注意运用一些提高患者对医嘱的理解、记忆和执行程度的具体方法：①在与患者互动过程中，要突出强调有关诊断、治疗的关键内容，不要将这些关键内容夹杂在一般的谈话中，使患者不得要领，以致降低遵医率。②医嘱内容要具体，不能只是一些空泛无边的劝告。③告知方式要因人而异，尽可能使用患者易懂的词句。④重要的、不易记忆的内容最好使用书面语言，并且要做到字迹清楚，容易识别。⑤关键地方要反复强调，特别是对老年患者、文化程度低的患者，最好让他们将医嘱复述1遍，以促使他们听懂并记住。⑥医嘱内容要做到主次分明、重点突出。

（4）根据患者的具体情况（如文化程度、患病时间等），尽可能按照"共同参与型"和"指导-合作型"（见下一章论述）的医患关系模式，让患者与医师一起讨论治疗方案，使患者在讨论过程中，能逐渐理解并记住医嘱中的种种要求，并在医患双方相互沟通和理解中，调动患者的积极性和主动性，实现医患关系的最佳模式，从而提高遵医率，保证医疗全过程顺利进行，促使患者早日康复。

（朱晓勇）

第 六 章　医务人员角色

| 第一节 | 医生角色

社会给予医生角色的定位就是保护和促进人类健康。医生角色是医疗卫生队伍的主体,是一个重要的社会角色,也是一个医学社会学研究的重要内容。

一、医生的概念

根据《新华词典》的解释,"医生"是掌握医药卫生知识,从事疾病预防和治疗的专业人员的统称。在现代社会,医师主导临床工作,赋予医师地位和声望是对其专业性的认可,这种专业性关系到其最核心的功能——对健康问题的定义和治疗。按专业分工,可将医师可分为全科医师和内科、外科、儿科、妇产科、公共卫生等专科医师。按职务分工,可将其分为住院医师、主治医师、副主任医师和主任医师。

二、医生工作的职业特点

医师的职业,因其特殊性,使它拥有独特的权威性和职业优势。其职业特点可以概括为以下几点。

(一) 公益性

医生角色的主要职能不是为了获得经济利益,医生角色的功能在于通过履行治病救人的职能,体现医学人道主义及社会公平,让患者在获得健康与新生的同时感受到社会公平和社会制度的优越性。医生角色应该体现出社会的主流价值观以及符合道德规范。

(二) 责任性

医生角色所掌握并运用的科学技术手段关乎人的生命安危,特别是现代社会,人们对于健康长寿的需求大大提高,也使得医师的责任大大增加。

(三) 专业性

想成为一名医师,需要学习大量抽象的专业知识,接受长时间的教育培训和通过专业资格的执业认证,这些决定了医师这一职业角色的专业性。特别是现代医学的日新月异,医学技能和知识体系日趋复杂,更加强了医师职业的专业性这一特点。

(四) 风险性

医师的职业风险体现在以下几个方面:①医师工作在和疾病战斗的第一线,感染各类疾病的风险极高,自身的健康处在高风险状态。②医疗存在局限性,患者的情况也是千差万别的,医师每天的诊疗过程都存在医疗事故的风险,特别是在我国刑法中增加了"医疗责任事故罪"后,医师的责任更重了。③患者是特殊的客户群体,他们容易处于负面情绪爆发的边缘,医师所受到的来自服务对象对其身心的伤害概率也高于其他行业。

(五) 学习的长期性

医师职业的特殊性要求医师必须医术精湛、医德高尚,集医术和医德于一身。但医学技术的知识体系相当复杂,医师不仅需要掌握生物科学知识,而且需要掌握众多的医学分科知识,这需要有相当长的技术训练和足够多的实习机会。因此,医学教育的时间比普通高等教育的时间长,即使在学制较短的中国,医学院校的学制也要达到 5 年、6 年,甚至 8 年。取得执业证书后,医师仍要保持终身学习,才能跟上医学知识的迅速更新换代。

(六) 情感的中立性

医患关系中的主客体都是人,人与人之间都会产生一定的情感,医患角色之间的情感是不对称的,这种不对称性是由医师情感的理智性决定的:不论患者对医师是何种情感(好的或坏的),都不能影响医师对患者的一视同仁和同情关怀。医生角色情感的理智性还表现在医师对特殊患者的超乎寻常的感情和不正常的表现应理智对待,否则就会影响治疗,影响正常的医患关系。

三、医生的义务和权利

(一) 医生的权利

根据《中华人民共和国执业医师法》(以下简称《执业医师法》)第 21 条规定,医师具有以下法律权利。

(1) 在注册的执业范围内,进行医学检查、疾病检查、医学处置、出具相应的医学证明文件,选择合理的医疗、预防、保健方案。

(2) 按照国务院卫生行政部门规定的标准,获得与本人执业活动相当的医疗设备的基本条件。

(3) 从事医学研究、学术交流、参加专业学术团体。

(4) 参加专业培训,接受继续医学教育。

（5）在执业活动中，人格尊严、人身安全不受侵犯。

（6）获得工资报酬和津贴，享受国家规定的福利待遇。

（7）对所在机构的医疗、预防、保健工作和卫生行政部门的工作提出建议，依法参与所在机构的民主管理。

（二）医生的义务

医师的职业义务就是为患者治病，减轻患者痛苦，维护患者身心健康。医师的一切活动行为，都要有利于患者利益，不能找各种理由推脱为患者诊断、治疗的责任。医师的责任就是利用自己所掌握的医学、科学技术和知识，为患者解除疾苦，维护患者的身心健康。根据《执业医师法》第22条规定，医师有以下义务。

（1）遵守法律、法规，遵守技术操作规范。

（2）树立敬业精神，遵守职业道德，履行医师职责为患者服务。

（3）关心、爱护、尊重患者，保护患者隐私。

（4）努力钻研业务，更新知识，提高专业技术水平。

（5）宣传卫生保健知识，对患者进行健康教育。

同时在《执业医师法》第24条、第26～29条中还规定了医师不得拒绝急救处置；对患者交代病情时注意避免对患者产生不利后果；不得利用职务之便获取不当利益；遇有灾情疫情等威胁人民生命健康的紧急情况时，应服从卫生行政部门的调遣和及时向有关部门上报。还应如实向患者说明病情；为某些患者保密；要钻研医术等。医务人员的义务是多方面的，在患者面前更是全方位的。如有向患者如实告知病情、解答医疗咨询和告知医疗风险等义务。同时也要注意采取保护性医疗措施，以维护患者的医疗利益。

第二节　护士及其他医务人员的角色

一、护士的概念

根据《新华词典》的解释，"护士"是指医疗机构中担任护理工作的人员。护士一词来自钟茂芳1914年在第一次中华护士会议中提出将英文单词"nurse"译为"护士"，大会通过，沿用至今。随着医学模式的转变，护士的工作已不再是简单的打针、发药等技能性操作，而是包括心理护理在内的更为复杂的创造性活动。护士不仅要帮助患者恢复健康，还要帮助和指导恢复健康的人维护健康。按职务分工，护士可分为护师、主管护师、副主任护师和主任护师。

二、护士工作的职业特点

随着医学的发展和医疗模式的转变,护理工作已经由以往的单纯护理疾患,转到以人为中心的全面护理,护理角色已不再局限于患者的"慈母"和医师的"助手",而是为整个社会提供全方位的保健服务。现代社会的护理工作的职业特点有以下内容。

(一)高强度性

护士轮流值班,24 小时守护、巡回在患者的身边,劳动强度大,精神压力大。目前,劳动付出与收入不成正比等问题依然存在。

(二)专业性

随着现代社会医疗的进步,护理技术也日趋复杂化、专业化和精细化,护士的职责已经涉及医疗的各个领域,包括治疗、用药、实验室检查、理疗、康复和管理等。越来越多的护士成为专科护士并获得更高的学历。

(三)风险性

由于工作性质的特殊性,护士要频繁地对患者进行采血、输液等操作,有密切接触患者血液、体液的机会,常常暴露于各种危险因素中,因此,护士是职业暴露感染高危群体。同时,审慎是护士必备素质之一,缺少了审慎,工作就会出现误差,造成医疗事故。护士还经常面对患者的负面情绪,在护患冲突中存在被患者伤害的风险。

(四)全方位性

护理模式的变化使护理工作的职能得到拓宽和延伸。在这种模式下,护理的对象首先是人,其次才是病。因此,护理人员在护理过程中要以患者为中心,不仅要掌握常规的护理技能,而且要掌握人文、心理、社会等方面的知识,以满足患者身心两方面的护理需求。护士不但要具备快速识别反应的能力,而且要善于与患者沟通,建立良好的护患关系。

三、护士的权利和义务

根据国务院颁布的《护士条例》,护士享有的权利和义务如下。

(一)护士的权利

(1)护士执业,有按照国家有关规定获取工资报酬、享受福利待遇、参加社会保险的权利。任何单位或者个人不得克扣护士工资,降低或者取消护士福利等待遇。

(2)护士执业,有获得与其所从事的护理工作相适应的卫生防护、医疗保健服务的权利。从事直接接触有毒有害物质、有感染传染病危险工作的护士,有依照有关法律、行政法规的规定接受职业健康监护的权利;患职业病的,有依照有关法律、行政法规的规定获得赔偿的权利。

（3）护士有按照国家有关规定获得与本人业务能力和学术水平相应的专业技术职务、职称的权利；有参加专业培训、从事学术研究和交流、参加行业协会和专业学术团体的权利。

（4）护士有获得疾病诊疗、护理相关信息的权利和其他与履行护理职责相关的权利，可以对医疗卫生机构和卫生主管部门的工作提出意见和建议。

（二）护士的义务

（1）护士执业，应当遵守法律、法规、规章和诊疗技术规范的规定。

（2）护士在执业活动中，发现患者病情危急，应当立即通知医师；在紧急情况下为抢救垂危患者生命，应当先行实施必要的紧急救护。

护士发现医嘱违反法律、法规、规章或者诊疗技术规范规定的，应当及时向开具医嘱的医师提出；必要时，应当向该医师所在科室的负责人或者医疗卫生机构负责医疗服务管理的人员报告。

（3）护士应当尊重、关心、爱护患者，保护患者的隐私。

（4）护士有义务参与公共卫生和疾病预防控制工作。发生自然灾害、公共卫生事件等严重威胁公众生命健康的突发事件，护士应当服从县级以上人民政府卫生主管部门或者所在医疗卫生机构的安排，参加医疗救护。

四、其他人员的角色

医疗中除了医师和护士，还有其他围绕医疗服务的人员，包括检验、理疗、病理、同位素、放射、营养等技术人员等相关专业的人员。现代医疗中，这些医疗人员协助医师和护士开展工作、扩展了医疗服务的领域，补充了医师和护士的职能，使得医疗服务更完善和人性化。

第三节 | 医护角色社会化

医师和护士等都是社会所需要的特定的社会职业角色。职业社会化是指个体按社会需要选择职业，掌握从事某种职业的知识和技能，获得与职业有关的知识、技能、规范、价值观的过程。医护角色的社会化，是指一名普通人经过职业教育和培训，掌握医学知识和技能，成为一名医护人员的过程。和其他社会角色的社会过程一样，医护的社会化遵从角色社会化的一般规律，但又有其自身的特点。

医学教育是医护社会化的主要途径。医学教育的历史源远流长。在古代，医学教育是以师徒制的形式展开的；进入现代，随着知识量的扩大和分工的精细化，以医学院校为主体的医学教育取代了传统的师徒制形式。

中国的医学教育始于南北朝，至今已有 1 500 多年。19 世纪以后，西方新医学传入中国，外国教会在各地陆续开办医学院校和医院。中华人民共和国成立后，基本上确立了初等、中等、高等、研究生和进修教育等形式的教育结构，形成了一套完整的多层次的医学教育体系。在发展现代医学教育的同时，又奠定了中医药教育基础，发展了边疆和少数民族地区的医学教育。

目前东西方取得广泛共识的是，医学教育是一个终身的过程，医学生在医学院校首先接受基础的医学教育，为将来的实际行医打下基础。基础医学的内容包括解剖学、生物化学、病理学、生理学、药理学、微生物学等课程。然后是临床课程的学习，医学生要学会运用所学的基本知识来解决临床问题，并在上级医师的指导下学习如何与患者合作沟通，包括理论知识的学习和实习轮转，课程包括内科、外科、妇产科、儿科、皮肤科等。从医学院校毕业后，医师还要在实际的工作中学习运用所学知识和技能，并接受进一步的专业化培训，以此朝着某一专业方向深化。同时，医学是一门发展迅速的学科，为了跟上学科的发展，使自己学习的知识不断更新换代，满足社会对医疗工作不断提出的新要求，医护人员需要始终不断学习。

医学教育的体制并非一成不变，怎样使医护角色的社会化，更能契合时代和社会的需求，也是一个需要不断摸索和变化的过程。2017 年，国务院办公厅印发了《国务院办公厅关于深化医教协同进一步推进医学教育改革与发展的意见》，开启了新一轮医学教育改革。在这一改革意见中，提出了以下具体举措：针对提高人才培养质量问题，提出逐步实现本科临床医学类专业一本招生；强化医学生质量短板的医德素养和临床能力培养，完善并加强对高校附属医院教学工作的评价要求；加快建立起中国特色、国际实质等效的医学教育专业认证制度；建立对高校专业和培训基地的预警和退出机制。针对毕业后教育不完善问题，提出落实并加快完善住院医师规范化培训制度，稳妥推进专科医师规范化培训制度试点；积极探索与完善取得临床医学、口腔医学、中医硕士和博士专业学位的办法，逐步建立统一规范的毕业后医学教育制度。针对区域发展水平差异大和专业结构不合理问题，提出部委省共建一批医学院校，加强中西部薄弱院校和基地建设；实施住院医师规培西部支援行动和专科医师规培中西部支持计划；制定健康事业和健康产业引导性人才培养专业目录。针对全科医师下不去、用不上问题，完善订单定向培养政策，实行"县管乡用"；医学本科以上学历毕业生经住院医师规范化培训合格到基层医疗卫生机构执业的，可直接参加中级职称考试，通过者直接聘任中级职称。针对医学教育管理体制机制问题，提出深化综合性大学医学教育管理体制改革；分别建立中央、省级多部门医学教育宏观管理协调机制。

（朱晓勇）

第七章　医疗人际关系

随着医学的发展和医院的出现,医务人员必然会与患者及其家属有各种各样的接触,产生各种错综复杂的医疗人际关系。医疗人际关系是建立在医疗实践活动基础上的,同时也会对医疗实践活动本身产生重要影响。医疗人际关系是医学社会学研究的重要课题之一,也是最富有社会学特色的重要课题。近年来,有不少著作专门讨论医疗人际关系。在中国,对于医疗人际关系的研究还刚刚开始。本书中的医疗人际关系是指医疗中形成的医患关系、医务人员之间的关系、患者之间的关系等的总称。

第一节　医患关系

一、医患关系的概念

(一) 医患关系的含义

医患关系是在医疗服务活动过程中客观形成的医患双方以及双方利益有密切关联的社会群体和个体之间的互动关系,也是医务人员与患者在医疗过程中产生的特定医治关系,是医疗人际关系中的关键。医患关系有广义和狭义之分:广义上的医患关系是指医方和患方的关系,"医"指医务人员,除了医师外,还包括护士、医技人员和医院管理人员等;"患"也不仅仅指患者,还包括与患者有关联的亲属、监护人和单位组织代表等。狭义上的医患关系主要指医师与患者的关系。随着我国医疗卫生体制改革不断向纵深推进,医疗服务内容和范畴不断扩大,医患关系不再是简单的医师与患者的关系、医方群体与患方群体的关系,而是整个社会关系在医患双方缔结关系过程中的一种典型的、集中的体现。

(二) 医患关系的性质分析

受多种因素影响,医患关系的性质是多样性的。本节从以下 3 个方面分析医患关系的性质。

1. 特殊的伦理关系　从历史的角度客观地看待医患关系,它首先是一种受道德和诚信约束的关系,这意味着道德和诚信的准则是约束医师和患者的标准。医患关系是一种特殊的人际关系,是陌生人之间不对称、不平等和不可逆转的交流。这些因素导致医患之间的互信具有风险性、不确定性、困难性和复杂性的特点,最终使得医患信任极其脆弱和不稳定。从伦理学的角度来看,医疗过程中应该遵循医学伦理学的基本原则,如最佳无害原则、知情同意原则和独立选择医疗。由于医患关系是一种特殊的伦理关系,这种特殊性要求医师和患者都有更高的伦理标准和行为准则。因此,和谐的医患关系必须建立在道德和诚信的基础上,医师和患者都应该在诚信的原则下充分交流和沟通。

2. 特殊的经济关系　在完成医疗实践的过程中,存在着用钱换取产品的行为。医务人员提供的医疗计划、医疗知识和医疗经验可以被视为劳动产品,患者为此支付费用。这可以理解为特殊的市场交换关系和经济关系。医护人员和患者之间存在严重的信息不对称,这是医疗市场不同于其他市场的一个重要特征。医疗服务市场是一个不完全竞争的市场。最典型的特征是供需双方之间的信息不对称、服务提供商的自然垄断和缺乏价格弹性。医疗服务产品的替代性很差,这在一定程度上增加了患者选择高质量和低成本服务的成本,限制了患者的选择范围,降低了医疗机构之间竞争的内在动力,削弱了医疗机构之间的竞争力,并在医疗市场上形成了弱竞争环境。在这种情况下,医师和患者之间的经济关系只是其中一方面,而不是绝对的经济关系。因此,在医疗行为实施过程中,经济关系不应成为中心。如果医疗机构和医务人员以经济利益为主导,医德水平就会下降,这不利于构建和谐的医患关系。患者疾病的治疗结果不仅与医师的诊断和治疗水平有关,还受到疾病严重程度和自身健康水平的限制。如果盲目相信金钱一定能带来健康,一旦治愈的目标无法实现,医患冲突将不可避免地加深。

3. 特殊的法律关系　医患关系是一种特殊的法律关系,主要体现在医疗行为过程中,医师和患者都受到相关法律法规的约束和保护,双方都应该在法律范围内行使自己的权利和义务。由于医师拥有高度专业化的医学知识,而患者的医学知识水平较低,因此医师在临床实践过程中处于主导地位,而患者则处于被动地位。由于这种特殊性,学术界一直在争论医患法律关系的定义。有 3 个主要观点:第一种观点提出了"医疗行为的行政关系理论",认为医师和患者在医疗过程中的法律地位不平等,这违反了民法中的平等和自愿原则,在适用于诸如"医疗事故处理办法"等卫生行政法规时,应该被定义为行政关系。第二种观点认为,不能认为患者在法律地位上不平等。患者需要治愈疾病,医师用专业知识和医疗技术为患者提供医疗服务,同时,患者支付相应的费用,这个过程是在双方充分沟通的基础上完成的。因此,提出了"医疗行为民事法律关系理论",认为医患关系符合民法平等、自愿、等价有偿的特点,适用于民事法律关系的调整。第三种观点提出了"医疗行为的独立法律关系理论",认为在医患关系中,医患双方的主导和接受地位使得双方不具有平等的特征。由于中国的医疗费用是由国家投资的,不具有平等有偿的特点,因此医患关系不属于民事法律关系的范畴。医患关系既不能由行政法律关系来界定,也不宜由民事法律关系来调整,它是与两者并列的独立法律体系,是一种以维护社会利益为特征的社会法律关系。

二、医患关系的几种模式

医患关系模式是医疗卫生活动中形成的描述和概括医患关系的标准样式,可以把医患关系分为 2 个有区别又有联系的部分,即医患关系的非技术方面和技术方面,所以医患关系模式也被分为非技术型模式和技术型模式两大部分。

(一) 医患关系的非技术型模式

医患关系的非技术型模式是指医师和患者之间的单纯人际关系,与医师的诊疗技术和方法无关。多年来,中国对医患关系模式的讨论主要集中在医患关系的非技术方面,即不是在实施治疗过程中的医患关系,而是在寻求医疗过程中的医患社会和心理方面的关系。即通常所说的服务态度、医德、医疗作风等。

医患关系的非技术方面确实是医患关系中最基本、最重要的方面。大多数患者对医院、医师是否满意并不在于他们能判断医师所给的诊断和治疗处置的优劣、医师手术操作的正确和熟练程度(事实上绝大部分患者都不是医学专家,对技术本身的评价超出了他们的能力),而是他们能感知到医师是否耐心而认真,是否有深切的同情且是否尽了最大努力进行诊断和治疗,简而言之,他们是否有良好的服务态度和高尚的医德。有时,疾病并没有治愈,患者仍然很满意;有时,患者去世了,亲友们还衷心感谢医务人员在治疗过程中提供的良好服务。当然,相反的情况并不少见,患者虽然痊愈出院,但是对医院和医师仍感到不满甚至愤怒。

更普遍地说,社会期望医师不仅要有严格的专业培训和良好的医疗技能,还要有同情心,友好热情地对待患者,为患者保守秘密,优先考虑患者的利益,致力于救死扶伤的伟大事业。如果说医疗技术仅在近几个世纪,尤其是 20 世纪才有了很大发展,那么对医师的道德和品质要求则是极其久远的。比如,古希腊的《希波克拉底誓言》和我国唐代名医孙思邈《备急千金要方》的"论大医精诚第二"就已经包含了这些要求。这些关于医患关系的非技术性的传统观点几乎成为医师光荣称号的基本内涵。

医患关系的非技术性方面实际上体现了社会人际关系中最常见和最基本的原则,即人与人之间的平等、尊重、信任和诚实,没有这个基础,任何人际关系都不可能得到很好的维持。更何况社会对医师的素质期望是很高的,而且医务人员的服务态度对患者的治疗效果也有很大的影响。

(二) 医患关系的技术型模式

医患关系的技术型模式主要是指医患之间在针对诊断、治疗、护理以及预防保健的具体方法上进行沟通与交往过程中所结成的关系。主要有以下几种。

1. 萨斯-霍伦德模式　根据美国学者萨斯(T. Szasz)发表的《医患关系基本模式》，影响医患关系的决定性因素是患者病情的严重程度。萨兹和霍伦德(M. Hollender)根据患者病情的严重程度以及医师和患者之间的互动强度，将医患关系分为 3 种模式：主动-被动模式、指导-合作模式和相互参与模式。

(1) 主动-被动模式：通常用于外科手术、麻醉、抗感染治疗、影像学检查和其他技术中，因为症状严重或者需要在检查中放置特殊位置，患者处于被动地位，而医师处于主导地位。它适用于休克、昏迷、一些精神疾病和严重精神发育迟滞等疾病。在诊断和治疗中，由于客观原因，患者不能发挥主观能动性。在这种情况下，患者是医务人员活动的被动接受者。然而对于普通患者而言，此种模式的单向交互特性较难被接受。

(2) 指导-合作模式：是指医师和患者之间有限合作的模式，属于医患互动强度变化的过渡模式。在大多数临床实践活动中，因为医师和患者之间的信息不对称，导致医师占主导地位，患者根据医师的指示进行合作。医师可以在一定范围内调动患者的主观能动性，以便医疗活动的双方能够密切合作。在这种模式中，患者的病情并不严重，但确实需要医师的治疗。同时，患者有意识并且有独立的行为能力。此时医师是主角，患者作为配角积极寻求帮助和治疗。

(3) 相互参与模式：这个模式是基于平等关系的医患关系模式。在这种模式下，医师和患者享有平等的权利。这种模式的重要特征是医师和患者的平等地位，类似于朋友的民主关系，属于"利益团体"，并且有共同的愿望和要求来帮助患者。医师和患者相互依赖，相互需要，并在民主和平等关系的基础上相互作用。双方的主观能动性可以积极有效地发挥出来，对医疗实践的发展起到促进作用。

2. 哈耶斯-鲍梯斯塔模式　这个模式关注的是患者如何修改医师制订的治疗措施。大卫·哈耶斯-鲍梯斯塔(David E. Hayes-Bautista)发现，患者要么试图说服医师治疗无效，要么自己采取行动抵制治疗，例如故意降低或增加剂量。医师是通过他的专业权威告诉患者，如果不听从医师的建议，他的健康将受到威胁；治疗是正确的，但是效果可能会更慢；或者直接让患者听从医师的建议。该模式把医患互动看作是一个谈判的过程，而不仅是医师发出命令、患者以一种自动的、毫不怀疑的方式执行命令的过程。但是，这一模式限于患者对治疗不满意并想说服医师改变治疗方式的情况。

3. 维奇模式　美国学者罗伯特·维奇(Robert Veatch)提出了 3 种医患关系模式：纯技术模式、权威模式和契约模式。

(1) 纯技术模式：医师以纯科学家的身份执行诊断和治疗过程。他只关注医疗技术本身，向患者提供与疾病相关的所有事实和数据，并根据这些数据提出医疗解决方案。患者通过医师提供的数据了解自己的病情。这是在医学发展到生物医学阶段的背景下，把患者局限于生物变量时医患关系的模型。随着医学模式内涵不断丰富和完善，这种模式已不能满足医患关系的需要。

(2) 权威模式：也称为教士模式，医师以类似父母的角色完成诊断和治疗过程。他可以为患者做出医学和道德上的决定,并且拥有毋庸置疑的权威。在这种模式下,医师的决策权是绝对的,患者失去了自主权。在实际医疗实践中,这种模式也很难被医师和患者接受。

(3) 契约模式:是指医师和患者之间就医师和患者的责任和利益达成类似法律协议的模式。在这种模式下,医师和患者都能感受到双方之间的不完全平等关系,但由于共同利益,双方将在医疗实践中积极分享道德权利并承担相关责任。医师负责医疗过程中某些特定医疗计划的决策和实施,患者积极了解相关信息,并自愿配合实施。实践证明,契约模式更容易被医师和患者接受,这促进了医疗行为的有效完成。

4. 布朗斯坦模式　布朗斯坦(Braunstein)在《行为科学在医学中的应用》中将医患关系模式分为传统模式和人文模式。传统的模式是,在临床实践中,医师用他们的权威为患者做出决策,患者根据需要执行决策。该模式是一种常见的医患关系模式。医师和患者之间的信息不对称决定了医疗实践必须基于医师和患者之间的绝对信任。因此,传统的医患关系模式有一定的合理性。人文模式从"生理-心理-社会"维度将患者视为一个完整的个体。除了治愈患者的疾病,诊断和治疗过程还关注患者的心理感受和社会适应。这种模式要求医师以同情、关心和负责的态度对待患者,使患者更好地参与医疗过程。

综上所述,每种模式都有其特殊的历史背景,并随着医学发展的不同阶段呈现出不同的特点。此外,政治、经济、技术、文化等因素对医患关系也有不同程度的影响。观察上述各种医患关系模式及其演变,可以发现各种模式之间没有非常清晰的分界线。因此,随着人类经济社会的不断发展,加之现实生活的复杂多变,没有一种医患关系模式是完全恰当和最合适的。现代医学正由生物医学模式向生物-心理-社会医学模式转变。医务人员在临床诊治过程中,与患者建立一种相互平等、相互合作和共同参与的新型医患关系,是实现这种转变的必由之路。

三、医患关系的影响因素

(一) 传统影响因素

理论界对医患关系的影响因素有不同的看法,传统影响因素主要集中于以下几个方面。

1. 医疗资源配置和卫生公平性　中国的医疗卫生资源相对稀缺,根据2005年卫生部公布的数据,中国人口占世界人口的22%,但医疗卫生资源仅占世界人口的2%,其中许多资源水平不高,公众无法享受高质量的医疗卫生服务。中国的医疗资源分布不均,过分集中在城市等发达地区,分级诊疗难以形成。分配的不平衡和缺乏公平性将不可避免地导致一些地区看病困难,医师和患者之间的矛盾突出。

2. 卫生保健政策　樊民胜认为,卫生保健政策对医患关系有着深远的影响。在实施"公平优先,兼顾利益"的福利医疗政策期间,我国的医患关系是和谐的。然而,自从医疗保健政策转变为"经济导向"以来,国家大大减少了对医疗保健的投资,医院必须从医疗服务过程中获得补偿,医疗费用将不可避免地会上升。由于过分强调经济利益,医患关系最终会恶化。

3. 医务人员自身道德素质　"无德不成医",良好的医德医风体现在高素质的医务人员身上。医患关系是否紧张在很大程度上取决于医务人员的医德水平。目前,在医疗实践中,医务人员服务态度冷漠,一些医师医德滑坡,甚至存在一些腐败问题,尽管人数少,但影响极坏。

4. 医疗服务　医疗服务包括医疗质量和服务标准等。在医疗质量方面,一些医院规章制度没有得到严格执行,导致差错和事故或者技术水平差,导致误诊、误治。在标准化服务方面,存在过度医疗(过度检查、滥开大处方)等问题。李大平认为,医方为避免医疗风险和责任而采取的防御性医疗行为增加了患者的负担,并导致了医师和患者之间关系紧张。此外,医疗服务的低价格、对医疗服务的高需求和高成本的压力迫使医院寻找另一种方式来弥补正常渠道的不足,使用合法或非法手段来增加收入以维持医院的生存和发展,把费用转嫁给患者,加剧医患关系恶化。

5. 医患沟通不畅,信息不对称　在现代社会,医师和患者都不可避免地受到来自经济、政治、文化、环境和心理等方面越来越复杂的因素影响,医疗实践需要不断加强医患沟通的思维观念和行为模式。在新的环境下,无论是主观上还是客观上,医务人员都需要患者参与医疗过程。获得有关疾病的信息,选择诊断和治疗计划,选择相关的服务及费用,都取决于患者及其家人的积极合作。医师和患者之间更紧密有效的沟通机制是现代医学发展的必然选择。然而,一些医务人员的沟通意识和技能不强。一些医务工作者"见病不见人",忽视了患者的心理感受,忽视了与患者的沟通和交流,导致患者的误解。由于沟通不畅和患者对医学知识缺乏了解,他们对治疗效果期望过高,认为疾病治疗效果不好就是医院的过错,从而迁怒于医院和相关医师。

6. 患者自身修养　目前,患者对医疗活动的认知仍存在一些误解:①大多数患者对医学和疾病的规律没有理性的认识。他们认为既然付了钱给医院,医院就必须治愈疾病。如何治疗疾病是医方的责任和义务。②患者对当前医疗费用的调整没有足够的了解,他们的思维仍然处于计划经济时代。他们认为所有支付的费用都是由医师或医院使用的,不知道费用是医院发展和建设的主要资金来源,因此心中有一种固有的抵触情绪。③患者对医院性质的理解模糊不清,医院已经从完全以福利为导向转变为享有一定福利性质的公益事业,并被无情地推向市场。④当个别患者发生医疗纠纷时,他们会为一己私利制造麻烦,甚至发起"医闹"等行动。

7. 社会变革和医学文化的变化　随着社会的进步,科学知识迅速普及,人们开始质疑医师在医患关系中发挥主导作用的传统观念。他们更喜欢将医患关系视为平等的供求关系,并希望有更多的医疗选择。此外,医疗文化的变化、现代医学对健康行为和生活方式的重视以及健康水平的提高都会影响传统的医患关系。

8. 新闻媒体的舆论监督   媒体同情患者,对医务人员缺乏了解,立场偏向患者。一些媒体将医患关系定义为简单的消费关系,并单方面批评医院。加上一些媒体的不当炒作,公众对医院的可信度提出了质疑。蒋廷玉认为,媒体报道有意无意地将医患关系变成"对立"的关系,并且不恰当地夸大了两者之间的矛盾,我们应该引以为戒。为了构建和谐的医患关系,医学界责无旁贷,患者应该做出一定努力,媒体也应该承担责任,有意识地为和谐的医患关系"添砖加瓦"。

9. 法制因素   一是规范医患关系的法律、法规建设滞后;二是解决医疗纠纷的法律法规并不完善,经常会有理解偏差。现行法律制度不完善,给执法人员带来了一定的困难,也未能有效地将事件防患于未然。

随着社会的发展变化,医患关系也会受到政府职能、制度保障、价值观念、权利意识等涉及社会综合环境的深层次原因影响,这些将直接影响和谐医患关系的构建。

(二) 新技术对医患关系的影响

医患关系的另一类重要影响因素是网络技术的发展。计算机化信息高速公路将患者的家用计算机和医师、医院、制药公司、医疗供应商以及医疗保险商之间的计算机紧密连接起来。患者不需要去医院也可以通过计算机获得医疗信息。而新的电子监控设备可以帮助患者追踪自己的生理及心理状态,同时数据可以上传至医疗数据库供医师查阅。患者不必要直接面对医师,而是可以选择通过电子邮件、电话会议等方式远程咨询医师。计算机可以直接为患者诊断疾病,进而给出治疗方案。患者可以通过计算机预定处方药,并且还可以选择配送到家的服务。此外,医师可以通过最新的在线诊疗信息、新的药物疗程和新的医疗数据库从而改进患者服务,也可以通过计算机解答患者的问题。相应的,我们发现现代医学吸收了许多信息科学的技术特征,构建了大量关于卫生知识的电子图书馆。

因此,现代社会的医学实践越来越依赖于其他领域日益复杂的技术,如计算机科学和生物工程。对于许多非医学背景的人来说,互联网已经成为主要的医学信息来源。这改变了医患关系,因为患者通过互联网获得了以前仅限于通过与医师接触才能获得的信息。曾淑芬和张良铭的研究表明,和在线用户相比,那些亲自去看医师的患者更信任医师,并且更多地依赖医师的治疗。与此相反,在线用户显示出较少的对医师的信任,也较少遵从医嘱,而且更愿意使用其他备选药物。对他们来说,互联网常常作为"第二意见"发挥作用。

在生物医学模式指导下,医师在医患关系中处于中心地位,患者处于被动、依赖和服从的弱势地位,随着科技知识的普及和互联网技术的发展,医师在决策中的主导地位和权威将逐渐降低,医患之间的权力格局将发生重大变化。同时,互联网技术的发展提供了更多医患沟通的平台,有利于增加医患沟通时间,改善沟通效果,并有助于提升医疗质量和医院管理水平。互联网技术对医患关系的影响才初见端倪,有些影响还只是一种趋势并未形成现实。

此外,新遗传学、产前遗传学筛查、人类克隆等技术的发展吸引了医学社会学家的广泛关注,但是它们会对社会和个人所带来的影响及伴随而来的法律问题仍有待研究。

四、医疗改革新政与和谐医患关系构建

2009 年《中共中央国务院关于深化医药卫生体制改革的意见》的发布,标志着新一轮医疗改革的全面展开。分级诊疗的实施也标志着中国医疗改革进入新阶段,医疗服务的发展模式开始转变。总结起来对改善医患关系具有深远影响的医疗改革新政策主要包括以下几个方面。

(一) 全民医保体系进一步完善,个人卫生支出持续下降

目前,中国已经全面实施大病保险,同时基本医疗保险、医疗救助和疾病应急援助、商业保险和慈善救助等制度的衔接得到全面加强,为城乡居民大病医疗费用提供了进一步保障,基本医疗服务覆盖面和水平显著提高,疾病负担减轻。全民医保的主要目的是解决贫困问题和重疾返贫,使群众不会因为疾病而陷入经济困难。2015 年,基本医保参保率稳定在 95% 以上,覆盖人口超过 13 亿人。城乡居民大病保险覆盖所有城乡居民基本医保参保人群,400 多万名大病患者受益,赔付资金 244 亿元。医疗救助水平进一步提高,重点救助对象政策范围内自负费用救助比例普遍达到 70%。疾病应急救助 14 万人次。患者医疗费用涨幅低于城乡居民人均收入的增长。与此同时,医疗费用的快速增长已经开始受到抑制,居民医疗负担已经减轻。个人卫生支出占卫生总费用的比重持续降低。根据全国卫生总费用初步核算,2015 年,全国卫生总费用为 40 587.7 亿元,其中个人卫生支出占比 29.97%,比上年同比下降 2.02 个百分点,实现了"十二五"规划目标(降到 30% 以下)。

(二) 政府卫生投入增加,卫生服务能力提升

2015 年,进一步增加对医疗保健的投资。全国财政医疗卫生支出预算为 11 851 亿元,比上年同比增长 16.45%,比同期全国财政支出增幅高出 3.46 个百分点。2016 年,各级财政对新农合的人均补助标准在 2015 年的基础上提高 40 元,达到 420 元。巩固提高新农合保障水平,将政策范围内门诊和住院费用报销比例分别稳定在 50% 和 75% 左右。

(三) 初步建立国家基本药物制度,取消药品加成

2009 年,我国基本药物制度正式建立,国家卫生和计划生育委员会药政司相继出台了多项配套措施来巩固落实国家基本药物制度,基本实现了对基本药物制度的全面、规范化管理。国家基本药物制度自实施以来,公民医药费用负担有效缓解,基本药物的可及性得到一定改善,基本用药需求得以保障,卫生服务利用的公平性显著提高。药品供应保障体系进一步健全,推行公开透明的公立医疗机构药品省级网上集中采购,公立医

院药品采购逐步实行"两票制"（生产企业到流通企业开 1 次发票，流通企业到医疗机构开 1 次发票），销售环节"零加成"，逐步建立以市场为主导的药品价格形成机制，在一定程度上遏制了"以药养医"的补偿机制。

（四）建立健全基层医疗卫生服务体系，居民健康水平显著提升

基层医疗卫生服务体系不断健全，基本实现乡乡有卫生院、村村有卫生室，服务能力明显提高。基本医疗卫生服务可及性明显提高，80％的居民 15 分钟能够到达医疗机构；人民群众健康水平显著提高。2015 年，人均预期寿命达到 76.34 岁，比 2010 年提高1.51 岁。人民健康水平总体上优于中高收入国家平均水平，实现用较少的投入取得了较高的健康绩效。基本公共卫生服务均等化程度大幅提升。2015 年，我国人均基本公共卫生服务经费标准提高到 40 元，12 大类共计 45 项基本公共卫生服务得到全面落实，基本公共卫生服务均等化水平进一步提高，覆盖居民生命全过程，惠及亿万人民。

（五）公立医疗机构改革取得新进展

公立医院综合改革持续拓展深化，全国 1 977 个县（市）全面推开县级公立医院综合改革，公立医院综合改革试点城市扩大到 200 个，科学的管理体制和运行机制正在形成。分级诊疗制度建设加快推进，全国超过一半的县（市）开展了基层首诊试点，县域内就诊率达 80％以上。公立医院科学的补偿和运行机制正在建立，其服务效率、水平、能力和收支结构不断向好。当下，医疗机构正着手落实改善医疗服务行动计划，提升医疗服务水平，改善患者就医感受。通过合理改变补偿机制，消除医院和医师的趋利行为，让医疗行为回归科学和人文道路。

（六）逐步完善法律、法规，维护医疗秩序

首先，依法严厉惩处涉医违法犯罪行为。其次，巩固和谐医患关系长效机制建设。严重医闹行为的法律规定进入《刑法修正案（九）》，"医闹入刑"使打击涉医违法犯罪法治化、常态化。最后，完善法规和制度体系。2010 年出台的《侵权责任法》，2018 年 10 月开始实施的《医疗纠纷处理条例》，将医疗纠纷预防和处理工作全面纳入法治化轨道，保护医患双方合法权益，保障医疗安全。

随着新医疗保险制度的不断完善，国家的医疗救助和保障水平的不断提高，看病贵的现象大大缓解。随着医改新政的推行，人民群众看病就医的公平性和可及性显著提高，患者的就医体验和就医环境大大改善，有利于医患之间的良性沟通和交流，看病难的现象正在得到解决。

第二节 | 医务人员之间的关系

医务人员之间的共事关系，广义上指的是从事医疗临床、科研、卫生保健活动过程中的有关工作人员之间的人际关系，包括医师、护士、药剂检验技术人员、医务管理人员、后

勤服务人员等相互之间的人际关系。狭义上是指在开展某一具体医学活动中的医务工作人员之间的共事人关系。在医疗活动开展中,涉及不同职位、不同年资、不同性格特征的医务工作者,其之间的关系具有复杂多样、平等协同、规范统一的特征。正确认识和处理医务人员之间的关系,有利于医疗、科研、教学活动的顺利进行,有利于医患关系的改善,有利于医院整体效益的发挥,是做好医疗工作的重要任务之一。

一、医师之间的关系

(一) 高年资和低年资医师的人际关系

高年资与低年资医师之间的人际关系不仅是同事关系,也存在一种"师徒"关系。临床医学中,临床经验非常重要,通过这种"师徒"传承,后辈把前辈的知识、临床技能和长期临床实践中的丰富经验继承下来,进而推动医学不断向前发展。

高年资医师要尊重低年资医师的人格,关心、爱护他们,在生活上关心体贴,在技术上认真传授;在临床工作中严格要求下级医师,传授临床经验时不保留;要敢于对下级医师负责,为人师表,因材施教;要尊重和鼓励低年资医师创新。低年资医师要尊重师长,学习临床技术要诚心、虚心,不可好高骛远,急于求成;临床工作中不怕苦和累,工作中不计得失,不可自作聪明和想当然行事;及时汇报在工作中发现的新情况,如在临床上出现过失应勇于承认错误,及时改正。

(二) 同年资医师之间的人际关系

同年资医师之间的人际关系存在"同龄人效应",因各自的年龄、学历、地位、生活经历等相似、观察和思考问题的角度相近,较容易相互理解和沟通,找到共同点,易形成思想上产生共鸣,使得相互之间关系亲近。但也由于各自起步点相似,易形成希望自己比同事进步快、能力强、更受上级赏识、得到更多机会的竞争心理,不甘落后、相互比较、相互嫉妒,甚至相互生恶。因此,同年资医师之间应保持谦虚的态度,以诚相待,处处与人为善,利用有利因素,寻找友谊的共鸣点,相互信任、相互支持、相互帮助,克服嫉妒心理,及时消除误解隔阂,加强团队协作,促进彼此在临床业务上的进步。

(三) 不同科室医师之间的人际关系

不同科室之间接触的频率因医院规模大小、人员配置安排而不同,一般来说,规模较小的医院,不同科室医师接触的机会较多,而规模较大的医院,由于分科较细、人员较多,科室之间的医师多是通过学术活动或医疗工作,如会诊、协助手术等来接触。此外,还有临床科室与辅助医技科室医师之间的沟通和协作,常常不是面对面的交流,而是通过电脑、电话、转运交接等间接方式进行的。在医疗活动过程中,各科室之间往往需要协同完成任务,这就要求他们在工作中必须互相尊重,真诚相待,对工作认真负责,发扬团结协作精神,共同完成医疗任务。

（四）教学过程中的人际关系

在教学医院中，主任、副主任、主治医师和规培、住院、实习医师之间除了同事关系之外，更重要的还存在着带教和学习的关系。因此，在职学习是进入临床工作的第一步，需要着重把课堂上的理论基础知识和临床实践相结合，向临床带教医师学习，加强理论知识和基本功的学习，踏实起步。临床带教老师也应该不断更新知识，在开展教学的同时，把患者的生命、健康和利益放在第一位，协调好带教和临床工作，把握好带教的尺度，保证医疗工作顺利进行。

二、护士之间的人际关系

（一）上下级护士之间的人际关系

护士间的上下级关系，也是领导与被领导的关系，也是服从与尊重的关系。作为领导要以身作则，严于律己，关怀下级护士，对下级护士一视同仁。下级护士应服从上级管理，尊重领导，积极参加领导倡导、组织的各种政治学习、业务学习，不断提高工作责任心和敬业精神。

（二）同级护士之间的人际关系

护士与护士的关系是团结协作的关系。正确执行医嘱是护士的责任。准确及时完成一项治疗工作，除了需要护士自身的业务知识、技术过硬外，还需要同事之间的配合。护士之间同样需要尊重、支持，低年资护士应尊重高年资护士，虚心向高年资护士学习熟练的操作技术、丰富的工作经验等，高年资护士在工作和生活中也应多多帮助低年资护士，齐心协力共同搞好本科室的工作，更高效地服务于患者。

（三）护士与其他医务人员的人际关系

1. 护士与医技科室的人际关系　医技科室是医院的辅助科室，在患者的明确诊断上起着重要的作用，因此医技人员应尽职尽责，运用丰富的知识为临床诊断提供准确的参考报告。护士与医技人员都应本着患者利益至上的原则，相互理解、相互尊重，共同为患者提供优质的服务。

2. 护士与后勤部门的人际关系　后勤部门是医院的保障系统，对前勤工作的顺利开展起着坚强的后盾作用。因此护理人员要尊重后勤人员的劳动，友善共处；后勤人员也应对护理人员交代的工作，尽职尽责，不要敷衍了事，共同努力为患者提供优质的服务。

3. 护士与医院管理人员的关系　医院管理人员作为医护工作中的指挥和组织者，他们之间存在领导与被领导的关系。通常医院管理人员与护士之间的矛盾有：①由于部分领导存在对护理工作不重视，导致护士进修需求得不到满足，而医师却得到很多进修学习的机会。②与医师相比，护士晋职提薪相对较低。在同等条件下，医师获得评聘的可能性会更大。这些矛盾削弱了护士的工作积极性，因此，医院管理人员应该充分认识护理工作的重要性,提高护士的待遇和地位,从而促进护理事业的发展。

三、医护之间的人际关系

护士与医师的关系是相互依从、相互监督、相互尊重、相互理解、分工合作的关系。医疗工作是一项集体性的事业,任何部门或个人都不能依靠其自身的力量完成,医师工作需要护士的协助,护士工作需要医师的确定。在整个医疗活动中,只有协调好医护关系,医疗工作才能得以顺利进行。如,发生差错事故时不要相互推诿、说风凉话、看笑话,应各负其责,实事求是,一切以患者为中心,以医院的大局为重,齐心协力为患者服务,创建一个和谐融洽的医护氛围。

(一) 把握各自的位置和角色

医师和护士虽然工作的对象、目的相同,但工作的侧重面和使用的技术手段不尽相同。医师主要的责任是作出正确的诊断和采取恰当的治疗手段。护士的责任是能动地执行医嘱,为患者做好生理和心理的护理,并向患者解释医嘱的内容,取得患者的理解和合作。护士不应盲目执行医嘱,如果发现医嘱有误,应主动向医师提出意见和建议,协助医师修改、调整不恰当的医嘱。如果医师在医疗工作中,发现医嘱执行不准确,也应及时向护士提出并加以改正,为患者提供准确、优质的医疗服务。

(二) 真诚合作、相互配合

医师和护士在医院为患者服务时,只有分工不同,而没有地位或水平的高低之分。医师的正确诊断与护士的优质护理相配合是取得最佳医疗效果的保证。医护双方的关系是相互尊重、相互支持、真诚合作、不发号施令、不机械执行的关系。医师和护士双方磨合,相互理解,不抱怨,不指责,不推诿,共同为医疗安全负责。

(三) 关心体贴、相互理解

医护双方要充分认识对方的作用,承认对方的独立性和重要性,支持对方工作。护士要尊重医师,主动协助医师,认真执行医嘱,对医疗工作提出合理的意见;医师也要理解护理人员的辛勤劳动,尊重护理人员,重视护理人员提供的患者情况,尤其是病情变化和新情况,以便及时修正治疗方案。

(四) 互相监督、建立友谊

任何一种医疗差错都有可能给患者带来痛苦和灾难,因此医护之间应该监督对方的医疗行为,以便及时发现和预防,减少医疗差错的发生。一旦发生医疗差错,应该不护短、不隐瞒、不包庇,更不可幸灾乐祸,甚至乘人之危打击别人,要给予及时纠正,使之不铸成大错。

近年来,医护之间的关系逐步从"主导-从属型"转变为"并列-互补型",医师和护士必须通过不断学习、取长补短、尽心尽力地给予患者及时的关心和治疗。同时,医护人员应给患者及其家属树立足够的威信,让他们对整个治疗及护理过程充满信心。

第三节 | 患者之间的关系

　　患者之间的关系是医疗人际关系的重要组成部分,也是医院人际关系中容易被忽视的部分。患者之间关系的好坏直接或间接影响疾病的治疗和康复。在现代社会中,患者之间的关系不仅存在于医院中,也存在于医院之外,甚至在有些国家,患者还有正式的组织,并发起某些社会性的患者运动,对医疗过程和社会产生一定的影响。因此,本节把患者之间的关系划分为医院内患者之间的关系和社会上患者之间的关系 2 个方面来讨论。

一、医院内患者之间的关系

(一) 新患者与老患者的关系

　　新患者和老患者是根据住院时间来划分的。一般来说,大多数老患者患有慢性病或重病,并且已经住院很长时间了。他们熟悉医院和科室环境、相关的医院规章制度、人际关系等。他们也熟悉自己的疾病,并在诊断和治疗方面积累了一些经验。新患者刚入院或住院很短时间,对医院里的一切都不熟悉。他们想尽快了解针对自己疾病的诊断和治疗计划、医师和护士的技术水平和服务态度以及医院规章制度和环境如何。这种情绪促使他们主动咨询老患者。老患者也愿意主动介绍情况并帮助他们提出想法。例如,新患者主动询问检查和治疗的经验以及药物的功效;老患者会主动介绍一些偏方,也会根据自己的观察或经验来评估医师和护士对新患者的工作,甚至评估医务人员之间的人际关系。这样,他们很快就形成了相互关心、相互帮助的关系。这种关系对医疗工作的影响不容忽视。因此,医务人员应该对其理解、重视、协调并加以正确引导,从而保持新老患者之间的良好关系。

(二) 轻患者与重患者的关系

　　一般来说,轻患者和重患者不住在同一房间里,而且轻重也只是相对而言。然而,由于其他原因,如医院的患者多或医院条件差,不同程度的患者也可能住在一起,所以医院里轻患者和重患者之间的接触会非常密切,并且会对彼此产生很大影响,特别是对疾病的转归影响更大。例如,危重症患者的突然恶化和死亡,这无疑是对轻患者强有力的恶性刺激,甚至会导致轻患者或早期患者病情的恶化。相反,轻患者康复或危重患者抢救成功将增强彼此战胜疾病的信心。由于疾病问题,患者之间自然地形成了相互安慰、同情、关心和帮助的关系,并建立友谊。轻患者经常主动帮助重患者做一些他们生活中的事情,如拿东西、滴药水,帮助找到医师和护士等。重患者需要休息,而轻患者应该注意说话和行动,而不影响重患者。

（三）年老患者与年轻患者的关系

由于社会经验丰富，年老患者在处理问题时更稳重，在看待问题时更全面。他们希望过上健康长寿的生活，喜欢安静的疾病环境，并且能够正确治疗疾病。年轻患者的工作、生活、社会经验较少，自控力差，并且对诊断和治疗疾病急于求成，甚至悲观失望。因此，医护人员应该正确引导同病区的老年、中年和年轻患者互相关心、互相鼓励、互相安慰、互相学习。在生活上，引导年轻患者主动照顾并尊重年老患者；引导年老患者鼓励年轻患者乐观地面对疾病。

（四）城市患者与农村患者的关系

由于城乡患者的社会地位、经济状况、生活条件、文化素养和爱好不同，他们在医院交流的方式、内容和频率也不同。有些人彼此看不起，也没有太多接触，这种关系不利于医疗工作。因此，医务人员应该协调他们的关系，以便开展治疗和护理工作。

二、社会中患者之间的关系

社会中患者之间的关系是指没有住院的患者之间的关系。他们接触的共同目的仍然是希望早日恢复健康。大多数交流对象是亲戚、朋友、同事和熟人，甚至是陌生人。然而，由于同一疾病，他们经常通过各种渠道相互交流治疗经验。患者之间交流的内容通常是他们对疾病的诊断和治疗及其疗效的看法和经验，寻找具有高水平医疗技术和良好态度的医师以及具有良好疗效的药物和其他治疗方法。互相介绍偏方和秘方、健康知识以及与疾病相关的生活起居。谈论医院管理、医疗质量、护理质量、服务质量及其效果，评估医师和护士的技能和道德等。因为他们患难与共，关心、安慰、鼓励和帮助彼此，共同抗击疾病，所以他们有着同情和友好的关系。研究他们之间的关系对于改善医疗人际关系、提高医院管理水平和医疗服务质量具有重要意义，应该受到更多关注。

（朱晓勇）

参考文献

［1］王志中,王洪奇.医学社会学基础[M].北京:军事医学科学出版社,2013:41-46.

［2］韦珂.新医改背景下的医患关系[J].锦州医科大学学报(社会科学版),2017,15(02):9-12.

［3］田荣云.医学伦理学[M].北京:人民卫生出版社,2004.

［4］李正关,冷明祥.医患关系研究进展综述[J].中国医院管理,2009,29(03):40-43.

［5］轩萱,刘菁.医患关系内涵探析[J].中国医学创新,2016,13(32):144-148.

［6］周浩礼,胡继春.医学社会学[M].武汉:湖北科学技术出版社,1993:72-94.

［7］胡继春,张子龙,杜光.医学社会学[M].2版.武汉:华中科技大学出版社,2013:69-84.

［8］威廉·考克汉姆.社会学译丛·经典教材系列:医学社会学[M].11版.高永平,杨渤彦,译.北京:中国人民大学出版社,2012.

［9］恰范特,蔡勇美,刘宗秀,等.医学社会学[M].上海:上海人民出版社,1987:67-97.

［10］谢广宽.互联网技术对医患关系的影响[J].中国心理卫生杂志,2015,29(10):755-759.

第三篇

医疗组织

第八章 医院组织

第一节 | 医院的起源与发展

医院(hospital)一词是来自于拉丁文原意为"客人",设立目的为供人避难,有招待意图。后来,逐渐成为满足人类医疗需求,提供医疗服务的专业机构,收容和治疗患者的服务场所。医院集中了相对比较优越的医疗技术和物质条件,反映着时代的医学技术水平和社会发展水平。在医院发展的各个历史阶段,它的性质、任务和特点,又都与当时的社会制度、生产力水平、科学文化发展水平,尤其是同医学发展水平有着不可分割的联系。

医院服务对象不仅包括病员和伤员,也包括处于特定生理状态的健康人以及完全健康的人。作为社会机构的医院,其在历史上的角色和功能的变化基本上经历了 4 个时期,即古代医院时期、初期医院时期、近代医院时期和现代医院时期。

一、古代医院时期(公元前 7 世纪至公元 18 世纪末)

中国是医院萌芽产生最早的国家之一。春秋初期(公元前 7 世纪),齐国政治家管仲在都城临淄(今山东省淄博市东北部)设立了残废院,收容聋哑人、跛足、盲人、疯人,供给食宿,给予集中疗养。秦汉以后,各个封建王朝都设有为皇室贵族服务的医疗组织如太医令、太医署、太医院等,也有救济性质的平民医院。如公元 2 年西汉收容传染患者的隔离院,东汉军医院"庵芦",元代军医院"安乐堂",隋唐时代收容麻风患者的"疠人坊"和慈善机构"悲田坊",宋至清代,先后出现的规模较大的"福田院""广惠坊""慈幼局"等,有了医院的雏形。

公元前 473 年锡兰(Coylom)所建立的佛教医院,为国外较早出现的一所古代医院。6 世纪以后,西欧开始建立医院。法国于 542 年在里昂、641 年在巴黎分别建立了医院。12 世纪后,收容患者的机构进一步独立,正式医院开始兴起。第一所正式医院是 1204

年建于罗马的圣灵医院(Hospital of the Holy Ghost)。14世纪后,欧洲麻风患者减少,许多麻风院便逐渐改做普通医院;医师亦渐由非神职人员从事;医院规模由中世纪初期一般只容十几名患者的小医院,发展到一些城市最多达220张病床的医院。这个时期医院的组织类型为宫廷医疗组织、寺院医疗组织、军事医疗组织、传染病收容所、社会救济医疗组织、旅行者的安息所等。主要特征如下。

(1) 医院不是社会医疗的主要形式,不仅数量少,组织简单,生活和物质技术条件十分简陋。

(2) 医院主要用于传染病、麻风患者的隔离需要,军队受伤者、社会残疾人员、贫困人员的收容等,具有隔离与慈善性质。

(3) 医院没有定型的管理制度,机构颇具临时性和随意性。

(4) 在欧洲中世纪,医院为教会的工具,具有明显的宗教色彩。

二、初期医院时期(18世纪末至19世纪中叶)

资本主义工业革命的发展,推动了医院的形成和发展。1789年,法国资产阶级革命的胜利,社会生产力从封建制度的束缚下获得了解放。随着世界贸易的迅速发展,又带来了产业革命,即由手工业过渡到工厂机器的生产,极大地促进了社会经济和科学技术的发展。加之城市人口的急剧增长和传染病的不断涌现,为初期医院的形成和发展提供了客观条件。1803年,拿破仑颁布了医学教育和医院卫生事业管理的法律,医院事业由此得到了统一管理和改善,这标志着医院进入了初期形成时期。西方医学伴随着帝国主义的入侵而进入中国,从1828—1949年中华人民共和国成立前,分布在全国的大小教会医院约有340余所。这个时期世界各地的医院主要特征如下。

1. 医院发展存在不平衡性　具体表现为大中城市医院的迅速增加,欧洲资本主义国家医院的迅速发展,而其他尚处于封建、半封建社会的国家或殖民国家,医院很少或处于医院的萌芽阶段。即使在资本主义国家,医院也仅仅是存在于大中城市或工业中心。

2. 医疗技术手段的多样化和不完善性　一方面,物理诊断、临床实验、药物疗法及麻醉技术等医疗技术手段多样化发展;另一方面,在消毒隔离、营养护理等方面的技术还极不完善。

3. 医院业务系统的逐步条理化和组织的不完整性　这个时期的医院开始注重医疗质量和护理质量的提高,有了一些管理办法和制度。同时,医院也有了初步的分科,如内科、外科、妇科等,但不论是医院系统或医院内部都还缺乏一整套完备的组织系统。

三、近代医院时期（19世纪中叶至20世纪中叶）

由于欧洲文艺复兴，促使近代科学的快速形成与发展，而与之相应的医学科学由经验医学转变为实验医学。医学从宗教与神学中分离出来，中欧出现医学繁荣，人体解剖作为一种科学问世，随后生理学、病理学、细菌学等相继建立。19世纪中叶，英国的南丁格尔创建了护理学，使医院的医疗服务与生活服务相结合而发展成为医院护理体系。

在中国，近代医院在鸦片战争后出现的，有教会诊所和医院，中国最早自办且较有规模的是南京的中央医院。中华人民共和国成立后，医院建设特别是公立医院有了巨大发展，不仅表现在医院和病床数量的增加，还表现在医院的组织管理、医疗技术、医疗服务和医疗质量上都有了显著进步。近代医院具有以下特征。

（1）近代医院专业分科化。在医院里形成了专业分工、医护分工、医技分工和集体协作的格局。

（2）近代医院的社会普及化。医院已成为社会医疗的主要形式，尽管还有大量的个体医疗现象存在，但后者已退居于辅助的地位。

（3）近代医院管理正规化，建立了相对规范化的管理制度和技术性规章制度。

四、现代医院时期（20世纪70年代以来）

20世纪70年代以来，社会生产力得到空前的发展，科学技术作为第一生产力并日益发挥它的巨大作用，带来了医学科学和医疗诊断技术日新月异，同时社会对医疗及预防的要求更高，从而使近代医院向现代医院转变，进入了科技医学发展时期。现代化医院应当是适应现代医学科学发展，能为患者提供高水平、高质量医疗服务的医院。它与传统的医院相比，具有以下明显的时代特征。

1. 医学技术的现代化　主要表现在现代高水平、高质量的检查技术、诊断技术、保健技术和康复技术。医院拥有先进的医学理论、技术和方法，能适应知识更新和医学技术进步的步伐。

2. 医院功能多样化　医疗、预防、康复、教学、科研及指导基层保健的地区医疗、保健、教育和研究中心开始普及。

3. 医院管理的专业化　现代管理理论向医院管理广泛渗透，使医院管理学应运而生并得到迅速发展。

4. 医院信息管理的自动化、计算机化　现代化医院已普遍借助20世纪90年代国际上迅猛发展的微机局部网络技术，建立将医院门诊和急诊的挂号、收费、药房、财务和医院管理等信息有机联系在一起的医院信息系统（hospital information system，HIS），从而大大提高了医院的信息处理能力和管理水平。

第二节 | 中国医院体系

一、中国医院分类

中国医院依据不同的属性可以划分成多种类型,常见分类如下。

（一）按照举办主体分类

可分为政府办医院(卫生、教育、民政、公安、司法等行政部门举办的医院)、社会办医院(企业、事业单位、社会团体和其他社会组织班的医院)和私人办医院。

（二）按所有制形式分类

可分为公立医院(国有和集体所有医院)和非公立医院(除公立医院以外的其他医院,主要包括联营、股份合作、私营、港澳台投资和外国投资等医院)。

（三）按经济性质分类

可分为非营利性医院(为社会公众利益服务而设立和运营的医院)和营利性医院(医疗服务所得收益可用于投资者经济回报的医院)。

（四）按提供的医疗服务专业分类

可分为综合医院、中医院、中西医结合医院、民族医院、专科医院和康复医院等。

二、中国医院分级

按照《医院分级管理标准》,医院经过评审,确定为三级,每级再划分为甲、乙、丙三等,其中三级医院增设特等,因此医院共分三级十等。

一级医院是直接为社区提供医疗、预防、康复、保健综合服务的基层医院,是初级卫生保健机构。

二级医院是跨几个社区提供医疗卫生服务的地区性医院,是地区性医疗预防的技术中心。

三级医院是跨地区、省、市以及向全国范围提供医疗卫生服务的医院,是具有全面医疗、教学、科研能力的医疗预防技术中心。

一、二、三级医院的划定、布局与设置,要由区域卫生主管部门根据人群的医疗卫生服务需求统一规划而决定。医院的级别应相对稳定,以保持三级医疗预防体系的完整和合理运行。

三、中国医院组织结构

我国医院组织结构划分方法基本上是按照工作性质和任务划分的,就目前而言,一般分为诊疗部门、辅助诊疗部门、护理部门和行政后勤部门。

诊疗部门:医院的核心组成部分,是直接为患者提供诊疗服务的场所。根据医院的规模、专科特色不同各诊疗部门的科室设置略有不同,主要的科室大致一样,常见的科室有内科、外科、妇产科、儿科、眼科、耳鼻喉科、口腔科、皮肤科、急诊科、中医科等。其中大型综合医院如三级甲等医院或专科医院在这些科室之下还会设置一些二级科室。另外,大型专科医院根据需要还可能设有肿瘤科、介入治疗科、精神科、传染病科、预防保健科、乳腺科等。

辅助诊疗部门:为临床提供技术支持的专业科室,一般包括药剂科、超声科、放射科、临床检验科、病理科、物理诊断科、手术室、理疗体疗科、消毒器材供应室、营养科(我国多数医院划归后勤部门管理)、内窥镜室等。

护理部门:是独立完成专业工作内容的系统,虽然护理专业人员分布在诊疗和辅助诊疗部门的各岗位,但通过各专科护士长和护理部 2 级管理体系,完成其专业工作任务。

行政后勤部门是对医院的人、财、物进行管理的职能部门,它既包括对医疗、护理工作进行管理的业务管理机构,如医务科、护理部、门诊部等,还包括对医院整体进行管理的其他职能部门,如院长办公室、人事科、财务科、科教科、总务科、保卫科、设备科、供应科、膳食科等。此外,作为我国医院特有的党群组织机构,通常也归入行政后勤部门。

(张菲菲)

第 九 章　医疗社会工作

第一节 | 医疗社会工作概述

一、社会工作

世界各国实现现代化的过程中,即便社会制度不同,都会面临各种各样的社会问题,解决温饱、疾病、犯罪、失业等社会问题是改善人民生活,提高社会福利水平的必要前提,因此,建立社会福利制度和完善社会工作服务体系的必然性也愈发突出。同时,随着工业化、城市化和社会现代化的不断推进,社会工作也得到了长足的发展。

19世纪末20世纪初,一些发达国家出现了以运用专业方法帮助在社会生活中受到损害的个人、家庭、群体和社区解决基本生存和发展问题的职业活动,这就是社会工作。各国、各地区不同的经济社会结构面临着不同的社会问题,所以人们对于社会工作的解读也不尽相同。例如,美国社会工作者协会(National Association of Social Workers,NASW)对社会工作的定义是:社会工作是一种专业活动,用以协助个人、群体、社区去强化或恢复能力,以发挥其社会功能,并创造有助于达成其目标的社会条件。弗里兰德(Friedlander)在《社会福利导论》(*Introduction to Social Welfare*)一书中强调社会工作是一种专业服务,也是一种专业助人的过程。芬克(Fink)认为社会工作是一种艺术或学科,它通过提供专业助人的服务,以增强个人与群体的人际关系和社会生活功能。这种助人的专业方法注重人们和其所处环境的交互关系。斯基摩尔(Skidmore)在其1994年出版的《社会工作导论》(*Introduction to Social Work*)一书中,对社会工作下了一个综合性定义:社会工作是一种艺术、一种科学、也是一种专业,其目的在于协助人们解决其个人、群体(尤其是家庭)、社区的问题,以及运用个案工作、群体工作、社区工作、行政和研究等方法,促使个人、群体和社区之间的关系达到满意的状态。

二、医务社会工作

(一)医务社会工作基本概念

社会医学是适应大医学和社会大卫生需求而形成的医学与社会学及其他相关交叉的边缘性学科,是社会发展的必然产物,也是科学发展的必然结果。其研究内容和方法涉及自然科学和社会科学的多个领域。作为医学领域的一门交叉性边缘学科,社会医学在新世纪面临着良好的发展机遇,并在医疗卫生事业发展中起着重要的作用。社会工作的主要内容,广义上可以概括为社会指导、社会政策、社会教育、社会服务、社会预防、社会建设、社会促进等;狭义上可以解读为社会福利工作,包括社会救济、社会救助、福利事业、福利生产、残疾抚恤等。在我国,社会工作主要有3种不同的理解:普通社会工作、行政性社会工作和专业性社会工作。医院中的社会工作主要涉及专业社会工作,是在一定社会制度框架中,根据专业价值观念,运用专业方法帮助有困难的人或群体走出困境的职业活动。医务社会工作是医疗卫生机构中,解决患者及其家属心理、社会问题的职业化社会服务,是社会工作在医疗卫生领域的延伸,其目标是帮助患者解决在疾病治疗和健康恢复的过程中所遇到的社会问题。医疗社会工作可以定义为:在医疗卫生保健机构中,一系列基于社会工作的专业知识和技术的社会和心理方面的专业服务。因此,医疗社会工作已经成为现代医疗机构中必不可少的工作内容之一。基于我国现阶段的社会发展情况及医疗卫生体系架构,我国的医务社会工作界定为:在医院等卫生机构中,运用专业理论和方法,为患者提供"非医学诊断和非临床治疗"、解决患者心理问题和社会问题的专业化社会工作。

(二)医务社会工作的基本功能

疾病的治疗和健康的保持不仅仅依靠医学的发展和进步,也需要社会工作来配合医师的诊疗工作。在经济社会飞速发展的今天,传统意义上的诊疗方式的局限性越来越突出。因此,作为单纯药物和手术治疗的辅助治疗方式,医务社会工作的作用受到越来越多的关注。医务社会工作在现代化医疗服务系统中也发挥着许多基本功能。

1. 防治心理社会影响因素 在医院接受治疗的患者及其家属往往承受巨大的心理压力,尤其是患有重大疾病的患者及其家属,更需要医务社会工作者帮助其舒缓情绪。在患者接受疾病治疗的过程中,识别和排除心理疾病等社会因素,一方面可以缓解患者及其家属的心理压力,增强患者对抗疾病的信心。另一方面,在与患者及其家属沟通的过程中,可以发现患者对于诊疗过程的真实想法,改善患者的就医体验,在源头减少导致医患关系紧张甚至矛盾激化现象的发生。

2. 延伸健康服务 为确保患者获得完全康复,对患者的健康照顾需要延伸至医院外及社区。在社区开展疾病预防、家庭护理、慢病管理等公共卫生领域健康知识的普及以及对贫困家庭的探访等社会关怀都是医务社会工作所发挥的延伸健康服务功能。医院内外开展的医务社会工作结合专业诊疗，有助于形成立体交叉的健康服务链。

第二节 | 医院的社会工作部门

一、医院社工部门的设置

医院中的社会工作部门通常称为"医院社会工作部"，简称"社工部"，是医院整个系统中的组成部分，是一个独立的职能部门。社工部既可以独立于传统的医院行政、临床和后勤部门之外，也可以承担医院职能。在医院的日常运作中，社工部与其他部门协同合作为患者提供更好的服务。

二、医院医务社工的岗位职责

医院社工部门的规模及岗位根据医院实际情况进行设置，以确保社工部门合理参与医院的日常运作。大型综合性医院在医务社工需求较大的情况下，可以在社工部内部内设其他功能性部门，如行政部门、服务部门等。在无须设置内部功能部门的情况下，社工部内设相关功能岗位即可：社工部主管岗位、社工岗位、督导岗位和行政岗位。医务社会工作主要集中于以下几大领域：公共卫生、老年医学、姑息疗法和精神医学等。医务社会工作者主要就职于医院以及其他的专业医疗机构，例如养老院或者康复中心。一部分医务社会工作者专业划分更加细致，例如服务于等待器官移植的患者或者新生儿等特殊群体。医务社会工作者经常需要与其他的医务人员或行政人员合作组建服务患者的跨学科团队。医院中的社工人员承担向患者本人及家属提供咨询和教育等职责，帮助患者获取治疗疾病的信息和资源。一些医务社会工作者还服务于特定人群，比如老年人或需要临终关怀的患者。由于人手短缺等问题，医务社会工作者往往承受沉重的压力，甚至需要利用节假日等休息时间为患者服务。

三、医务社会部门志愿服务

"医务社会工作联合医院志愿者"是指由社工部指导志愿者参与医院的社会工作，该服务模式已经走进多家医院并逐渐取得成效。

（一）志愿者招募

各医院根据志愿者服务项目和岗位需求，以公开招募或定向招募的方式通过网络、电视、信息栏、报纸等多种渠道向社会发布需求的志愿者数量和岗位。招募条件为：①年满18周岁以上、65周岁以下（特殊条件可以适当放宽），有对自己行为负责任的能力。②具有良好的道德品质和奉献精神，有志于投身社会公益事业，不追求丰厚的物质报酬和其他任何私利。③具备从事志愿服务相应的基本知识、能力和身体素质，身心健康。志愿者归属于社工部，部分医院成立志愿者（义工）服务站，此举措是医疗卫生行业借助社会力量以改善医院服务的创新方式。

（二）志愿服务

医院社会工作离不开志愿者的支持，"医务社会工作联合医院志愿者"的服务模式的顺利推行依赖于社工部和志愿者的共同努力。社工部一方面对志愿者进行管理，另一方面利用自己的专业知识对志愿者进行专业培训。医院志愿者主要的服务为就医辅助、心理抚慰、人文关怀、生活互助等其他配合社工人员开展的社会工作。医务社会工作者联动志愿者的服务模式有效地延伸了医务社会工作服务，有利于推动医务社会工作联动志愿服务朝向专业化、制度化发展。有效提高患者就医体验，促进现代医院建设发展，帮助医疗机构更好地履行社会责任。

第三节 医院的社会工作人员角色与能力

一、医务社会工作者的角色

在我国，可以从广义和狭义2个角度将医务社会工作者分为2类。广义上的医务社会工作者是指就职于提供健康服务机构的社会工作者。狭义上的医务社会工作者主要指就职于卫生系统中的社会工作者，主要工作是协助医务人员为患者提供诊疗，并且解决患者及其家属遇到的心理和社会问题，最终达到改善患者健康状况的目的。

（一）对于患者的角色和贡献

1. 入院接待 医院中社会工作者角色围绕临床工作，为患者提供心理的支持和服务，最大限度地帮助患者顺利就诊。患者入院后首先面临挂号等手续办理问题，部分患者由于对就诊流程不熟悉以及疾病带来的心理压力，往往不能在最短的时间内办理挂号缴费或入院手续。在大部分医院推行便民服务的背景下，自动挂号/缴费服务机器因简化挂号缴费流程受到青睐，可以很大程度上分担门诊大厅患者流量。但是，部分第一次使用相关机器的患者无法快速掌握操作方法，反而让本身情绪焦虑的患者感到更加手足无措。此时门诊的社会工作者可以在相关区域提供讲解、辅助操作等服务。一方面，缓解了挂号收费窗口患者排队时间长的问题;另一方面,帮助患者熟悉自助服务机器的使用,推广便民服务的理念。

2. 住院服务　患者住院期间,社会工作者需要按照既定计划向患者提供服务与支持。在此期间,社会工作者的工作可以分为个案工作和团体工作。个案工作主要针对个体需求较强的患者,比如精神疾病患者。在患者住院期间,社会工作者以真诚的态度及专业的谈话技巧最大限度地了解患者的病情及困难。在与社会工作者交谈的过程中,患者对其信任感增强,并且更加认可社会工作的重要性,因此会敞开心扉,为社会工作者提供最真切的相关信息。在社会工作者和患者建立彼此信任和了解的基础上,社会工作者可以结合疾病的诊疗意见,做出相应的社会个案诊断意见。

3. 出院追踪　住院患者出院之后,社工人员需要继续为出院患者提供服务和支持。接受手术等住院治疗的患者在出院之后的一段时间内,心理压力较大,易受社会环境影响产生心理问题,此阶段社会工作人员对患者提供心理支持十分重要。

目前,恶性肿瘤、高血压、糖尿病等慢性疾病是困扰我国居民健康的主要因素,这类患者的术后康复和慢性病治疗很大程度上需要依靠社工人员在院内的帮助和出院的随访。医院社会工作者所承担的出院追踪工作有助于实现让患者有规律地复诊且尽可能完全康复的目标。对于患者病情的进一步随访不但可以帮助患者提升家中自我照护的能力,也可以进一步延伸医院的医疗服务,帮助患者及家庭更好地实施既定的康复计划。除随访以外的其他出院后的社会服务还包括一些团体活动。以关注乳腺癌患者术后康复为例,由于乳房是女性重要的第二特征,乳腺癌的发生既影响患者的生理健康,又对女性患者的自信造成冲击,在接受手术、化疗放疗等一系列治疗的过程中,女性患者遭受巨大的生理和心理压力。医院社工部组织乳腺癌术后恢复知识普及讲座,在传递预防乳腺癌复发知识的同时,还帮助患者管理消极情绪并逐渐恢复积极的生活态度。

4. 团队合作　医务社会工作涵盖患者院内照护的各个环节,医务社会工作者需要和患者所在科室的医师、护士、行政人员等合作开展工作。例如,在处理医患矛盾和医疗纠纷时,医务社会工作者可以以区别于医院和患者的第三方中立身份参与纠纷的调解,尽快解决患者和医院之间的矛盾。而在组织大型活动时则需要和各部门同事共同合作,合理分工以成功举办院内外活动。

(二) 对于患者家庭、社区及医院的角色和贡献

1. 预防性健康服务功能　医学模式的变化和疾病图谱的变迁要求医务工作者将保障人民健康的关口前移,从关注疾病的诊治逐渐转移到聚焦健康风险因素的预防和医患纠纷的防范等非医疗服务中。医院社工部的服务不仅局限于患者在医院的诊疗,也包括为社区居民提供健康教育。在提供预防性健康服务的过程中,医务社会工作者走进社区为患者及其家庭成员进行健康、医疗和卫生保健等知识的宣传,有助于转变社区居民影响健康的不良行为,提高其对疾病预防和自我保健的意识及能力。提高家庭成员在慢病

管理过程中的效率,减轻医院的压力。

2. 多学科领域建设功能　医疗社会工作横跨医学及社会工作两大专业领域,在现代医院着力加强多学科建设的大背景下,医疗社会工作者在科学研究、社会工作教育、多学科团队建设方面也扮演着重要角色。随着现代医学模式的转变、我国医药卫生体制改革的深化、老龄化社会的特殊需求,我国急需大批高质量的医疗社会工作者参与员工的教育及培养,为医院的管理建言献策。

二、医务社会工作者的能力

(一) 沟通能力

医务社会工作者接触的往往是精神压力大的患者,为了和患者建立良好的关系以获取信任,首先要学会倾听,这是有效沟通的必要前提。在倾听的过程中,医务社会工作者需要有目的地区别经验、行为和情感。同时观察患者的肢体语言,以捕捉有声语言未能传达的信息。同时,医务社会工作者还需要具备足够的耐心和同理心。在和患者沟通病情或者遇到困难时,社会工作者要具备同理心,也就是说要能够走进患者的内心。同理心由 3 层要素组成:感知能力、语言表达、及时传达。其次,社会工作者要通过恰当的表达和肢体语言技巧将自己的观点和看法传达给患者。再者,表达同理心的及时性也非常重要,否则无法准确、全面地传递给患者有效信息。所以医务工作者需要根据不同的情境找到传达同理心的好时机。

(二) 人际交往能力

社会工作一方面涉及医院整体工作的方方面面,所以社会工作者需要具备优秀的人际交往能力,能够与患者和同事建立良好的关系。另一方面,医务社会工作者还需要和民政部门、红十字会、慈善基金组织等院外组织建立合作关系。在发挥医院平台作用的基础上可以充分调动院外相关组织来为开展活动提供支持。在此过程中,良好的人际关系处理能力不仅是社工部的基本目标也是提升社会工作者个人形象的关键因素。

(三) 组织能力

根据自己的专业,医务工作者的服务范围从个案辅导延伸至小组活动、随访工作及其他社区惠民服务。在筹备一系列活动的过程中,如何利用医院内外资源,统筹专业性服务都需要医务工作者拥有突出的组织能力。

(四) 问题解决能力

医务社会工作者需要协助其他医护人员制定患者的治疗与康复方案,并记录患者的治疗过程。社会工作者需要以创新的方式解决此过程中患者遇到的实际问题。尤其是在开展个案服务时,在独立开展工作的情况下,问题解决能力尤其重要。

第四节 ｜我国医务社会工作发展的历史与现状

一、我国医务社会工作发展的历史

（一）第一阶段（1921—1949 年）

1921—1949 年战乱、贫穷和疾病等是困扰中国社会的主要问题。在引进西方医疗制度的同时，医务社会工作也走进了部分医院。1921 年，在美籍医务社会工作者浦爱德（Ida Pruitt）的倡导下，中国首个"医务社会服务部"在北平协和医院成立，随后齐鲁大学医学院附设医院（济南）、金陵大学鼓楼医院（南京）、中国红十字会上海分会直属医院、仁济医院（上海）、重庆仁济医院和中央医院（南京）都设立了医疗社会服务部。

（二）第二阶段（1949—1978 年）

中华人民共和国成立后，发展生产力和改善人民生活成为党和政府面临的主要任务。在主要西方国家对中国实行封锁的大环境下，中国的社会发展主要借鉴苏联的发展模式。1952 年，高等院校体系调整，将社会学等相关专业取消，随之各医院的医务社会服务逐渐取消。党和政府的工作重心转移到解决和预防严重危害人民健康的流行病的诊治上，并提出"面向工农兵、预防为主、团结中西医、卫生工作与群众运动相结合"的工作方针，由此中国亿万人民享受到了基本医疗保健。在此期间，医务社会工作的重要性虽未得到足够的重视，但是在所取得的瞩目成就的背后凝结着无数医务社会工作者的心血。

（三）第三阶段（1978—2000 年）

1978 年，党的十一届三中全会迎来了改革开放的新篇章，医疗卫生领域也迈出了改革的步伐。医务社会工作逐渐被医学社会学家提及，对于医务社会工作的界定也越来越明确，学术圈对此展开了热烈的讨论与研究。1992 年，卫生部在《关于深化卫生改革的几点意见》中提出"卫生改革要主动适应社会主义市场经济需要"，之后，党和国家制定了新时期卫生工作改革与发展的方针政策，提出卫生事业的定位要从福利事业转变为社会公益事业。

（四）第四阶段（2000 年至今）

在医疗卫生领域的改革过程中，"看病难、看病贵"以及医患关系紧张等社会问题逐渐凸显，各大医院开始探索医务社会工作的方法。2000 年，改革开放后中国内地首家社工部在上海市东方医院设立，随后包括上海儿童医学中心、北京朝阳医院、北京大学第六医院和广东省江门市残联康复医院等 30 多家公立医院成立社工部。另一方面，上海浦东新区社会工作协会和中国医院协会医院社会工作暨志愿服务工作委员会相继于 1999

年和 2000 年成立。2011 年,国内首个省级医学会医务社会工作学专科分会在上海成立,标志着我国的医务社会工作进入了蓬勃发展时期。

二、我国医务社会工作发展的现状

医务社会工作作为一种专业化的服务形式,在发达国家已有百年历史。在我国香港地区,在医疗服务中引入社工,以多专业介入模式为病患及家属家庭提供服务的情况已经很普遍,而内地的社会工作刚刚起步,据估计,目前大约有 30 家医院建立了社工部(或社会服务部),大部分医院尚未建立起医务社工的服务系统。

改革开放以来,中国的社会工作已经走过 30 多年的恢复重建和艰难发展的坎坷历程。2010 年 6 月,中共中央、国务院公布《国家中长期人才发展规划纲要(2010—2020)》,党政人才、企业管理人才、专业技术人才、高技能人才、农村实用人才与社会工作人才队伍建设首次成为国家中长期人才发展规划战略重点,中国特色社会工作制度与社会工作人才队伍建设首次成为国家人才强国重要组成部分,"中国社会工作时代"来临。我国于 1991 年 7 月成立中国社会工作协会(Chinese Association of Social Workers,CASW),于 1992 年加入国际社会工作者联合会(International Federation of Social Workers,IFSW)。目前,该协会下设社会公益、康复医学、儿童社会救助、社会化养老、志愿者、社区等 16 个工作委员会。但是我国社会工作起步较晚,在医药卫生改革大背景下,依然难以满足人民对医务社会工作者的需求。

第五节 | 英美两国医务社会工作对我国的启示

一、英国医务社会工作概况

医务社会工作在发达国家的历史悠久,英国是现代社会工作的发源地之一。19 世纪末,英国的宗教团体为社会弱势群体提供服务奠定了现代社会工作的基础。1894 年,英国伦敦慈善组织社(Charity Organization Society,COS)率先向皇家自由医院派遣女收账员(lady almoners),标志着世界医院、医务工作和健康照顾社会工作正式诞生。1895 年,英国伦敦皇家免费医院(Royal Free Hospital)开始聘用社会工作者。第二次世界大战结束后,福利国家思潮由欧洲传入英国,英国由此开始逐步建立健全社会保障制度。1975 年,英国社会工作者协会(British Association of Social Workers,BASW)首次颁布《英国社会工作伦理守则》,界定了社会工作从业者的专业价值观、伦理原则和具体实践规范。英国社会工作协会还负责监管社会工作人员是否遵守伦理规范,同时也保护从业人员的合法权益不受侵害。并成为当今世界社会工作体系较为完善的国家之一。

英国采取注册制度对社会工作者进行资格认证。社会工作者必须持有社会工作专业的学士或硕士学位。社会工作教育主要分为见习和理论知识学习2部分,理论知识聚焦社会工作相关的法律及伦理知识。英国本土各地区对于社会工作者的准入门槛不尽相同,对于赴英寻求社会工作的海外人员也有明确的要求。

经过多年的发展和完善,英美国家设立了较高的社工职业准入门槛,发达的职业培训和继续教育体系,加强了高校与社工行业的对接。在社工服务方面实现了专业服务的精细化,逐渐将社会服务工作推向成熟。

二、美国医务社会工作概况

美国的医务社会工作可以追溯到19世纪,早在1894年纽约研究所医院就首次聘用了社会工作人员。1905年,美国麻省总医院医师理查德·卡伯特(Richard Cabot)聘用了首位社会工作者,并随后将社会工作融入医疗服务这一超前的理念引入医院,美国医务社会工作制度由此正式诞生。从此,医院社会工作研究中心由欧洲转移到美国,美国成为医院社会工作专业化程度最高、医院社会工作最发达和最活跃的中心。1918年,全美医院社会工作人员协会成立。1936年,美国儿童福利局开设医务社会工作课程,这标志着社会工作由医院服务阶段转入医务社会工作阶段。1971年,全美已经有25 000名医务社会工作者。美国的医务社会工作在理论和实务领域都经历了发展与成熟的过程。政府和美国社会工作协会以明确的章程和规范共同指导和保障社会工作。美国社会工作协会将社会工作者定义为运用知识和技巧包括个人、家庭、团体、社区、组织和社会在内的案主提供社会服务,一般毕业于社会工作学院的人员。社会工作者帮助人们提高解决问题的能力,帮助他们获得所需求的资源,促进个体与他人及环境的互动,促使组织承担起对人们的责任,影响社会政策。

在美国,医务社会工作主要围绕发现需要帮助的个人或社区;评估个人的现状、能力来制订目标;帮助个人适应生活中的变化和调整,如疾病、离婚或失业;解决儿童暴力或突发精神疾病等危机;陪伴有需要的个人以确保他们的生活质量有所改善;做好记录和归档;提供满足个人基本需求的服务和活动;提供心理疗法等几方面开展。

美国社会工作者主要分为2类。①学士社会工作者(bachelor's social workers,BSW):与社区组织和决策者合作制定和改善相关社会服务项目和政策,这部分工作也被称为微型社会工作。②临床社会工作者(clinical social workers,CSW或licensed clinical social workers,LCSW):为个人、家庭、夫妻提供服务。这一部分社会工作者参与制订策略来改变患者的行为以应对面临的困境。同时,将有需要的患者转诊到其他医疗机构以获取进一步诊疗服务。临床社会工作者可以参与诊疗计划的制订,必要时调整计划。临床社会工作涵盖所有专科,未跟随带教老师完成2年见习工作的社会工作者只能成为硕士社会工作者(master's social workers，MSW)而非临床社会工作者。

三、对我国医务社会工作发展的启示

在我国香港，社会工作这种服务模式已经广泛融入医疗服务的过程中。而在内地，医疗社会工作起步略晚，1915 年，美国洛克菲勒基金会创办了北京协和医学院，1921 年，成立了协和医院社会服务部，成为我国最早提供专业医务社会工作的部门，标志着亚太地区医院社会工作制度的开端。

目前，我国面临医学发展模式转变、医药卫生制度改革、医患关系亟待缓和的挑战，同时又要实现进一步加强社区服务，医疗卫生国际化的目标，因此，向英美等发达国家借鉴医务社会工作发展的成熟经验十分必要。对比之下不难发现，政府应该发挥推进医务社会工作的主力作用，不断建立完善医务社会工作人才的培养体系，设置明确专业理念，规范工作内容和职责，提供充足的就业指导意见，同时要鼓励民间社会组织发挥承载社会工作发展的重要角色。

医务社会工作扮演着特殊角色，是医学实践和进步过程中不可或缺的一分子。医务社会工作者需要凭借专业知识、大爱之心，以责任感和同理心为前提，为医师和患者之间架起沟通的桥梁，为营造和谐的医患关系贡献力量。

（陈敏欣　徐丛剑）

第十章 医疗规范

　　"规"即尺规，"范"即模具，这两者分别是对物、料的约束器具，合用为"规范"，后拓展成为对思维和行为的约束力量。现代医疗行业不同于金融、教育等其他第三产业，它具有即时性(提供服务和消费行为同时发生)、专业性(有特定资格的医务人员)、不确定性(试验性和个体差异，不能规范化批量生产)、无误性与高质量性(健康与生命)、高度专业性、行业垄断性、供给者主导性等特点，必须受到多种规范加以制约。医疗规范通过对医疗活动中各参与方(医疗机构、医务人员、患者及其家属)予以约束，从而保证医疗活动能够完成其社会职能且能够最大限度地保障各参与方的合理利益。随着社会经济、医学科学的发展，医疗规范正日益受到重视且得到了不断的制定、修改、完善。研究医疗规范的形成、类型、落实情况，揭示医疗违规行为对社会带来的危害，探索如何从多方面、多角度对医疗违规行为进行约束，对医学社会学研究有着重要意义。

第一节 | 医疗规范的形成与分类

一、医疗规范的形成

　　医疗规范随着医疗职业的形成而出现，我国商朝已经有了从事医疗活动的人员，对很多疾病都有记载和描述，周代建立了我国最早的专门医事制度，据《周礼·天官》记载，当时宫廷医师的分工制度是食医(管理王室饮食)、疾医(内科)、疡医(外科)、兽医 4 种，这是我国最早的医学分类记载。春秋时期，产生了我国传统医学的基本操作规程。名医扁鹊创造的"望、闻、问、切"四诊法至今仍是中医诊治疾病常用之法。宋代建立了较完善的医师培训、考核、选拔制度，规定"不由师学，不得入翰林院"，即使是私习而"医道精通者"，亦须推荐且考试合格，方可录用。古代还以法律形式规定了医疗事故责任制度。《唐律》对医师误治、欺诈、调剂错误、以药毒人等，均有刑律规定。宋代法律规定：利用医药诈取财物者，以匪盗论处；庸医伤人致死者以法绳之。《元典章》禁止医师出售毒药和堕胎药,禁止乱行针医、假医。清代刑律规定:庸医治病致死的,必须经过辨验,非属故意害人者,以过失杀人论罪,不许再行医;若故违本方、诈疗疾病以谋取财物者,追赃,以盗窃论罪;因故致死及用药杀人者斩。

医德规范亦是伴随着医学发展不断完善的,公元前372—前289年,战国时期的思想家孟子提出"医乃仁术"(《孟子·梁惠王上》),这是中国古代对医学道德最著名的概括;唐代名医孙思邈把医为"仁"术的精神具体化,他的《备急千金要方》《千金翼方》把"大医精诚"的医德规范放在了极其重要的位置上来专门立题;明代名医陈实功《外科正宗》提出医德守则《五戒十要》。国外,希波克拉底的《希波克拉底全集》收入了《誓言》《原则》《操行论》等医学伦理文献,它给西方各国医师树立了楷模;17世纪40年代,美国产生了医德文件。18世纪,德国柏林大学胡佛兰德(Hufeland,1762—1836)教授的《医德十二篇》提出了救死扶伤、治病救人的医德要求;1781年,英国医学家、医学伦理学家托马斯·帕茨瓦尔(Thomas Percival,1740—1804)专门为曼彻斯特医院起草了《医院及医务人员行动守则》,突破了医德学阶段仅有的医患关系的内容,引进了医际关系(即医务人员之间的关系),医务人员与医院资助之间的关系等。1847年,美国医学会成立,以帕茨瓦尔的《医院及医务人员行动守则》为基础,制定了医德教育标准和医德守则。

随着时代变迁,社会经济发展,医学水平提高,现代医疗的高速发展大大提高了人类的健康水平,同时也大大增加了医疗对人体的干预和对社会的影响。国家、行业、医疗机构都加强了医疗规范体系的构建与完善,现代医疗规范体系的特征如下。

(1)覆盖面广:现代社会,医疗规范的内容从卫生行政组织、管理和监督,医院管理,医护资格,计划生育,母婴保健等都作了规定,涉及社会多个领域。

(2)变动性、时效性强:医疗法规是以卫生防疫、医疗事务为调整对象的,这些事项本身经常变化,并时有一些突发性的、无前例可循的卫生事件发生,因而其调整的范围也就具有了不稳定性的特征,导致医疗规范就不得不随着医疗事业事项的变更而变更。卫生行政性法规、规章的制定和修改的程序与基本法相比较为宽松,修改较为频繁,表现为多变性。

二、医疗规范的分类

规范一般分为2类:一类是社会规范,是人们根据对社会规律的认识,为调整人与人之间的社会关系而制定的;另一类是技术规范,是人们根据对自然规律的认识而制定的,目的在于解决人与自然物、生产工具、劳动对象等之间的关系。通常,规范是由行业、单位根据国家宪法和法律,结合本行业、本单位实际情况制定的各类规章制度。鉴于医疗行业的特殊性,医疗规范较于其他行业规范更为全面、严格,主要有以下几种形式。

(一)社会规范

1. **法律规范**　医疗法规是国家卫生法规的重要组成部分,它规定医疗活动的性质并协调医疗活动中的各种关系。医疗法规主要有以下几种表现形式。

（1）宪法条款：1982年，第五届全国人民代表大会第五次会议通过的《中华人民共和国宪法》第21条中规定："国家发展医疗卫生事业，发展现代医药和我国传统医药，鼓励和支持农村集体经济组织、国家企业事业组织和街道组织举办各种医疗卫生设施，开展群众性的卫生活动，保护人民健康。"这是我国医疗卫生工作的根本宗旨，指明了医疗卫生事业的发展方向。

（2）卫生法律：是由全国人民代表大会及其常务委员会根据宪法的原则制定、颁布的有关卫生方面的规范性文件，主要涉及国家卫生管理体制、卫生机构设置、任职资格、职权范围、公民、法人及其他组织在卫生活动中的权力与义务、行政责任与行政处罚等，通过卫生立法确保国家卫生政策的有效实施和卫生事业的健康、有序、稳定发展。主要的卫生法律包括《中华人民共和国母婴保健法》《中华人民共和国献血法》《中华人民共和国执业医师法》《中华人民共和国药品管理法》《中华人民共和国职业病防治法》《中华人民共和国人口与计划生育法》《中华人民共和国传染病防治法》《中华人民共和国食品安全法》《中华人民共和国精神卫生法》等。

（3）卫生行政法规：是由国务院根据宪法和法律制定和颁布的有关卫生方面的规范性文件，如《病原微生物实验室生物安全管理条例》《疫苗流通和预防接种管理条例》《麻醉药品和精神药品管理条例》《艾滋病防治条例》《国务院关于加强食品等安全监督管理的特别规定》《中华人民共和国食品安全法实施条例》。

（4）地方性卫生法规：是指地方人民代表大会及其常务委员会在法定权限内制定、颁布的有关卫生方面的规范性文件。这些地方立法充分利用了上位法赋予的地方立法空间，合理确定本地域内各级卫生行政部门的管理职责，细化审批责任分工，明确、细化了对医疗机构执业行为要求。

（5）卫生行政规章：按卫生行政规章制定的主体来分，可分为国务院卫生行政部门制定分布的卫生行政规章；省、自治区、直辖市人民政府制定、发布的卫生行政规章；省、自治区、直辖市人民政府所在地的市和经国务院批准的较大的市的人民政府发布的卫生行政规章。

（6）其他法律、法规中有关医药卫生的条款：如行政法、民法、刑法等法律中有关医药卫生的条款。它们为保护人民身体健康、制裁卫生违法行为提供了法律依据。

（7）国际条约、条例：我国与外国签订的或批准承认的某些国际条约。如，1985年6月我国加入《1961年麻醉品单一公约》和《1971年精神药物公约》，我国于1979年6月1日正式承认世界卫生组织于1969年颁布的《国际卫生条例》，条例规定，检疫传染病包括鼠疫、霍乱、黄热病、天花4种。

2. 道德与行风规范　厚德载医，道德标准对医者的要求更胜于医疗技术，医德规范是指医疗卫生队伍依据一定的人群（患者和保健对象）和社会利益，对自身队伍在医疗卫生道德实践中形成的并应当共同遵循的行为准则。医学道德规范是指依据一定的医学道德理论和原则而制定的，用以调整医疗工作中各种人际关系、评价医学行为善恶的准则。医德规范既是广大患者和保健对象对医务人员道德行为方面的外在要求,又是经过有关人群对这种要求的再认识和道德实践,成为医务人员普遍遵循的道德准则。1981年10月,卫生部颁布了《医院工作人员守则》,同年12月,颁布了《医务人员医德规范及实施办法》,中华医学会医学伦理学分会通过了我国社会主义医德基本原则"救死扶伤、防病治病,实行社会主义的人道主义,全心全意为人民身心健康服务",作为医务人员行医的伦理原则。

而为了严肃行业纪律,促进依法执业、廉洁行医,卫生主管部门也对医务工作者诊疗过程中收受"红包"、回扣等不良行为进行了管理,颁布了一系列管理规范,如《加强医疗卫生行风建设"九不准"》《关于加强卫生计生系统行风建设的意见》及地方性管理规范《上海市医疗卫生机构接待医药生产经营企业管理规定》等。

3. 伦理规范　现代医院的快速发展对医学伦理的规范和医学伦理委员会的设立提出了新的要求,再生医学、生殖医学、器官移植等医疗技术的开展均需要进行专业的医学伦理论证,甚至在科学研究阶段就要获得医学伦理委员会的认可;而随着云计算、基因测序、现代临床试验、靶向治疗等技术的发展,在追求医学"技术善"的同时,更要强调"伦理善",医学伦理规范亦需要与时俱进。

4. 其他　如各类管理规范、制度规范、流程规范、服务规范、宣传规范等,都是为了提高医疗工作的质量和管理服务水平而设立的。

(二) 技术规范

医疗技术性规范是在医学发展和医疗实践过程中逐渐形成和固定下来的对医疗技术、方法、技巧及能力的规定。如诊断、手术、药物使用等操作规程等。医疗技术规范对医疗技术的具有依附性,它必须遵循医学客观规律,不以人的意志为转移,应用同一医疗技术,必须遵循相同的医疗技术规范,不因社会制度、政治制度、文化传统的不同而不同。亦应随着医疗技术的不断发展而完善。

1. 医疗技术管理规范　安全性和有效性是医疗技术的必备条件,为此,国家制定了一系列严格的技术准入标准、培训机制和动态监督机制。如,国家卫生健康委员会(以下简称卫健委)以部门规章发布的《医疗技术临床应用管理办法》,对医疗技术负面清单、限制类技术、管理与控制、培训与考核、监督管理、法律责任等做了详细规定。

2. 诊疗与操作规范　临床诊疗必须严格遵循规范的操作程序与技术标准,以保障医疗安全和患者的诊疗效果。国内外都制定了各类规范用于指导、约束诊疗与操作。如,美国国立综合癌症网络(National Comprehensive Cancer Network,NCCN)每年发布的各种恶性肿瘤临床实践指南得到了全球临床医师的认可和遵循;2006年,国家卫生部、国家中医药管理局、中国人民解放军总后勤部卫生部联合委托中华医学会,由其各医学分会制定了相关的学科《临床诊疗指南》。2006年至今,《临床诊疗指南》已经出版发行47本分册,涉及临床各主要学科。各医疗机构也出台了机构各类详细操作规范,如急救技术、穿刺技术、置管技术、人工肝技术与透析技术等。

3. 药品规范　药物是医疗机构时刻使用的武器,在采购、运输、储存、使用等各个流程都应当规范管理,保证用药的合法性与安全性。通过建立科学合理的制度避免滥用药、乱用药、用假药、用伪劣药品,同时对贵重药品、毒麻药品进行严格管理。药师、制剂人员作为药品使用的关键人员,更应对其行为和资质予以严格要求。

4. 医疗规章制度　医疗规章制度是主管部门或医疗机构为了保障医疗安全与质量,用制度形式固化下来的,医务人员在医疗卫生活动中必须遵循的行动规范和准则,自2016 年 11 月 1 日起施行的《医疗质量管理办法》就总结提炼了 18 项医疗质量安全核心制度,要求医疗机构及其医务人员在临床诊疗工作中严格执行。

第二节 | 医疗违规

一、医疗违规

医疗违规既可以是医务人员的违规行为,也可以是医疗组织的违规行为。

(一) 医疗违规的类型

1. 犯罪行为　根据《中华人民共和国刑法》(以下简称《刑法》)对犯罪的定义,犯罪必须具备 3 个特征,首先犯罪是危害社会的行为,即具有社会危害性;其次犯罪是触犯刑律的行为,即具有刑事违法性;最后,犯罪是应负刑事责任的行为,即具有刑罚当罚性。

医务人员与医疗活动相关的犯罪行为有:①医疗事故罪:《刑法》第 335 条规定,由于医务人员严重不负责任,造成就诊人死亡或者严重损害就诊人身体健康的行为。②非法行医罪:《刑法》第 336 条规定,指未取得医师执业资格的人擅自从事医疗活动,情节严重的行为。此外,还有医疗卫生领域的职务犯罪行为,医疗机构中的国家工作人员,在药品、医疗器械、医用卫生材料等医药产品采购活动中,利用职务上的便利,索取或者非法收受销售方财物,为销售方谋取利益,构成犯罪的,以受贿罪定罪处罚;医疗机构中的医务人员,利用开处方的职务便利,以各种名义非法收受药品、医疗器械、医用卫生材料等医药产品销售方财物,为医药产品销售方谋取利益,数额较大的,以非国家工作人员受贿罪定罪处罚。

2. 违法行为　违法行为与犯罪行为的主要区别是,行为者虽然也触犯了法律,但情节比较轻微。机构违法行为主要是非法执业行为。如,未取得《医疗机构执业许可证》擅自执业、不按期办理校验《医疗机构执业许可证》又不停止诊疗活动、转让或出借《医疗机构执业许可证》、任用非卫生技术专业人员。个体违法行为多是违反医疗法规的行为。如,未经亲自诊查、调查,签署诊断、治疗、流行病学等证明文件或者有关出生、死亡等证明文件、隐匿或伪造或擅自销毁医学文书及有关资料等,就违反了《执业医师法》《侵权责任法》中的相关规定。

3. **违反道德行为**　医疗道德违规的界定比较模糊,违规行为的表现也较为隐匿,对医患关系影响较大,主管部门主要管理的违背医德的行为有医务人员在医疗服务活动中服务态度差,对患者"生、冷、顶、硬、推";利用工作之便,暗示和公开索要患者"红包";收受回扣,充当药品、医疗设备、医用耗材等经营单位的代理人,在院内从事营销活动,向患者推销产品,或变相、幕后代理、参与推销业务,从中获取经济利益等。

4. **违反规章制度行为**　范围比较广泛,行政上违反规定、命令,纪律上违反原则、律条,技术上违反操作规程、条例的行为,在医疗违规行为中所占比例较大,涉及的人也较多,影响面广,是临床工作中的主要危险因素。如未能严格执行"首诊负责制"而延误患者治疗;没有严格执行查对制度,导致开错刀、发错药等,都是严重地违反规章制度的行为。

（二）医疗违规的影响

1. **导致医疗缺陷**　医务人员在医疗活动中,因违反医疗卫生管理法律、行政法规、部门规章和诊疗护理规范、常规而发生诊疗过失的行为,这些医疗过失造成的一切不良后果都属于医疗缺陷。医疗缺陷可以发生在诊疗过程的各个环节中,如病历质量缺陷、诊断缺陷、治疗用药缺陷、手术缺陷、护理缺陷、医疗环境缺陷、语言和服务态度缺陷以及医疗管理缺陷;所有的医疗缺陷按其性质和程度,可分为医疗差错和医疗事故2个等级,医疗差错是医务人员在诊疗过程中出现过失,但未造成患者伤亡、残废或功能障碍,是一种较轻的医疗缺陷。如申请单书写不规范,申请目的不明确,导致误检、漏检等。而医疗事故是医护人员在诊疗、护理过程中造成患者死亡、残废、组织器官损伤并累及功能障碍等不良后果的事件。

2. **恶化医患关系**　医护人员的医疗违规行为会对医患关系产生重要影响。医疗违规行为是产生医疗纠纷的重要原因,因违规行为使患方的经济利益、健康权益等受到损失,使其无法认可治疗结果或对治疗过程不满意,激烈的医疗纠纷甚至危及医护人员的人身安全,损害医院声誉,影响医院正常工作秩序。

3. **造成不良社会影响**　现代医疗卫生已发展成为社会性的事业,社会功能已大大扩展和加强,医疗违规行为的各种类型都会给社会带来不同程度的消极影响。犯罪行为直接破坏了社会的和谐与安定;医疗缺陷对患者生命、健康以及家庭财产造成永久性损害。一些违反医德的行为虽未对人民生命财产造成的直接损害,但却破坏了正常的社会秩序,违反了人们共同生活的一般准则,对人的社会心理、人际关系造成创伤,会在很大程度上波及人们对社会道德风尚的总体感受,关联到人们对公共服务行业乃至整个社会的道德信心,影响人们的幸福感与获得感。

二、医疗违规的原因

（一）个人因素

医学是一门经验科学,低年资医师由于经验的缺乏导致临床诊断思路和决策的相对狭隘、处理技术浅薄、风险意识的相对不足,而高年资医师接触的医疗事件的数量较多、防范意识随年限增加而相对淡化,医务人员责任心不强,或由于医疗技术的原因,容易发生违规行为,造成差错事故。此外,医务人员法律意识淡薄,为了经济利益容易做出收受回扣、非法出具医学证明、非法鉴定胎儿性别等违法行为。

(二) 组织因素

医疗组织对医疗违规行为的影响主要表现在 2 个方面:一是医疗组织本身政策法规观念淡薄,受经济利益驱动,导致政策性违规,如超资质开展医疗项目、违规收费等。二是由于医疗组织的管理水平差,如,没有构建科学、有效地规章制度体系,或制度没有得到落实,对医务人员的培训、教育不到位,发生违规事件后没有对事件和行为人进行及时调查、整改、处理,都会导致违规行为、差错事件的高发。

(三) 社会因素

医疗机构、医务人员的行为与外部社会环境息息相关,如,我国在经济体制转轨时期,各级政府为了保证经济发展,不同程度地减少了包括公立医院在内的公共投入,在随意性大、收费标准无法提高且缺乏监管的情况下,医务工作者劳动价值难以实现,公立医院亏损日益加大,大型公立医院提供公益性服务的意愿逐渐降低,转向高回报率服务的动机逐渐增强,产生了"以药养医"、过度医疗等现象,医务人员也不惜以职业优势去获取不正当的个人利益。

(四) 规范因素

一方面,规范作为客观规律的主观反映,某些方面不一定能与客观实际完全符合;另一方面,客观事物往往是复杂的和不断变化的,从而使规范具有一定的局限性、滞后性,常常会出现规范不足、规范过度甚至规范冲突的情况,使医务人员在医疗工作中处于两难境地。例如,医保制度"定额限制"的规定,把一些经常出现的病种规定费用额度,超出部分由医院负责支付,虽是出于控制住院费用的初衷,但是缺乏对部分重症患者需求的个性化考量,医疗机构为减少违规,避免处罚,不得不规定 15 天的住院限制,这种限制迫使重病患者治疗中途转院,频繁转院不仅会产生重复检查费用,而且不利于治疗的连续性。

第三节 | 医疗违规的控制

医疗行为的社会控制是指社会各方面对医务人员行为的引导、监督、约束和制裁,也包括医疗组织及成员间的互相影响、监督与批评,通过多种途径对医疗违规行为进行控制,目的在于敦促医疗机构、医务人员遵守医疗规范,防止或杜绝医疗违规行为的发生,保证医疗服务质量,维护患者的根本利益,同时也维护医疗部门自身的利益。

一、建立健全法律法规体系

近年来,我国陆续修改、制定了一系列有关医疗卫生工作的法律、法令、条例等法律规范性文件,积极推动了医疗卫生领域法律法规的制修订工作,完善了医疗卫生执业资格、资源配置、服务质量、医疗卫生机构经济运行等全流程技术标准。然而,针对"互联网+医疗"、医疗大数据等医疗卫生服务新技术、新设备、新业态等的不断涌现,仍需加快标准制修订工作。

二、建立健全监督管理体系

我国当前正在构建医疗卫生行业综合监管制度:建立由卫生健康行政部门牵头、有关部门参加的综合监管协调机制,负责统筹综合监管的协调、指导和医疗卫生服务重大案件查处等工作。从重点监管公立医疗卫生机构转向全行业监管,从注重事前审批转向注重事中事后全流程监管,从单项监管转向综合协同监管,从主要运用行政手段转向统筹运用行政、法律、经济和信息等多种手段,提高监管能力和水平。

三、加强医疗机构规范体系建设

(一) 建立机构内管理体系

医疗机构内部加强体系建设、制度建设,落实医疗质量管理责任制,对重点部门和医疗技术、医院感染等重点环节的医疗质量管理提出明确要求、制定规章制度。

(二) 加强宣传、教育、学习

医学教育教材中主要是医学技术,而较少涉及使用医学技术的行为规范。虽然医学院校开设了医学伦理课程、医学法学课程,但是,这种教育方式存在着技术与行为规范脱节的现象,加之医疗规范具有动态性、时效性的特征,机构内部对各类医疗规范的学习必不可少。

(三) 积极运用管理工具落实

如通过全面质量管理、质量环、品管圈、疾病诊断相关组评价、单病种管理、临床路径管理等工具加强监督、持续改进。

四、发挥行业自律作用

医疗卫生行业组织,如医学会、医院协会、医师协会等,可以利用其专业化水平和公信力,在制定行业管理规范和技术标准、规范执业行为和经营管理、维护行业信誉、调解处理服务纠纷等方面更好发挥作用。丰管部门可以通过法律授权等方式,利用行业组织的专业力量,完善行业准入和退出管理机制,健全医疗卫生质量、技术、安全、服务评估机制和专家支持体系。

五、发挥伦理道德作用

推进医德医风建设,开展医德认识、医德情感、医德意志、医德信念和医德习惯等方面的宣传教育,加强医务人员对医德规范的认同与内化,发挥伦理道德的约束作用,使其在职业活动中自觉地选择正确的医德行为。

六、发挥社会舆论作用

社会舆论是指在一定社会范围内或在相当数量的人群中,对某个事件、现象、行为等广泛传播或自发流行的情绪、态度和看法。舆论的褒扬、赞赏或贬抑、谴责,会对行为主体和其他社会成员产生精神作用力,影响其观念、认识和行为。但社会舆论往往具有两面性,使用得当时,会对医疗行为控制带来积极效果;如果是片面的、扭曲的、错误的舆论,或者管理者过分使用舆论控制,都会对医疗行为主体产生消极影响,使医务人员的职业自豪感和自尊心受到伤害,工作积极性和工作热情受到打击,影响医患信任甚至造成医患冲突。尤其是在现代传播媒介众多、传播速度块、范围广的情况下,更要做好社会舆论的正面引导。

(吴志勇)

参考文献

［1］丁涵章,马骏,陈洁.现代医院管理全书[M].杭州:杭州出版社,1999:4-5.

［2］王思斌.社会工作概论[M].北京:高等教育出版社,1999.

［3］刘岚.我国医务社会工作制度框架及政策研究[D].武汉:华中科技大学,2011.

［4］刘继同.改革开放30年以来中国医务社会工作的历史回顾、现状与前瞻[J].社会工作,2012, (05):12-17.

［5］刘继同.国内外医院社会工作的研究进展与发展趋势[J].中国医院,2008,12(05):2-3,1.

［6］李增禄.社会工作概论(增订版)[M].台北:巨流图书公司,1995:297-306.

［7］谷晓阳,甄橙.协和医院医务社会工作的当代启示[J].中国医院管理,2014,34(12):77-79.

［8］张萌,汪胜.医院管理学案例与实训教程[M].杭州:浙江大学出版社,2017:3-4.

［9］庞震苗,王丽芝.医院管理学教与学指南[M].上海:上海科学技术出版社,2017:2-4.

［10］孟馥,王彤.医务社会工作与医院志愿者服务实用指南[M].上海:文汇出版社,2011.

［11］胡继春.医学社会学[M].武汉:华中科技大学出版社,2005.

［12］顾东辉.社会工作概论[M].上海:复旦大学出版社,2008.

［13］翁开源,王浩.医院管理学[M].北京:人民军医出版社,2015:3-4.

［14］董恒进.医院管理学[M].上海:上海医科大学出版社,2000:3-5.

［15］Bureau of Labor Statistics. How to become a social worker [EB/OL]. (2019-9-4)[2020-02-10]. https://www.bls.gov/ooh/community-and-social-service/social-workers.htm#tab-4.

第四篇

卫生服务体系与改革

第十一章 　卫生服务体系

为了加强卫生体系建设,世界卫生组织于 2007 年建立了卫生体系框架。在该框架中,卫生体系包含 6 个核心组成部分:卫生服务提供、卫生治理、卫生筹资、卫生人力、卫生技术和产品、卫生信息。这 6 个部分通过改善卫生服务可及性、覆盖面、质量和安全性,来最终实现改善健康、反应性、经济风险保护和效率的目标。图 11-1 展示了世界卫生组织提出的卫生体系 6 个组成部分,以及他们如何实现卫生体系的 4 个目标。

本章将以世界卫生组织的卫生体系框架为例,分别讲述卫生体系的 6 个组成部分。

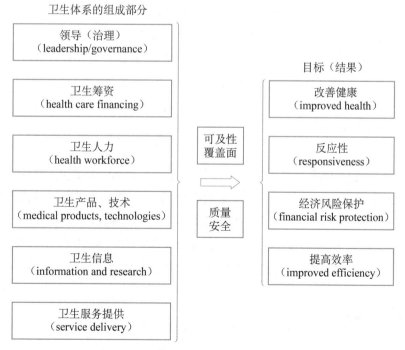

图 11-1 　世界卫生组织的卫生体系框架

第一节　卫生服务提供及网络

一、卫生服务提供及网络的概念

在任何卫生体系中,良好的卫生服务是指在需要时以最少资源为需要的人群提供有效、安全、优质的卫生服务。这类服务包括预防、治疗和康复等服务,可以在家庭、社区、工作场所或卫生机构进行提供。有效的卫生服务提供要求训练有素的卫生人力资源,配备合适的医疗产品和技术,在充足的卫生资金支持下工作。卫生服务网络关注于如何组织和管理卫生服务的投入(如卫生人力、财力和物力资源),来确保卫生服务的可及、质量、安全性和连续性。

卫生服务提供可以由多种组织完成,包括医疗服务组织、疾病预防与控制组织、妇幼保健组织、医学科研及教育组织等。卫生服务组织是以保障居民健康为主要目标,直接或间接向居民提供预防服务、医疗服务、康复服务、健康教育和健康促进等服务的组织。卫生服务提供需要以健康为中心,在各类卫生服务组织之间保证服务的连续性,避免重复和碎片化的服务。这意味着,卫生服务要考虑整个卫生服务提供者网络,包含公立和私立组织、不同类型和层次的卫生服务提供者。卫生服务网络是在一定区域内以保护和增进人群健康为目标的各种不同组织形成的网络。从卫生服务提供者的层次来看,包括初级卫生保健、二级和三级医院提供的服务。

二、城市卫生服务网络

我国城市卫生服务体系是由社区卫生服务机构与医院、预防保健机构组成的2级卫生服务网络,城市卫生服务体系以社区卫生服务为基础、社区卫生服务机构与医院和预防保健机构分工协作,保障城镇居民的健康需求。社区卫生服务组织包括社区卫生服务中心和社区卫生服务站,提供基本公共卫生服务和基本医疗服务。医院承担区域内的急危重症和疑难病症的诊疗服务,与社区卫生服机构开展业务协作、双向转诊。

三、农村卫生服务网络

我国农村卫生服务体系包括县、乡镇、村三级卫生服务网,即以县级卫生服务组织为龙头,乡镇卫生院为主体,村卫生室为基础的卫生服务体系。农村三级卫生服务网络主要承担预防保健、基本医疗、健康教育、计划生育技术指导等任务,为农村居民获得基本卫生服务提供保障。

四、卫生服务整合

由于不同层次、不同类别的卫生服务组织具有不同的服务职能，而人群需要的卫生服务则是综合性的，因此应在卫生服务体系中建立协同机制，实现不同功能、不同类型、不同层级卫生服务组织间的协作与服务整合，为居民提供连续性、全方位、全生命周期的服务。2015 年，国务院在国家层面制定了卫生服务体系规划，提出构建与国民经济和社会发展水平相适应、与居民健康需求相匹配、体系完整、分工明确、功能互补、密切协作的整合型医疗卫生服务体系。

第二节 卫生治理

一、卫生治理的概念

治理是卫生体系运行的基础，为卫生体系的其他组成部分提供政策和规制。治理，从广义上讲，是在社会系统中对事务过程的管理，卫生治理则是一个社会为促进和保护其人群健康而对组织及其运转进行界定的规则及管理。卫生治理主要关注政府在健康中的作用及其与其他角色的关系。这涉及监督和管理整个卫生体系，以保护公众利益。

卫生治理通常包含制定政策、信息产生和监督、在政府内各部门及政府外其他角色之间建立合作、规制、系统设计、透明和责任。

二、卫生治理的措施

卫生治理的措施包括立法和政策、卫生规划、分权和集权、规制和部门合作等，分别介绍如下。

（一）立法和政策

卫生治理的首要措施就是卫生立法和制定政策，分别由卫生法律体系和卫生行政体系负责。

《中华人民共和国宪法》（以下简称《宪法》）对居民健康权益有明确规定："中华人民共和国公民在年老、疾病或者丧失劳动能力的情况下，有从国家和社会获得物质帮助的权利。国家发展为公民享受这些权利所需要的社会保险、社会救济和医疗卫生事业。"为了落实《宪法》关于国家发展医疗卫生事业、保护人民健康的规定，实现人人享有基本医疗卫生服务,提高公民健康水平,我国制定了《中华人民共和国基本医疗卫生与健康促进法》。2020年12月28日,第十三届全国人民代表大会常务委员会第十五次会议通过该法案。根据卫生法律的调整对象为主要标准,我国卫生法律分为卫生机构法律制度、卫生职业法律制度、公共卫生法律制度、卫生服务法律制度,这些法律制度主要就某一具体领域进行规范指导。我国的卫生法律绝大部分属于卫生行政法规。

卫生行政体系负责政策制定,主要由国家卫健委负责,同时涉及政府内部其他部门,包括医疗保障局、国家发展和改革委员会、财政部、民政部、人力资源和社会保障部等部门,他们在卫生治理体系中承担保险管理、规划、筹资等相应职责。

(二) 卫生规划

国家卫生发展规划是国民经济和社会发展规划在卫生领域的专项规划。由国家卫健委负责拟订全国卫生事业中长期发展规划和专项规划,由发展改革部门与国家总体规划进行衔接,经国务院批准后实施。

1. 国家卫生规划   卫生事业发展五年规划属于国家级专项规划,一般包括现状、趋势、方针、目标、任务、布局、项目、实施保障措施等内容,是指导五年卫生发展的主要依据。新中国成立以来,我国共制定和实施了13个卫生事业发展五年规划。2016年12月,国务院印发《"十三五"卫生与健康规划》,提出了发展目标"到2020年,覆盖城乡居民的基本医疗卫生制度基本建立,实现人人享有基本医疗卫生服务,人均预期寿命在2015年基础上提高1岁";同时提出新时代卫生事业的指导思想"坚持以人民为中心的发展思想,坚持正确的卫生与健康工作方针,坚持计划生育基本国策,把人民健康放在优先发展的战略地位,以改革创新为动力,以促健康、转模式、强基层、重保障为着力点,更加注重预防为主和健康促进,更加注重工作重心下移和资源下沉,更加注重提高服务质量和水平,实现发展方式由以治病为中心向以健康为中心转变,显著提高人民健康水平,奋力推进健康中国建设"。

2. 专项业务规划   在卫生发展五年规划的统领下,针对卫生发展的重要方面和领域也分别有各自领域的发展规划,即专项业务规划。专项业务规划一般由卫生行政机构的相关业务部门根据工作需要制定,并与卫生发展五年规划和相关业务领域的国家级专项规划衔接。卫生领域的专项业务规划主要包括两大类:第一是针对主要健康问题和影响因素进行干预的规划和行动计划,一般以主要疾病或重点人群健康为规划对象,通常是先形成中长期规划,之后再制定阶段性的规划和行动计划。比如,《中国预防与控制艾滋病中长期规划(1998—2010年)》《中国防治慢性病中长期规划(2017—2025年)》等。第二是针对卫生发展的要素和支撑条件,如机构、人才、信息等,相应的规划包括《医药卫生中长期人才发展规划(2011—2020年)》《"十三五"全国人口健康信息化发展规划》等。这些相关要素和支撑条件的规划是相应领域的重要政策工具,一般由卫生计生行政机构的业务部门会同发展改革部门、相关主管部门(如科技部门、教育部门、信息化主管部门等)共同制定,并与卫生发展五年规划、相关专项发展规划衔接后下发执行。

3. 卫生服务体系建设规划 主要是针对卫生服务体系建设的薄弱环节,通过组织实施建设项目,完善政策措施,全面改善服务条件,促进卫生事业发展。一般由国家卫健委提出建设方向和需求,并编制卫生服务体系建设规划报送发展改革委审核后由两委共同印发实施。各地区也根据本地区实际制定本地区卫生服务体系建设规划。2003 年,我国总结防治"非典"的工作经验,决定进一步加强公共卫生体系建设,先后编制实施了《关于疾病预防控制体系建设若干规定》和《突发公共卫生事件医疗救治体系建设规划》。2009 年医改以来,我国先后编制实施了《社区卫生服务机构建设规划》《精神卫生防治体系建设与发展规划》《健全农村医疗卫生服务体系建设方案》等多项规划和方案。2015 年,国务院办公厅制定《全国医疗卫生服务体系规划纲要(2015—2020 年)》,提出构建体系完整、分工明确、功能互补、密切协作的整合型医疗卫生服务体系,为实现 2020 年基本建立覆盖城乡居民的基本医疗卫生制度和人民健康水平持续提升奠定坚实的医疗卫生资源基础。

4. 区域卫生规划 国家计划委员会、财政部和卫生部于 1999 年制定了《关于开展区域卫生规划工作的指导意见》,对区域卫生规划的目标、内容、编制方法、政策措施、组织管理等提出了具体要求。自此,区域卫生规划在全国范围内开始实施。2009 年,《中共中央国务院关于深化医药卫生体制改革的意见》进一步明确要"强化区域卫生规划。省级人民政府制定卫生资源配置标准,组织编制区域卫生规划和医疗机构设置规划,明确医疗机构的数量、规模、布局和功能"。地市级政府按照中央指导意见和省级资源配置标准,制定和实施本区域卫生规划和医疗机构设置规划,周期一般为 5 年。

(三) 分权和集权

分权和集权是权力转移的 2 个相反的方向。分权包括职能性分权和地域性分权 2 类。职能性分权(functional decentralization)是指履行特定职能的权力被转移到专门的地方办公室,地域性分权是将履行公共职能的广泛的责任转交给具有确定的管辖地理范围的地方组织。

我国的卫生行政体制改革更多的属于职能性分权。职能性分权(依分权程度的由低到高)包括以下 4 种形式:①权力下移(deconcentration):把某些行政权力下移至中央政府在地方的办公室。②权力下放(devolution):创建或强化次国家级政府,次国家级政府在相应的、确定的职能上实质性地独立于国家级政府。③权力授予(delegation):将某些确定职能的管理责任转移给中央政府的构架以外的、只是间接地接受中央政府管理的组织。④权力民营化(privatization):将政府的职能转移给自愿组织、或私立的营利或非营利企业,辅以不同程度的政府管制。

改革开放以来,经济体制实行了从计划体制向市场体制的转型。与改革和经济转型同步,我国的行政体制改革主要是以向下级政府和向政府体制外的机构放权,卫生行政体制改革亦是如此。虽然我国卫生体系经历了多轮的、以简政放权为主要内容的行政体制改革,但无论是立法还是行政决策方面,中央政府都发挥着重要的主导作用。各级地方政府按照国家制定的原则和确定方向,制定和执行本地的规划和决策。

（四）规制

我国卫生服务体系的各个主要方面都有相应的规范规制，规制发挥作用的形式通常包括3种，一是设立标准，强制执行；二是提供意见，政策引导；三是禁止类的。卫生规制主要由政府负责承担本区域的规制职责，具体规制活动由有关政府部门执行，其所属事业单位等可承担部分具体规制活动，但需政府授权。中央政府主要负责国家层面的卫生计生事业发展的总体设计和安排，各级地方政府负责法律法规赋予的在本辖区范围内行使卫生组织规制职能。国家卫健委、财政部、人力资源和社会保障部、民政部、国家发展改革委员会和国家食品药品监督管理总局等机构是参与卫生规制的主要国家机构。地方政府也建立相应的对口部门。对于国家级和省级政府部门，通常还下设多个直属事业单位，在一定程度上也参与规制，但这种规制更多的是一种监督作用，一般不具有强制性的行政效力。上述部门和机构根据各自职能开展相应的规制活动，为明确医疗保障范围和水平，规范医疗卫生服务提供行为，确保医疗服务质量与安全等提供了保障。

对于专业技术要求较高的规制职能，政府也会委托相关的专业技术协会、行业协会制订标准，参与组织实施，并进行监督。例如中国医师协会，除了开展医师相关技术培训教育外，还会组织医师定期考核，开展加强行业自律工作，维护医师权益，并为政府提供制定政策、法律和法规的相关信息等。这些行业协会也在各地设立分会，以保证工作的上下协调，联合互动。各行业协会内部制定协会的相关的章程，会员管理规定等，凡参与协会工作的组织或个人都必须遵守这些规定，也起到了行业规制的作用。

（五）部门合作

我国在多部门合作促进健康方面有着较长的历史传统，"爱国卫生运动"是典型的代表。爱国卫生运动委员会是各级政府的议事协调机构，由党、政、军、群多部门组成，其办事机构是爱国卫生运动委员会办公室。全国爱国卫生运动委员会负责统一领导、统筹协调。近年来，将"健康融入所有政策"的理念在我国开始得到各方重视，各地正在以"将健康融入所有政策"的理念为指导推进健康城市建设。

部门间或跨部门规划和实施机制：我国卫生事项的多部门协调有多种形式。联席会议一般是多个没有隶属关系但是有工作关系的部门，为了解决特定的卫生问题、完成一致的卫生目标进行的部门间平等合作。另外，主要领导或分管领导牵头的协调形式在我国中央和地方层面也较为多见，同时对于需要持续沟通互动的跨部门合作，我国政府还设立常设机构来履行协调部门的职能，使其成为负有协调职能的政府常设机构。此外，政府还广泛采取设立临时议事机构或临时协调机构的方式进行部门间协调，该类机构往往用于处理灾害和公共卫生等突发性的领域。

三、将健康融入所有政策

作为最新的卫生治理理念，"将健康融入所有政策"（Health in All Policies，HiAP）

最早由世界卫生组织提出并倡导,它是针对健康的宏观社会和经济决定因素,采取跨部门行动的一种策略。2013年6月,世界卫生组织举办的第八届国际健康促进大会的主题便是"将健康融入所有政策"。大会发表的《赫尔辛基宣言》将HiAP定义为一种以改善人群健康和健康公平为目标的公共政策制定方法,它系统地考虑这些公共政策可能带来的健康后果,寻求部门间协作,避免政策对健康造成不利影响。

HiAP的提出,源于人们对决定健康状况的各种因素的认识不断深入。健康的社会决定因素非常广泛,除了医疗卫生服务和生物遗传因素,还包括生活方式和社会环境因素等。卫生部门以外其他部门的政策也会对健康产生影响,因此需要各个部门都来制定有利于健康的政策。作为一种公共政策制定方法,HiAP的关键是卫生部门开展跨部门活动,与其他部门合作,共同制定政策、实施干预。作为一种跨部门治理机制,HiAP需要一套制度化策略,包括健康方面政治领导力的建立,将健康融入其中的政府组织结构及决策程序,相应监督与评估机制的完善,政策倡导能力和评估工具应用能力的构建等。

2016年8月召开的全国卫生与健康大会,提出把"将健康融入所有政策"作为新时期卫生与健康工作的6项方针之一。在中共中央、国务院印发的《"健康中国2030"规划纲要》中,把"将健康融入所有政策"作为体制机制改革的重要内容之一,推动把"将健康融入所有政策"作为应对和解决人群健康问题的核心策略。提出建立"将健康融入所有政策"长效机制,推动政府成立跨部门高层协调机制,建立专家指导委员会,针对优先问题开展跨部门健康行动;建立起健康影响评价制度,促使影响健康的社会、环境等因素得到进一步改善。

第三节　卫生筹资

我国卫生筹资体系包括广义政府和私立部门,其中广义政府投入包括各级财政对医疗卫生服务的直接投入和社会医疗保障基金两部分。其中,财政医疗卫生直接投入包括中央和地方政府对医疗卫生机构的运行和发展投入以及对公共卫生服务项目投入,如基本公共卫生服务均等化补助。社会医疗保障基金包括城镇职工基本医疗保险、城乡居民基本医疗保险、大病医疗保险和医疗救助等。私立部门筹资主要包括商业保险、个人卫生支出、企业筹资、非营利性机构筹资。

一、卫生费用

卫生总费用是一个国家或地区的卫生领域在一定时期内(通常指1年),为了提供卫生服务所筹集或支出的卫生资源的货币表现。

在卫生总费用筹资来源的国际分类中,卫生总费用被分为两大类:公共卫生支出和私人卫生支出,前者又被称为广义政府卫生支出,并且可以进一步被细分为政府预算(或税收)和社会保险支出,代表了政府组织和机构作为筹资主体在卫生筹资中所发挥的作用。私人卫生支出则是指由居民自行筹资或者由其雇主通过参加自愿医疗保险或社区保险制度(而非政府举办或强制保险)所提供的补助;这部分支出又被分为商业健康保险支出以及个人现金卫生支出,非政府举办的卫生机构所发生的费用也计入私人卫生支出。

在我国,政府卫生支出、社会卫生支出以及个人现金卫生支出是卫生总费用的 3 个主要来源。政府卫生支出包括了各个级别政府用于医疗卫生服务(包括医疗服务以及公共卫生服务)、医疗保险行政管理事务以及人口与计划生育事务等领域所发生的费用,其他用于医疗卫生领域的政府投入也纳入政府卫生支出。社会卫生支出指政府支出外的社会各界对卫生事业的资金投入,包括社会医疗保障支出(政府补贴除外)、商业医疗保险费、社会捐赠援助、社会办医支出和行政事业性收费收入等。个人现金卫生支出指居民在接受各类医疗卫生服务时的现金支付。

二、卫生筹资方式

卫生筹资方式包括政府税收、医疗保险和个人支付 3 个部分。

(一) 政府税收

政府卫生支出是卫生筹资的重要组成部分,来自国家税收和非税收性收入,是国家财政支出的一部分。税收收入是国家财政收入的最主要部分。政府卫生投入重点用于支持公共卫生、农村卫生、城市社区卫生和基本医疗保障,鼓励发挥中医药作用。逐步提高人均基本公共卫生服务经费标准,合理安排重大公共卫生项目所需资金,专业公共卫生机构所需支出纳入政府预算安排;对政府举办的基层医疗卫生机构的人员经费和业务经费等运行成本通过服务收费和政府补助补偿。

在基本医疗保障投入方面,政府对城乡居民基本医疗保险的补助政策逐渐落实,并随着经济发展水平的提高,筹资水平和政府补助标准逐步提高,大病医疗保险和医疗救助制度进一步完善。城乡居民医保人均财政补助标准由 2008 年的 80 元增至 2019 年的 520 元。

(二) 医疗保险

我国正在全面建立统一的基本医疗保险制度和大病保险制度。基本医疗保险制度主要由城镇职工基本医疗保险(以下简称职工医保)、城镇居民基本医疗保险(以下简称城镇居民医保)和新型农村合作医疗(以下简称新农合)构成。1998 年,我国开始建立"基本保障、广泛覆盖、双方负担、统账结合、多层保障"的城镇职工基本医疗保险制度。城镇所有用人单位,包括企业、机关、事业单位、社会团体、民办非企业单位及其职工(包括退休人员),都必须参加职工医保。基本医疗保险费由用人单位和职工共同缴纳(分别至少为 6% 和 2% 的职工工资)。用人单位缴费部分用于建立统筹基金,部分划入个人账户。职工缴费全部计入个人账户。具体缴费比例由各个统筹地区根据实际情况确定,退休人员个人不缴费。部分灵活就业人员、下岗职工等,可以上年度当地平均工资标准作为缴费基数自行缴纳个人以及单位应缴费用,享受职工医保参保者待遇,该类人群也可自愿参加城镇居民医保。2017 年,全国城镇职工医保基金收入为 12 278.3 亿元。

2003 年,新农合制度开始试行,由政府组织、引导、支持,农民自愿参加,以家庭为单位,个人、集体和政府多方筹资,以大病统筹为主。2014 年,全国新农合筹资总额为 3 025.28 亿元。2007 年,城镇居民医保开始试点,城镇中不属于职工医保制度覆盖范围的中小学阶段的学生、少年儿童和其他非就业城镇居民都可自愿参加城镇居民医保。城镇居民医保以个人缴费为主,政府给予适当补助。2017 年,全国城镇居民医保基金收入为 5 653.3 亿元。2016 年,国务院发布《关于整合城乡居民基本医疗保险制度的意见》,推进城镇居民医保和新农合制度整合,建立统一的城乡居民基本医疗保险制度。城乡居民医保制度覆盖范围包括现有城镇居民医保和新农合所有应参保(合)人员,即覆盖除职工医保应参保人员以外的其他所有城乡居民。农民工和灵活就业人员依法参加职工医保,有困难的可按照当地规定参加城乡居民医保。

2015 年,国务院办公厅发布《关于全面实施城乡居民大病保险的意见》。意见指出,城乡居民大病保险是基本医疗保障制度的拓展和延伸,是对大病患者发生的高额医疗费用给予进一步保障的一项新的制度性安排。大病保险全面覆盖城乡居民,其保障对象为城乡居民基本医保参保人,保障范围与城乡居民基本医保相衔接。从城乡居民基本医保基金中划出一定比例或额度作为大病保险资金。大病保险原则上实行市(地)级统筹,鼓励省级统筹或全省(区、市)统一政策、统一组织实施,提高抗风险能力。参保人患大病发生高额医疗费用,由大病保险对经城乡居民基本医保按规定支付后个人负担的合规医疗费用给予保障。

(三) 个人支付

对医保参保者来说,医疗费用往往由医保基金和个人共同支付。2019 年,我国保险政策范围内住院费用的医保支付比例大约为 75%,参保者需要分摊部分医疗费用。这种费用分担机制有利于减少患者不合理的卫生服务需求。在门诊服务方面,城镇职工医保参保患者可使用个人账户支付,城乡居民医保通过门诊统筹的形式支付。在住院服务方面,基本医疗保险对不同级别医疗机构一般设立不同的起付标准,超过起付标准的部分,由个人和统筹基金共同支付;超过最高支付限额的部分,由个人和(或)大病保险承担。另外,部分商业医疗保险对基本医疗保险费用分摊部分有一定的覆盖,这在一定程度上缓解了费用分担对卫生服务可及性的影响,但也可能削弱费用分担机制对不合理卫生需求的抑制作用。

目前,我国基本医疗保险覆盖了超过 95% 的人口,但仍有少部分人没有任何医疗保险,其就诊费用一般需个人直接支付。自我医疗行为在我国较为普遍,药房服务的利用频率较高,而除了城镇职工医保参保者可以使用个人账户在药店购买药品之外,其他居民只能通过直接支付费用来购买药品。

近年来,随着社会各界对卫生服务公平性的重视,政府部门出台了很多措施以降低个人自付比例。例如,增加社会宣传和政府补贴力度以吸引更多居民参加基本医疗保险,提高筹资和补偿力度,从而减少个人直接支付的比例;此外,还通过加强对医疗机构的监管,控制医疗费用的快速增长。基层医疗机构基本药物制度等政策的实施,也对降低个人现金支付比例有很强的推动作用。2000—2012 年,我国是亚太地区所有国家中个人自付比例下降最多的国家;2012—2018 年,个人现金支付占卫生总费用的比例进一步由 34.3% 降至 28.7%。

| 第四节 | 卫生人力

一、卫生人力资源的概念

卫生人力资源是以提高人民健康水平、改善人体素质和延长寿命为目标的卫生服务系统多种资源中的一种最重要资源,包含已经在卫生服务岗位上工作的人员和正在接受训练的人员。卫生人力资源必须和提供服务以及改善健康这个根本目的相联系。

二、卫生人力资源的现状

卫生人力资源的现状可从数量、结构、分布和流动 4 个方面进行描述。

（一）数量

截至 2018 年年底,我国的卫生人员总量为 1 230.03 万人,远高于 2009 年的 778.14 万人,呈稳步上升趋势。其中,卫生技术人员由 2009 年的 553.51 万人增至 952.92 万人。截至 2017 年年底,每千人口卫生技术人员的数量达到 6.47 人,包括 2.44 名执业（助理）医师和 2.74 名注册护士。

（二）结构

从学历构成来看,我国卫生技术人员的学历水平不断提高。2017 年,拥有大学本科及以上学历的卫生技术人员数量占 40.1%,远高于 2012 年的 26.7% 和 2005 年的 17.1%（表 11-1）。在所有卫生技术人员中,执业医师的学历明显高于其他类别的卫生技术人员。2017 年,执业医师中大学本科及以上学历者占 69.9%,而注册护士中大学本科及以上学历者只占 21%。

从医护比来看,我国护理人员长期处于短缺的状态。中华人民共和国成立初期,医

表 11-1 2005、2012、2017 年我国卫生技术人员学历构成(%)

学 历	2005 年			2012 年			2017 年		
	卫生技术人员	执业医师	注册护士	卫生技术人员	执业医师	注册护士	卫生技术人员	执业医师	注册护士
研究生	1.6	4.3	0	3.7	9.9	0.1	7.4	18.7	0.2
大学本科	15.5	34.3	2.7	23.0	44.6	10.5	33.6	51.2	20.8
大 专	29.2	32.1	28.9	37.6	28.0	45.4	38.3	21.6	50.5
中 专	43.3	24.3	60.4	32.3	15.5	42.0	19.7	8.0	27.9
高中及以下	10.3	5.0	7.9	3.4	2.0	2.0	1.0	0.6	0.7

护比约为 10:1。但是,护士数量的增长速度明显比医师数量的增长速度快。2012 年,医护比达到 100:95;截至 2018 年,注册护士数量超过执业(助理)医师数,医护比达到 100:114。

(三) 分布

从地域分布来看,我国东、中、西 3 类地区的卫生人力资源分布不均衡。2017 年,东部地区每千人口卫生技术人员数为 6.8 人,而中部和西部地区分别为 5.9 人和 6.5 人。经济水平、社会发展程度、卫生投入和卫生服务需求量的差异是造成卫生人力资源配置地域差异的主要原因。

从城乡分布来看,卫生人力的城乡差异比地域差异更大。2017 年,我国城市地区每千人口卫生技术人员数为 10.87 人,而在农村地区,这一数字仅为 4.28 人。卫生人力的城乡差异不仅仅表现在数量上,人员素质的差异更加明显。以基层医疗卫生机构为例,2017 年,城市地区社区卫生服务中心的卫生技术人员中大学本科及以上学历者占 30.8%,而农村地区乡镇卫生院这一数字仅为 12.4%。

(四) 流动

我国卫生技术人员在不同地区和城乡之间流动比较频繁。由于不同地区之间在收入待遇、生活环境以及职业发展机会等方面的巨大差异,医学毕业生大多倾向于在发达的东部地区、城市地区和二级及以上医疗机构就业。相应地,西部欠发达地区、农村地区和基层医疗卫生机构则难以招聘到优秀的卫生人才。同时,参加工作的卫生人员仍有自由在不同的地区和工作单位之间更换工作。这进一步导致了欠发达地区和基层医疗卫生机构卫生人员的流失。研究显示,基层医疗卫生机构人才流失率很高,拉大了不同地区和城乡之间卫生人力分布的差异。

另外,快速增长的私立医疗机构以及医师多点执业政策等也将加快劳动力市场中人才的流动。部分医学毕业生和卫生技术人员选择到其他行业就业,在一定程度上造成卫生人力资源的流失和浪费。除了劳动力市场的人才流动之外,我国卫生人力资源也存在政策性流动,即对口支援。城市医院对口支援农村医疗卫生工作,发达地区对口支援贫困地区和少数民族地区,是深化医药卫生体制改革做出的一项重要部署。2005 年起,卫牛部、财政部和国家中医药管理局开始实施"万名医师支援农村卫生工程"。

三、卫生人力教育与培训

我国建立了包括院校教育、毕业后教育和继续教育等连续统一的医学教育体系。院校教育包括本科、大专、中专等类别，我国现有的医学教育学制从 3～8 年不等。

住院医师规范化培训属于毕业后教育，是指高等院校医学类专业本科及以上学生在 5 年医学院校毕业后，以住院医师身份接受的系统化、规范化培训。住院医师规范化培训是临床医师培养所特有和必经的教育阶段，对于提高医疗质量、确保医疗安全具有不可替代的重要意义。长期以来，我国缺少规范化的住院医师培训制度，学生从医学院校毕业后，未经二级学科培养，就直接分配到医院从事临床工作，其专业能力的提高在很大程度上取决于所在医院的条件和培训过程。这严重影响了医疗队伍整体素质的提高。2013 年 12 月，国家卫生和计划生育委员会等七部委联合颁布《关于建立住院医师规范化培训制度的指导意见》，规定医学专业毕业生在完成 5 年医学类专业本科教育的毕业生，在培训基地接受 3 年住院医师规范化培训，提出进一步探索住院医师规范化培训与医学硕士专业学位研究生教育有机衔接的办法。

继续医学教育，是指在完成院校教育和毕业后教育之后进行的在职医学教育。其目的旨在使在职卫生人员不断学习同本专业有关的新知识和新技术，跟上医学科学的发展。我国的继续医学教育实行学分制，在职卫生人员必须每年参加继续教育活动，完成一定的学分。除了以获取学分为目的的继续医学教育外，各级卫生行政部门和医疗机构也会组织卫生技术人员的进修培训，以期提高医学知识和技能，或者获得更高一级的学位，比如专科升本科、本科升研究生等。

四、卫生人力激励和考核

(一) 卫生人力的激励

对卫生人力的激励措施可以是物质的，也可以是精神的，各类卫生机构可灵活应用。政府主要通过卫生人力资源政策，对这个过程进行规范和宏观调控。这些政策包括卫生技术人员职称晋升制度、收入分配制度、特别岗位的卫生人才吸引政策以及其他激励措施。

(二) 卫生人力绩效考核

卫生人力绩效考核是指收集、分析、评价和传递有关某一个人在其工作岗位上的工作行为表现和工作结果的信息情况的过程。绩效考核的主要内容包括工作成绩、工作能力与工作态度；考核方法包括排列法、等级法、因素比较法、目标管理法及 360 度考核法等。

第五节 卫生技术与产品

一、卫生技术的概念

卫生技术是指用于卫生保健与医疗服务系统的特定知识体系,它包括药物、医疗器械、卫生材料、医疗方案、技术程序、后勤支持系统和行政管理组织,或泛指一切用于疾病预防、筛查、诊断、治疗、康复及促进健康、延长生存期和提高生命质量的技术手段。

随着科学技术的飞速发展,新的卫生技术不断涌现,形成巨大的卫生技术资源。卫生技术的进步,尤其是一些高新技术的利用,对于减少疾病、延长寿命、促进康复等方面起到积极作用。但是,新的卫生技术往往价格昂贵,也会造成医疗费用的过快增长。在新卫生技术的引进中,需要权衡其收益和成本,进行卫生技术评估。

二、卫生技术评估与准入

卫生技术评估(health technology assessment,HTA)用于考察卫生技术应用的短期与长期社会效应,并对间接或滞后的社会影响进行系统研究,为政策制定者提供如何做出适宜技术选择的决策信息。卫生技术评估的主要内容包括:有效性评价、安全性评价、成本-效益和效果评价,以及社会影响评估。

卫生技术评估能够为各层次卫生决策者提供合理选择卫生技术的决策信息和依据。我国在20世纪80年代开始引入卫生技术评估的概念,随着医药卫生体制改革的深化,各级政策制定者日益重视卫生技术评估工作,该项工作近年来得到快速发展。一些主要卫生技术评估项目的结果已经为临床管理和卫生技术,如大型医疗设备(如伽马刀、射波刀和手术机器人)和介入治疗(如器官移植和终末期肾病患者透析)的应用提供了依据。此外,在县级医院试点的基础上,2011年,我国还将卫生技术评估运用在许多农村公立医院的临床路径和支付方式改革实践中。2014年,国家卫生和计划生育委员会科教司组织卫生技术评估专家和医务工作者共同制定了《卫生技术评估指南》,该指南有助于评估方法、评估过程和结果展示方法的标准化,为制定完备的卫生技术评估制度安排奠定了基础。2018年,为建立我国卫生技术评估体系,国家卫健委建立了"国家药物和卫生技术综合评估中心",由国家卫健委卫生发展研究中心承担。

卫生技术准入是依据卫生技术评估建立的一项重要的医药卫生行业管理制度,是由政府主管部门做出的采用、推广、使用、停止使用或禁止使用的规定或命令。卫生技术准入包含3个层次:①卫生技术本身的准入:即对卫生技术本身从有效性、安全性、经济性和社会适应性四方面进行评估,在此基础上决定其是否可在临床上应用。②开展卫生技术的主体的准入,即对开展卫生技术的主体的资格和条件做出严格规定,只有符合条件者方可开展。③接受卫生技术的客体的准入:即应当制定并严格遵守各项医疗技术的适应证和禁忌证。

第六节 卫生信息

一、卫生信息的概念

卫生信息(health information)是指卫生工作领域和与卫生工作密切相关的社会生活领域一切活动的指令、情报、数据、信号、消息和知识的总称,它反应卫生工作的过程、状态变化及其特征。

卫生信息是卫生工作的基本构成要素和中介,是卫生工作中非常重要的资源。卫生信息是卫生管理者制定的计划、实施计划、进行有效控制、指导工作和保证各项工作正常运行的依据和手段,也是卫生相关人员从事临床诊疗和开展医学科研的前提和条件,更是培养卫生人才、发展业务技术以及开展健康教育、改变卫生行为的重要资源。此外,卫生信息还是沟通各级组织,连接各个工作环节的重要纽带。

二、卫生信息系统

电脑和互联网在我国的普及,极大地促进了卫生信息化的发展。我国卫生信息化建设快速发展,经历了3个阶段。①第一阶段,2000年以前,主要是医院管理信息系统的建设,包括医院财务管理、药品管理等。②第二阶段,2003年非典暴发以后,公共卫生领域信息化得到了快速发展,如建立国家传染病和突发公共卫生事件网络直报系统,实现了传染病个案实时报告。同时,临床领域也逐步由管理信息系统向临床信息系统发展,开始使用电子病历、医学影像系统等。③第三阶段,2009年实施新医改以来,卫生信息化取得了更加快速的发展。

"十二五"时期,我国初步建立了全员人口信息、电子健康档案、电子病历等数据库,公共卫生信息体系基本建立;逐步建立了医疗机构、医师、护士注册数据库,以及业务涵盖艾滋病、结核病等22个疾病监测的传染病疫情网络直报系统、卫生监督信息报告系统、妇幼卫生监测等健康服务信息系统;基层医疗卫生机构信息化建设得到加强,以电子病历为核心的医院信息化建设快速发展。但是,仍然存在诸多亟须解决的问题,包括资源统筹和整合利用不足、政策法规和相关标准滞后等。

2017年,国家卫生和计划生育委员会制定了《"十三五"全国人口健康信息化发展规划》,指出人口健康信息化和健康医疗大数据是国家信息化建设及战略资源的重要内容,提出如下发展目标:到2020年,基本建成人口健康信息平台,实现与人口、法人、空间地理等基础数据资源跨部门、跨区域共享,医疗、医保、医药和健康各相关领域数据融合应用取得明显成效;统筹区域布局,依托现有资源基本建成健康医疗大数据国家中心及区域中心,100个区域临床医学数据示范中心,基本实现城乡居民拥有规范化的电子健康档案和功能完备的健康卡;加快推进健康危害因素监测信息系统和重点慢病监测信息系统建设,传染病动态监测信息系统医疗机构覆盖率达到95%;政策法规标准体系和信息安全保障体系进一步健全,覆盖全人口、全生命周期的人口健康信息服务体系基本形成,人口健康信息化和健康医疗大数据应用发展在实现人人享有基本医疗卫生服务中发挥显著作用。

（侯志远）

第十二章　卫生改革

第一节｜我国卫生改革进展

新中国成立至今,我国卫生改革大致经历了 3 个阶段:①1949—1978 年的卫生体系发展阶段,我国建立起了基本的卫生体系,卫生事业具有突出的计划经济特征。②1979—2002 年的卫生改革初步探索阶段,卫生体系进行了市场化的改革探索。③2003 年至今的卫生改革深化阶段,经历了非典事件和政策反思,2019 年启动新一轮的医药卫生体制改革。表 12 - 1 列明了新中国成立至今各阶段的卫生工作成绩。目前,我国在建立全民医保体系、建设基本公共卫生服务均等化制度、提升基层卫生机构能力、改革基本药物制度和公立医院改革等方面取得了显著进展,为实现建立健全覆盖城乡居民基本医疗卫生制度总体目标奠定了坚实基础。同时,由于卫生改革的复杂性和系统性,改革也面临着许多挑战,需要进一步整合基本医疗保险制度,整合卫生服务体系,统筹推进各项卫生改革。

表 12 - 1　新中国成立至今的卫生工作成绩

年　份	卫生机构 (个)	医院床位 (万张)	医务人员 (万人)	人均期望寿命 (岁)	孕产妇死亡率 (10 万人)	婴儿死亡率 (‰)
1949	3 670	8.46	51	35	1 500	200
1978	169 732	204	310	68	106.4	35
2008	278 337	288.29	616.91	73	34.2	14.9
2018	997 433	651.97	1 230.03	77	18.3	6.1

资料来源:国家统计局官方网站

一、新中国成立至 1978 年的卫生体系发展阶段

新中国成立伊始,卫生健康工作面临着传染病、寄生虫病和地方病普遍流行,医疗卫生资源短缺、水平低下的严峻形势。在此形势下,我国建立起了基本的卫生体系,通过加

强基层卫生组织建设、重视预防和开展大规模的群众卫生运动,以及建立起低水平广覆盖的城乡基本医疗保障制度,迅速改善了人民健康水平。1950 和 1952 年,在第一届和第二届全国卫生会议上,我国逐步确立"面向工农兵、预防为主、团结中西医、卫生工作与群众运动相结合"的卫生工作方针。

1949—1978 年,我国实行高度集权的计划经济体制,通过政治化和领导指示化推动重要经济和社会工作。在此体制下,卫生体系在宏观上属于高度集权下的统一规划、统一管理和统一发展,具有计划经济属性。1956 年,卫生部和财政部联合发文,明确规定卫生事业属福利事业性质,国家免征医院、诊所的工商税。1958 年,卫生部发文规定,医院和卫生院由国家实行财政补助,为减轻患者经济负担,要随生产发展逐步实行免费医疗。

这一阶段卫生事业具有突出的计划经济特征。卫生事业的性质强调福利性质,不以营利为目的,卫生机构几乎全部是公有制。卫生行政管理体制采取高度集权和指令性的计划管理方式,医疗机构不允许经济核算、经济管理和奖金分配等。对公立医院、诊所以及防疫机构,政府提供建设经费和人员经费,免征税收。对公立医院和诊所通过政府补贴、价格和药品加成得到补偿,价格由政府管控、药品加成率由政府规定。

在卫生服务体系方面,通过建立城市省、市、县三级公立医院网络和农村县、乡、村三级医疗卫生服务网络,初步形成了覆盖城乡的医疗卫生三级网。1965 年,为了改变医疗资源主要集中在城市的问题,毛泽东主席提出"把医疗卫生工作的重点放到农村去",基本建设和医疗卫生人员配置主要向农村倾斜,培养一批"农村也养得起"的医师,即后来的赤脚医师。1965—1975 年,农村乡镇卫生院床位数占全部医疗卫生机构床位数从13%提高到 35%;村村建立了卫生室,村村都有赤脚医师。在医疗保障制度方面,在城市建立了公费医疗制度、劳动保险医疗制度,在农村建立了合作医疗制度。

"预防为主"的工作方针和三级医疗预防保健网络在新中国成立初期发挥了巨大作用,我国成为发展中国家医疗卫生工作的典范。我国卫生工作的成绩被世界卫生组织称赞和采纳。世界卫生组织在 1978 年的国际初级卫生保健大会上,明确了初级卫生保健的概念,发表《阿拉木图宣言》,在《阿拉木图宣言》中明确指出:初级卫生保健是实现"2000 年人人享有卫生保健"目标的关键和基本途径。

但是,这一阶段卫生工作也存在一些问题。卫生事业过分强调公平忽视效率,重视福利忽视成本,强调社会效益不计经济效益。医疗卫生机构无自主经营权,丧失工作主动性、积极性和创造性,缺乏竞争性;分配上的平均主义,导致服务效率和质量低下;卫生事业和医院的发展陷于困境。卫生技术条件较差,卫生服务水平和质量较低,人民群众健康需求尚不能得到很好地满足。

二、1979—2002 年的卫生改革初步探索阶段

十一届三中全会后,我国提出社会主义市场经济理论,由计划经济向市场经济转型。

市场为导向的改革对卫生领域产生重要影响。1979—2002年,卫生体系适应市场化改革进行了初步探索,改革的主要内容是如何利用市场机制发展卫生领域和如何克服市场机制对卫生带来的负面影响。1997年,确立了新的卫生工作方针"以农村为重点,预防为主,中西医并重,依靠科技与教育,动员全社会参与,为人民健康服务,为社会主义现代化建设服务"。

　　1980年,国务院转批卫生部《关于允许个体医师开业行医问题的请示报告》,打破了国营公立医院在医疗卫生领域一统天下的局面。1981年,卫生部发布了《医院经济管理暂行办法》,鼓励医疗机构实行经济管理和经济核算。1985年,卫生部发布《关于卫生工作改革若干政策问题的报告》,核心思想是放权让利、扩大医院自主权,即医院可以留存使用医院收支结余,医院在扩展规模、购置设备和服务方式等方面具有自行决定的权利。1992年,国务院下发《关于深化卫生医疗体制改革的几点意见》,强调医疗卫生机构"建设靠国家,吃饭靠自己",进一步明确了国家对公立医院投入的范围,即基本建设由政府投入、医院运行费用包括人员部分收入需要依靠价格和药品加成。2000年,国务院发布了《关于城镇医疗卫生体制改革的指导意见》,一是政府只举办部分公立医院,其他的走向市场;二是要减轻政府负担,减少政府卫生财政投入,公立医院可以承包、租赁、拍卖,可以按市场化运作模式,自主经营、自负盈亏;三是政府对医疗机构要少干预、不干预。

　　这一阶段卫生事业具有突出的市场经济特征,医疗服务走向市场化。卫生事业不再强调福利性质,而是扩大医院自主权,鼓励医院创收和自我发展,自主经营、自负盈亏,营利性目的不断放大。允许个体医师开业行医,公立医院通过承包、租赁、拍卖按市场化运作,打破了卫生事业的公有制。

　　医疗服务市场化改革产生了一定成效,卫生资源包括人力资源总量得到迅速提升,医疗卫生机构的建设和技术条件得到显著性改变,医疗卫生技术人员的工作积极性得到提高,医疗卫生服务总体供给能力加强。但是,医疗服务市场化改革也出现了很多问题。受到经济改革政策的影响,政府卫生投入下降,医疗卫生机构主要依赖药品加成收入和服务收入,医疗保障覆盖率下降,促使医疗费用快速攀升,阻碍居民对卫生服务的可及性。政府投入减少,医院逐利性强化,公益性逐步减弱,药价虚高、过度治疗、药物滥用现象严重。个人自付医疗费用不断攀升,占卫生总费用的比例从1978年的20.4%增加到1995年的46.4%。"看病贵、看病难"现象成为社会热议的问题。2000年,世界卫生组织对191个成员国卫生筹资与分配公平性的评估排序中,我国列188位;卫生总体绩效评估排序中,我国列144位。

三、2003年至今的卫生改革深化阶段

　　2003年,非典疫情在全国蔓延,我国开始反思公共卫生体系的漏洞,这从客观上加速了卫生体制改革的进程。2005年,国务院发展研究中心发布《对中国医疗卫生体制改

革的评价和建议》,提出"目前中国的医疗卫生体制改革基本上是不成功的""市场化非医改方向",这对新一轮医疗体制改革发挥了重要的推动作用。非典事件和对前一阶段卫生改革成效的质疑,推动了以后根本性的医疗卫生体制改革。

2006 年开始,我国成立由多部委组成的医药卫生体制改革协调小组,起草医药卫生体制改革草案。经过长时间的准备,2009 年 3 月,中共中央、国务院发布《中共中央国务院关于深化医药卫生体制改革的意见》,新一轮的医药卫生体制改革正式启动。新医改的基本目标是到 2020 年,建立起覆盖城乡居民的基本医疗卫生制度;基本任务是建立起比较完善的公共卫生服务体系和医疗服务体系、比较健全的医疗保障体系和比较规范的药品供应保障体系;实现上述目标和完成改革任务主要通过卫生人力资源建设、卫生筹资改革、医疗卫生机构管理体制和运行机制改革等八项策略和政策。新医改明确提出要把基本医疗卫生制度作为公共产品向全民提供,确立了人人享有基本医疗卫生服务的目标。2016 年,全国卫生与健康大会进一步明确新形势下我国卫生与健康工作方针是"以基层为重点,以改革创新为动力,预防为主,中西医并重,把健康融入所有政策,人民共建共享"。

相较于先前的医疗服务市场化改革,2009 年开始的新医改强调了政府在卫生领域中的作用,优先考虑卫生服务的公平性。为解决"看病难、看病贵"问题,政府开始向卫生领域投入大量资金:从 2008—2017 年,政府卫生支出从 4 580 亿元提高到 1.52 万亿元,增长了 3 倍多;政府一般支出中卫生支出占比从 2008 年的 5.7% 增加到 2017 年的7.5%(表 12-2)。

表 12-2 我国政府卫生支出和卫生总费用(2005—2017)

年 份	人均政府卫生支出(元)	政府卫生支出(亿元)	政府一般支出中卫生支出占比(%)	卫生总费用中政府支出占比(%)	人均卫生费用(元)
2005	182.80	2 390.14	4.58	17.93	1 027.61
2006	200.47	2 635.08	4.40	18.07	1 118.00
2007	268.47	3 547.27	5.19	22.31	1 213.07
2008	344.84	4 579.66	5.74	24.73	1 407.74
2009	460.50	6 145.47	6.31	27.46	1 688.28
2010	510.09	6 839.83	6.38	28.69	1 792.02
2011	611.20	8 234.99	6.83	30.66	2 009.28
2012	671.01	9 085.68	6.69	29.99	2 255.29
2013	739.48	10 062.18	6.83	30.14	2 472.50
2014	811.99	11 106.57	6.98	29.96	2 720.11
2015	952.13	13 088.28	7.10	30.45	3 137.68
2016	1 044.09	14 436.67	7.41	30.01	3 489.22
2017	1 093.88	15 205.87	7.48	28.91	3 783.83

资料来源:Yip W,Fu H,Chen AT,et al,10 Years of Health-Care Reform in China:Progress and Gaps in Universal Health Coverage,The Lancet,2019,394(10204):1192-1204

新医改又可分为 2 个阶段:①第一阶段是 2009—2011 年,医改强调财政投入,强调扩大社会医疗保险的覆盖面,实现全民医保覆盖,并健全基础设施。近一半的政府卫生支出投入用于社会医疗保险保费的补贴,目的是为了扩大社会医疗保险的覆盖面。其余的资金为基层卫生服务机构提供补贴,用于基础设施和免费公共卫生服务提供。政府还建立了基本药物制度,以减少药品支出,改善安全、有效的药物的可及性。②第二阶段是从2012年至今,新医改优先考虑通过系统化的卫生服务提供体系改革,将已有资源转化为有效的卫生服务产出。卫生服务提供体系改革主要是推进公立医院改革,改变以医院为中心、以治疗为基础的医疗服务体系,形成以基层医疗卫生服务机构为主的整合式服务体系。2015年,国务院发布《推进分级诊疗制度建设的指导意见》,以彻底改革以医院为中心的卫生服务模式,提出"到2020年,分级诊疗服务能力全面提升,保障机制逐步健全,布局合理、规模适当、层级优化、职责明晰、功能完善、富有效率的医疗服务体系基本构建,基层首诊、双向转诊、急慢分治、上下联动的分级诊疗模式逐步形成,基本建立符合国情的分级诊疗制度"。

《中共中央国务院关于深化医药卫生体制改革的意见》提出"建设覆盖城乡居民的公共卫生服务体系、医疗服务体系、医疗保障体系、药品供应保障体系,形成四位一体的基本医疗卫生制度"。下面分别介绍基本医疗卫生制度的4个组成部分。

（一）公共卫生服务体系

在公共卫生服务体系建设方面,建立健全疾病预防控制、健康教育、妇幼保健、精神卫生、应急救治、采供血、卫生监督和计划生育等专业公共卫生服务网络,完善以基层医疗卫生服务网络为基础的医疗服务体系的公共卫生服务功能,建立分工明确、信息互通、资源共享、协调互动的公共卫生服务体系,提高公共卫生服务和突发公共卫生事件应急处置能力,促进城乡居民逐步享有均等化的基本公共卫生服务。明确国家基本公共卫生服务项目,逐步增加服务内容。

（二）医疗服务体系

在医疗服务体系建设方面,坚持非营利性医疗机构为主体、营利性医疗机构为补充,公立医疗机构为主导、非公立医疗机构共同发展的办医原则,建设结构合理、覆盖城乡的医疗服务体系。①大力发展农村医疗卫生服务体系,进一步健全以县级医院为龙头、乡镇卫生院和村卫生室为基础的农村医疗卫生服务网络。②完善以社区卫生服务为基础的新型城市医疗卫生服务体系,加快建设以社区卫生服务中心为主体的城市社区卫生服务网络,完善服务功能,以维护社区居民健康为中心,提供疾病预防控制等公共卫生服务、一般常见病及多发病的初级诊疗服务、慢性病管理和康复服务。③建立城市医院与社区卫生服务机构的分工协作机制,城市医院通过技术支持、人员培训等方式带动社区卫生服务发展,同时采取增强服务能力、降低收费标准、提高报销比例等综合措施,引导一般诊疗下沉到基层,逐步实现社区首诊、分级医疗和双向转诊。

（三）医疗保障体系

在医疗保障体系建设方面,建立以基本医疗保障为主体,其他多种形式补充医疗保险和商业健康保险为补充,覆盖城乡居民的多层次医疗保障体系。首先,建立覆盖城乡居民的基本医疗保障体系,城镇职工基本医疗保险、城镇居民基本医疗保险、新型农村合作医疗和城乡医疗救助共同组成基本医疗保障体系,最终建立城乡一体化的基本医疗保障管理制度。其次,积极发展商业健康保险。

(四) 药品供应保障体系

在药品供应保障体系方面,建立以国家基本药物制度为基础的药品供应保障体系,保障人民群众安全用药。中央政府统一制定和发布国家基本药物目录,按照防治必需、安全有效、价格合理、使用方便、中西药并重的原则,结合我国用药特点,参照国际经验,合理确定品种和数量。建立基本药物的生产供应保障体系,在政府宏观调控下充分发挥市场机制的作用,基本药物实行公开招标采购,统一配送,减少中间环节,保障群众基本用药。

第二节 │ 健康相关可持续发展目标及我国进展

一、联合国健康相关可持续发展目标

2012 年 6 月,联合国可持续发展大会在里约热内卢举行,192 个成员国达成共识,建立国际合作组织并制定了可持续发展目标(Sustainable Development Goals,SDGs)。可持续发展目标共包括 17 个总目标,其中目标 3 与健康问题直接相关。目标 3 是确保健康的生活方式,促进各年龄段人群的福祉,其下面又包含 13 项具体指标(表 12 - 3)。

二、健康相关可持续发展目标在我国的进展

为实现健康相关可持续发展目标,我国政府制定了相应的落实举措(表 12 - 3)。目前各个目标已经取得了一定进展。截至 2018 年,孕产妇死亡率已降为 18.3/10 万人,婴儿死亡率已降为 6.1‰,5 岁以下儿童死亡率已降为 8.4‰,已经实现了前 2 个目标。

在第三个目标传染病方面,2017 年,艾滋病发病率为 4.145/10 万,死亡率为 1.11/10 万人,疫情总体上控制在低流行水平;符合治疗标准的感染者与患者接受抗艾滋病病毒治疗比例达 80%以上,治疗成功率维持在 90%以上;肺结核发病人数自 2008 年以来连续下降,2017 年为 83.52 万人;2018 年疟疾病例 2 678 例,其中境外输入性病例占99.7%。在第七个目标生殖健康方面,2015 年使人人享有生殖健康的目标基本实现;免费计划生育基本技术服务实现了全覆盖;孕产期医疗保健服务体系已形成;妇女生殖健康保障水平进一步提高。

表 12-3　联合国健康相关可持续发展目标及我国落实举措

健康相关可持续发展目标	我国落实举措
1) 到 2030 年,全球孕产妇死亡率降至 70/10 万以下	2020 年,全国孕产妇死亡率降为 18/10 万人,到 2030 年,力争下降到 12/10 万人
2) 到 2030 年,消除新生儿和 5 岁以下儿童可预防的死亡,各国争取将新生儿每千例活产的死亡率至少降至 12 例,5 岁以下儿童每千例活产的死亡率至少降至 25 例	到 2020 年,婴儿和 5 岁以下儿童死亡率分别降为 7.5‰和 9.5‰。到 2030 年,婴儿和 5 岁以下儿童死亡率力争控制在 5‰和 6‰
3) 到 2030 年,消除艾滋病、结核病、疟疾和被忽视的热带疾病等流行病,抗击肝炎、水传播疾病和其他传染病	到 2020 年,诊断并知晓自身感染艾滋病的感染者和患者比例达 90%以上,符合治疗条件的感染者和患者接受抗病毒治疗比例达 90%以上,接受抗病毒治疗的感染者和患者治疗成功率达 90%以上。到 2020 年,全国肺结核发病率下降到 58/10 万人,实现消除疟疾目标,乙肝母婴传播阻断成功率达到 95%以上。到 2030 年,继续维持高水平的乙肝疫苗接种率
4) 到 2030 年,通过预防、治疗及促进身心健康,将非传染性疾病导致的过早死亡减少 1/3	到 2025 年,实现心脑血管疾病死亡率比 2015 年下降 15%,总体癌症 5 年生存率提高 10%,70 岁以下人群慢性呼吸系统疾病死亡率降低 15%。到 2030 年,普及心理健康知识,提高公众对抑郁症等常见精神障碍的认识和主动就医意识,普遍开展常见精神障碍防治
5) 加强对滥用药物包括滥用麻醉药品和有害使用酒精的预防和治疗	严格执行涉及麻醉药品、精神药品管理的法律法规。严格麻醉药品和精神药品进出口审批。制订酒精相关障碍诊断治疗指导原则等技术规范,加强人员培训,提高合理用药、诊断治疗能力和水平,基本消除临床滥用麻醉药品等现象
6) 到 2020 年,全球公路交通事故造成的死伤人数减半	完善法律法规,加快构建交通运输安全体系,提升客货运输安全质量、交通基础设施建设质量安全管理水平。加大道路、重点水域和港口等重点领域的安全监管力度,遏制重特大事故发生。加强应急处置能力、机制和队伍建设,加强公路干线路网运行监测调度。加强全民交通安全宣传教育
7) 到 2030 年,确保普及性健康和生殖健康保健服务,包括计划生育、信息获取和教育,将生殖健康纳入国家战略和方案	为城乡居民免费提供避孕节育、优生优育、生殖健康等科普信息产品。为育龄人群提供避孕药具、指导咨询、临床医疗再生育技术等服务。开展针对青少年、育龄妇女、流动人群等重点群体的性健康、性道德、性安全宣传、教育和干预。到 2020 年,全面开展家庭科学育儿和青年健康发展工作,服务建档率在 60%以上,家庭成员在育儿、青少年培养方面接受服务满意率达 70%以上
8) 实现全民健康保障,包括提供财务风险保护,人人享有优质的基本保健服务,人人获得安全、有效、优质和负担得起的基本药品和疫苗	到 2020 年,个人卫生支出占卫生总费用的比重下降到 28%,每千常住人口公共卫生人员数达到 0.83 人以上,每万常住人口全科医师数达到 2 人,实施家庭签约医师模式。促进基本医疗卫生服务的公平性和可及性,鼓励社会力量兴办健康服务业。初步建立基于循证医学和药物经济学评价的药品临床综合评价体系
9) 到 2030 年,大幅减少危险化学品以及空气、水和土壤污染导致的死亡和患病人数	加大危险化学品污染防治力度,统筹推进工业、农业和生活废弃物资源化利用、无害化处置。改革环境治理基础制度,建立覆盖所有固定污染源的排放许可制。力争到 2020 年,建立全国统一的实时在线环境监控系统,健全环境信息公布制度。开展环保督察巡视,严格环保执法

（续 表）

健康相关可持续发展目标	我国落实举措
10）酌情在所有国家加强执行《世界卫生组织烟草控制框架公约》	力争到 2020 年,15 岁以上人群烟草流行率控制在 25% 以内。履行《世界卫生组织烟草控制框架公约》,严厉打击烟草制品非法贸易,加大卷烟包装标识警示力度,加强烟草制成品成分检测和信息披露,加强对烟草广告、促销和赞助的监管,严格执行国家税收和价格政策,加强控烟履约宣传
11）支持研发主要影响发展中国家的传染和非传染性疾病的疫苗和药品,根据《关于与贸易有关的知识产权协议与公共健康的多哈宣言》的规定,提供负担得起的基本药品和疫苗	不断提升疫苗质量,在疫苗管理、运输和接种等各个环节加大监管力度,建立疫苗从生产到使用的全程追溯制度,提高卫生防疫水平。大力扶持中药、民族药发展
12）大幅加强发展中国家的卫生筹资,增加其卫生工作者的招聘、培养、培训和留用	加大对其他发展中国家,尤其是最不发达国家和小岛屿发展中国家卫生医疗设施、人员和技术培训的援助,帮助其他发展中国家加强卫生领域筹资
13）加强各国,特别是发展中国家早期预警、减少风险,以及管理国家和全球健康风险的能力	到2020 年,地市级以上卫生计生行政部门应急指挥中心升级改造完成率达 95% 以上,省级以上疾病预防控制中心应急作业中心建成率达 95% 以上。加强国际合作,在全球重大突发急性传染病防治领域发挥积极作用

第三节 | 健康中国战略和行动

推进健康中国建设,是全面建成小康社会、基本实现社会主义现代化的重要基础,是全面提升中华民族健康素质、实现人民健康与经济社会协调发展的国家战略,是积极参与全球健康治理、履行 2030 年可持续发展议程国际承诺的重大举措。党的十八大以来,党中央把全民健康作为全面小康的重要基础,强调把健康放在优先发展的战略地位,确定了新时代党的卫生健康工作方针,提出"实施健康中国战略",将深化医改纳入全面深化改革统筹谋划、全面推进。2016 年,全国卫生与健康大会提出"没有全民健康,就没有全面小康",中共中央、国务院发布《"健康中国 2030"规划纲要》,提出了健康中国建设的目标和任务。2019 年,健康中国行动推进委员会发布《健康中国行动(2019—2030 年)》,国务院发布《国务院关于实施健康中国行动的意见》,制定了实施健康中国行动的主要任务。

一、健康中国 2030 的战略目标

我国提出,到 2020 年,建立覆盖城乡居民的中国特色基本医疗卫生制度,健康素养

水平持续提高,健康服务体系完善高效,人人享有基本医疗卫生服务和基本体育健身服务,基本形成内涵丰富、结构合理的健康产业体系,主要健康指标居于中高收入国家前列。

到 2030 年,促进全民健康的制度体系更加完善,健康领域发展更加协调,健康生活方式得到普及,健康服务质量和健康保障水平不断提高,健康产业繁荣发展,基本实现健康公平,主要健康指标进入高收入国家行列。到 2050 年,建成与社会主义现代化国家相适应的健康国家。

二、健康中国行动的总体目标

到 2022 年,覆盖经济社会各相关领域的健康促进政策体系基本建立,全民健康素养水平稳步提高,健康生活方式加快推广,心脑血管疾病、癌症、慢性呼吸系统疾病、糖尿病等重大慢性病发病率上升趋势得到遏制,重点传染病、严重精神障碍、地方病、职业病得到有效防控,致残和死亡风险逐步降低,重点人群健康状况显著改善。

到 2030 年,全民健康素养水平大幅提升,健康生活方式基本普及,居民主要健康影响因素得到有效控制,因重大慢性病导致的过早死亡率明显降低,人均健康预期寿命得到较大提高,居民主要健康指标水平进入高收入国家行列,健康公平基本实现,实现《"健康中国 2030"规划纲要》有关目标。

三、健康中国行动的主要任务

健康中国行动主要涵盖 3 个方面的任务:全方位干预健康影响因素,维护全生命周期健康,防控重大疾病。

(一) 全方位干预健康影响因素

实施健康知识普及行动。面向家庭和个人普及预防疾病、早期发现、紧急救援、及时就医、合理用药等维护健康的知识与技能;构建健康科普知识发布和传播机制;强化医疗卫生机构和医务人员开展健康促进与教育的激励约束。到 2022 年和 2030 年,全国居民健康素养水平分别不低于 22% 和 30%。

实施合理膳食行动。加强营养和膳食指导,鼓励全社会参与减盐、减油、减糖,推进食品营养标准体系建设,实施贫困地区重点人群营养干预。到 2022 年和 2030 年,成人肥胖增长率持续减缓,5 岁以下儿童生长迟缓率分别低于 7% 和 5%。

实施全民健身行动。为不同人群提供针对性的运动健身方案或运动指导服务,努力打造百姓身边健身组织和"15 分钟健身圈",推进公共体育设施免费或低收费开放,推动形成体医结合的疾病管理和健康服务模式。到 2022 年和 2030 年,城乡居民达到《国民体质测定标准》合格以上的人数比例分别不少于 90.86% 和 92.17%,经常参加体育锻炼人数比例达到 37％及以上和 40％及以上。

实施控烟行动,到 2022 年和 2030 年,全面无烟法规保护的人口比例分别达到 30％及以上和 80％及以上。实施心理健康促进行动,引导公众正确认识和应对常见精神障碍及心理行为问题,健全社会心理服务网络,完善精神障碍社区康复服务。实施健康环境促进行动,推进健康城市、健康村镇建设,建立环境与健康的调查、监测和风险评估制度。

（二）维护全生命周期健康

实施妇幼健康、中小学健康、职业健康、老年健康促进行动。健全出生缺陷防治体系,加强儿童早期发展服务,完善婴幼儿照护服务和残疾儿童康复救助制度,促进生殖健康,推进农村妇女宫颈癌和乳腺癌检查。实施中小学健康促进行动,动员家庭、学校和社会共同维护中小学生身心健康。实施职业健康保护行动,倡导健康工作方式,完善职业病防治法规标准体系。实施老年健康促进行动,面向老年人普及膳食营养、体育锻炼、定期体检、健康管理、心理健康以及合理用药等知识,健全老年健康服务体系,完善居家和社区养老政策,推进医养结合,探索长期护理保险制度,打造老年宜居环境,实现健康老龄化。到 2022 年和 2030 年,65～74 岁老年人失能发生率有所下降,65 岁及以上人群老年期痴呆患病率增速下降。

（三）防控重大疾病

实施心脑血管疾病、糖尿病、癌症、慢性呼吸系统疾病、传染病及地方病等重大疾病的防治行动。引导居民学习掌握心肺复苏等自救互救知识技能,全面落实 35 岁以上人群首诊测血压制度,加强高血压、高血糖、血脂异常的规范管理,提高院前急救、静脉溶栓、动脉取栓等应急处置能力。加强对糖尿病患者和高危人群的健康管理,促进基层糖尿病及并发症筛查标准化和诊疗规范化。

倡导积极预防癌症,推进早筛查、早诊断、早治疗,降低癌症发病率和死亡率,提高患者生存质量,有序扩大癌症筛查范围。引导慢性呼吸系统疾病重点人群早期发现疾病,探索高危人群首诊测量肺功能、40 岁及以上人群体检检测肺功能,加强慢阻肺患者健康管理,提高基层医疗卫生机构肺功能检查能力。充分认识疫苗对预防疾病的重要作用,倡导高危人群在流感流行季节前接种流感疫苗,加强艾滋病、病毒性肝炎、结核病等重大传染病防控,努力控制和降低传染病流行水平。到 2022 年和 2030 年,以乡（镇、街道）为单位,适龄儿童免疫规划疫苗接种率保持在 90％以上。

（侯志远）

参考文献

［1］ 中共中央,国务院.中共中央国务院关于深化医药卫生体制改革的意见［Z］.中共中央,国务院,2009.

［2］ 中共中央,国务院."健康中国2030"规划纲要［Z］.中共中央,国务院,2016.

［3］ 国务院.国务院关于实施健康中国行动的意见［Z］.国务院,2019.

［4］ 国家卫生和计划生育委员会.开创卫生计生事业科学发展新局面——"面对面大讲堂"专题报告集(2013)［M］.北京:人民卫生出版社,2014.

［5］ 国家卫生健康委员会.中国卫生健康统计年鉴2018［M］.北京:中国协和医科大学出版社,2018.

［6］ 国家卫生健康委员会.健康中国行动(2019—2030年)［Z］.国家卫生健康委员会,2019.

［7］ 国家统计局.中国统计年鉴2018［M］.北京:中国统计出版社,2018.

［8］ 孟庆跃,杨洪伟,陈文,等.转型中的中国卫生体系［M］.日内瓦:世界卫生组织,2015.

［9］ 龚幼龙.卫生服务研究［M］.上海:复旦大学出版社,2002.

［10］ 梁万年.卫生事业管理学［M］.北京:人民卫生出版社,2017.

［11］ United Nations Development Programme. United Nations Sustainable Development Goals ［EB/OL］. United Nations Development Programme, 2020［2020－04－20］. https://www. undp. org/content/undp/en/home/sustainable—development—goals. html.

［12］ World Health Organization. Everybody's business-strengthening health systems to improve health outcomes：WHO's Framework for action［EB/OL］. Geneva，World Health Organization，2007［2020－02－10］. http://www. who. int/healthsystems/strategy/everybodys_business. pdf.

［13］ World Health Organization. Everybody's business—strengthening health systems to improve health outcomes：WHO's framework for action［M/OL］. Gevena：World Health Organization，2007［2020－04－20］. https://apps. who. int/iris/handle/10665/43918.

［14］ Yip W,Fu H,Chen AT,et al. 10 years of health—care reform in China:progress and gaps in Universal Health Coverage［J］. Lancet,2019,394(10204):1192—1204.

第五篇

医疗社会互动

第一节 药物的概念

一、药物起源与发展

(一)远古文明与药物起源

两河流域、古埃及、古印度、中国是大型人类文明最早诞生的 4 个地区,它们是后来诸多文明的发源地,产生了诸如文字、立法、军事、工业、礼乐、医药等文明,对其所在地区后续的派生文明产生了巨大影响。其中,医药最早起源于巫。考古学家发现,人类大脑进化到旧石器时代中晚期时,开始形成宗教神灵思想,逐步产生了神灵崇拜、祖先崇拜、上帝崇拜等;随着大脑进一步发育,开始有了自我意识,认为在自然现象及物体背后有某种超自然的力量并加以崇拜,遂产生了宗教观念;当生产力发展到有足够的剩余粮食,允许少数人脱离生产劳动时,便出现了巫师,专门从事祭祀、占卜、求神、驱鬼;当巫师与医疗活动结合起来,即出现了巫医,从此有医起源于巫的说法。在古埃及的纸草书时期、古希腊的荷马时代、中国的春秋战国时期,医药渐渐从巫术中分离出来。

中国文明亦称华夏文明,形成于公元前 3000 年左右,是世界上最古老的文明之一,经历多次改朝换代,依然在发展,是世界上持续时间最长的文明。最早,古籍中认为医药为伏羲、神农、黄帝等圣帝所发明,如"伏羲……乃尝味百药而制九针,以拯夭枉焉""神农……始尝百草,始有医药""黄帝使岐伯尝味草木,典主医药、经方、本草"等。随着文明与科技的发展,医药学逐渐从神话传说中分离出来,并孕育出众多杰出的医药名士,如先秦时期的"脉学之宗"扁鹊、东汉末年的"神医"华佗、东汉末年的"医圣"张仲景、唐朝的"药王"孙思邈、北宋的吐蕃名医宇陀萨玛·元丹贡布、明朝"药圣"李时珍等,撰出众多医药巨著,如《黄帝内经》《神农本草经》《伤寒杂病论》《千金方》《四部医典》《本草纲目》等,这些都是后世中医的重要经典,对中国医药学发展产生了深远的影响。其中,明朝李时珍所著《本草纲目》,是其用毕生精力,广搜博采,参阅 800 多种书,行程成万里实地考察,亲身实践,历时 27 年完成的一部科学巨著。全书记载药物 1 800 多种,方剂 1 万多个,附图 1 000 多幅,分为 52 卷 16 部 62 类,约 200 万字,全面总结了 16 世纪以前的中国医药学,被誉为"东方医药巨典"。

(二) 近代药物的产生与发展

18 世纪开始,随着社会生产力迅速提高,科学得到了大力发展,世界文明中心逐渐移向欧洲。该时期近代化学的蓬勃发展,为药物研发奠定了坚实的基础。

科学家们应用化学知识分离、提取、纯化天然植物中的有效成分,如 1806 年,德国化学家泽尔蒂纳首次从鸦片中分离出吗啡;1820 年,佩尔蒂埃和卡芳杜 2 位科学家首次从茜草科植物金鸡纳树及其同属植物的树皮中分离出生物碱奎宁,以及后续从各种草药中陆续分离出了依米丁、尼古丁、阿托品、麻黄碱等,这些化学物质与生物体的相互作用被广泛研究,该时期被称之为"天然药物时期"。

到了 19 世纪末,随着化学工业的进一步发展,近代药物开始迎来"化学合成药时期"。这一时期,德国化学家由苯酚合成了水杨酸,进而制成了乙酰水杨酸(阿司匹林);1932 年,德国科学家 K. 米奇合成了红色偶氮化合物百浪多息,另一位科学家 G. 多马克发现它对实验动物的某些细菌性感染有良好的治疗作用,不久科学家们研究阐明了百浪多息的抑菌作用是由于它在动物体内经过代谢而生成的磺胺所致,并合成了数以千计的磺胺化合物;1847 年,科学家合成了硝酸甘油,该药至今仍被用于治疗心绞痛;染料工业里也诞生出 2 个跨界宝贝——亚甲蓝用于治疗疟疾、锥虫红用于杀灭锥虫。此外,科学家们发现乙醚、氧化亚氮、氯仿等气体具有麻醉作用,从而开发出麻醉药;苯酚、含氯石灰(漂白粉)被发现有杀菌作用,用于手术器械和手的消毒,促进了外科学的发展。

(三) 现代药物的发展

自 20 世纪至今的 100 余年来药物发展呈现 3 次飞跃。一是针对各种感染性疾病,科学家们发现并大量生产各种抗生素;二是针对各种非感染性疾病,发明各种受体激动或拮抗剂,如 β-肾上腺素受体拮抗剂普萘洛尔、组胺受体拮抗剂雷尼替丁等;三是随着生物工程、细胞工程、基因工程等领域的蓬勃发展,大量生物活性药物面世并广泛应用于临床,如胰岛素、人生长激素等,用于治疗遗传病、恶性肿瘤等。下面来着重介绍一下当今药学界的"明星"——分子靶向药物。

靶向药物(也称作靶向制剂)是指被赋予了靶向能力的药物或其制剂。其目的是使药物或其载体能瞄准特定的病变部位,并在目标部位蓄积或释放有效成分,形成相对较高的浓度,从而在提高药效的同时减少对正常组织、细胞的伤害。1997 年,史上首个癌症靶向药利妥昔单抗获得美国食品药品监督管理局批准,该药物以 CD20 为靶点,用于治疗非霍奇金淋巴瘤。2018 年 4 月,2018 中国临床肿瘤学会指南大会对我国癌症靶向药物的使用有了更明确的指导,目前在我国上市的肿瘤靶向药物已有众多,如肺癌靶向药吉非替尼、厄洛替尼、阿法替尼、克唑替尼、贝伐珠单抗,乳腺癌靶向药曲妥珠单抗、拉帕替尼、依维莫司,结直肠癌靶向药西妥昔单抗、瑞戈非尼,白血病靶向药伊马替尼、尼洛替尼、达沙替尼,淋巴瘤靶向药硼替佐米,甲状腺癌靶向药索拉非尼,黑色素瘤靶向药维罗非尼、重组人白介素-2,肾癌靶向药索拉非尼、舒尼替尼、阿西替尼等。这些药物的问世极大地提高了癌症的治愈率,为广大肿瘤患者带来了生的希望。

二、药物的分类

药物按照不同的特性可以分为多种类别,主要有按给药途径分类、按药品主要作用分类、按药品管理和使用分类、按普通药品和特殊药品分类、按药品形态分类等。本节将不做重点阐述。

第二节 | 药物的使用

一、合理用药的概念与原则

合理用药是医疗的一个重要方面,从词义上讲,合理是一种以经验为基础的相对更高层次的比较过程;用药有着十分丰富含义,可以是个人使用药物治病也可以是国家整体意义上的使用药品策略。而使用药物有前提条件和目的。用药的前提是必须合法,合法用药主要为达到某些医学目的,包括预防、诊断和治疗疾病,调节生理身心机能,改善体质,改善身体和心理健康,有计划、健康顺利地繁衍后代等。药物还在特定非医学的领域得到应用,执行死刑也可以使用药物作为合法工具。

国际也上对合理用药有多种界定。其中内罗毕国际合理用药专家研讨会曾提出,"合理用药"的基本要求是对症下药、供药及时、价格合理,药量准确,用药的间隔时间正确无误,并且药品安全质量合格、有效。20 世纪 90 年代以来,国际上同仁们已就合理用药这个概念达成共识,并赋予其相对更科学完整的定义——合理用药就是以当代的知识和理论为基础,安全、经济、有效的使用药物。安全是第一原则,在用药安全的前提下确保另外 2 个原则,即患者治疗效益最大化的同时,经济负担也相对较小。

(1) 安全性。这是合理用药的最基本前提,若用药不安全,药物不能达到治疗效果,用药也就失去了意义。一般情况下,应按照规定的剂量严格用药,药物若超出极量可能会引起严重的不良反应,甚至危及病患的生命。少选用不良反应大,治疗指数小的药物。不得不使用此类药物时,必须注意个体差异及时制订差异化方案并调整治疗方案。

(2) 有效性与经济性。合理用药的首要目标是有效性。用药的目的就是为了治病。但在达到治疗这一目的的同时,还应该考虑让患者承担最小的风险和相对最低的费用。

判断药物有效性的指标有多种,例如治愈率等,预防类用药有疾病发生等指标衡量。

(3) 在三大原则基础上还需要注意避免不良反应,不滥用药,注意患者药物过敏史、病史,预防蓄积中毒,注意个体差异性以及特殊人群,避免药物配伍禁忌、互相作用,谨慎使用新药,等等。

二、合理用药的发展阶段

上述合理用药思想是我们在接受惨痛教训,尝试无数失败,认真反思之后的产物。新中国成立以来,药师对合理用药的理解和做法大致经历了 3 个不同的发展阶段。

(一) 供应药品制剂管理阶段

20 世纪 60 年代以前,药师们主要通过把控药品供应来实现药品管理,从而在当时实现相对合理用药。这时判断用药是否合理的标准是有效。这一阶段合理用药主要通过监测用药过程来实现。

(二) 临床用药管理阶段

是指自 20 世纪 60 年代起,药师们认识到有必要将临床用药管理作为药房业务工作的主流。用药管理是一个集理解、判断、管理、伦理为一体的系统,目的在于保证药物使用具有预期的安全性。药师主要通过对药品的开方、获得、配发进行有效管理,并通过检测用药情况来实现临床用药管理。药师关注的焦点是用药过程的合理化。这时判断用药是否合理的标准是安全和有效,而且明确提出了安全是首要原则。这一阶段合理用药的范畴由监测用药过程进一步到优化用药过程。

(三) 药学保健阶段

是指 20 世纪 80 年代末萌芽,90 年代开始崭露头角的药学保健阶段。这是完全以患者为中心的阶段。在药学保健阶段,药师作为直接面对患者的保健医疗提供人员,参与到药物治疗的观察、设计、实施、结果评价和调整之中,此时,合理用药不仅对开处方的医师有所要求,也成了考核药师工作质量的关键指标。

三、合理用药的内容

从目前一系列概念的来源和发展可以看出,合理用药具有相对性和动态性的特征。评价药物选用和药物治疗过程是否合理需要理论结合实际同时从多方面考量。相信随着研究的不断深入合理用药的标准会不断发展并逐步趋于完善。

(一) 用药过程

用药过程是合理用药的一个重要方面,要想达到合理用药的目的,就要考虑用药是否恰当。用药过程最重要的是尊重客观现实,立足当前知识技术水平,不能不切实际地进行药物治疗。

（二）用药剂量

剂量恰当也是合理用药的一个重要方面，剂量恰当是指药物治疗时，在发挥最佳疗效的同时产生最小的不良反应。药品的安全性和疗效都与剂量恰当直接相关。在此必须强调个体化差异的分别对待。一般药品说明书中的推荐剂量一般为常人推荐的平均用量。但是对于特定类型的药物（如心血管药物等）必须强调因人而异。个体制订、调整化给药是指以医药典籍推荐的给药剂量为基础，根据患者个体的体重（或体表面积）、病情，确定适宜的用药剂量并且及时评价调整。

（三）用药时间

适当的时间也是合理用药的一个重要方面，适时用药主要有 2 个方面的含义：一是按适当的用药间隔用药，二是按机体自身的代谢规律时间用药。用药间隔时间需要根据药物的特性及药物动力学和药物效应学的特性具体分析制订；用药间隔时间过长或过短，都会引起不良后果。用药间隔过长可能使严重的病症难以控制。用药间隔过短会大大增加引起不良反应的概率。疾病的发作多是有时间规律的，而治疗药物的血药浓度也有高低之分。按给药方式导致的药物吸收的慢快，可依次排列如下：口服类、直肠给药类、舌下给药类、皮下注射类、肌肉注射类、吸入类、静脉注射类。

（四）用药途径

适当的给药途径是合理用药的另一个重要方面，药理学中同一药物的不同给药途径，可引起完全不同的药物效应。比如，硫酸镁注射可以产生一定镇静作用，而口服给药则致泻。这是 2 种完全不同的适应证。由此可见，给药途径不同可以产生不同的治疗效果。

四、不合理用药

然而，现实中不合理用药现象屡见不鲜，例如滥用或盲目应用抗生素、用药方式或剂量不当（世界卫生组织用药原则："可口服的不注射，可肌肉注射的不静脉输液"）、忽视药物间的配伍禁忌（如同时与肝药酶诱导剂或抑制剂服用）、重复使用药效相近的药物（如同时服用多种感冒药）、长期服用具有严重不良反应的药物（如青木香、木通等中药含有硝基化合物，可诱发肝癌）等。轻者会给患者带来额外损害，重者甚至酿成重大药疗事故，造成社会性的灾难，医疗工作者在临床给药时应格外注意，同时对患者做好用药知识科普也是其义不容辞的社会责任。

造成不合理用药的因素主要包括医师因素、药师因素、护士因素、患者因素、药物因素、社会因素。

（1）医师对药物的治疗起到最主要的作用，一般情况下是造成不合理用药的主要因素。医师的医术水平不高、缺乏药物学知识或者信息更新慢、用药缺乏监管都可能造成不合理用药。

（2）药师负责调配药物和监测用药过程。药师处方发生错误、审查不严、指导不力、交流不够都可能造成不合理用药。

（3）护士负责给药操作和用药后临观察,是否有责任心、操作是否规范直接影响到合理用药的结果。护士错误执行医嘱、使用不合格药品、疏于观察病患情况都可能引起不合理用药。

（4）患者与服药环节有关,患者是否积极配合治疗,保证合理用药的关键因素。患者主观上对药物治疗期望过高,客观上身体条件差、经济承受能力差都可能导致不合理用药。

（5）药物的作用受个体差异影响大,药物疗效、不良反应因人而异所以药物本身也可能造成不合理用药。社会因素包括药物广告宣传、卫生体制、心理学、行为学、法制建设等。

不合理用药可能导致延误治疗、浪费资源、不良反应或其他疾病、药疗事故。由于当今医疗水平发展的限制,某些疾病尚不能做到根治。大多数药物都可能产生一定的不良反应,而且某些疾病的药物治疗只能起到减轻、延缓病情的作用。在治疗过程中,作为医患双方都应该采取积极的态度,通力协作,达到预期的治疗目标。

第三节 | 药物的管理

"药物管理"是一个涉及面十分广泛的概念。目前,有关药物管理的法律法规主要有《中华人民共和国药品管理法实施条例》《中华人民共和国药品管理法》《放射性药品管理办法》《药品类易制毒化学药品管理办法》《医疗用毒性药品管理办法》《野生药材资源保护管理条例》《血液制品管理条例》《中药品种保护条例》《麻醉药品和精神药品管理条例》《中华人民共和国中医药条例》《疫苗流通与预防接种管理条例》《药品行政保护条例》等。《中华人民共和国药品管理法》中所涉及的药品管理包含药品生产企业管理、药品经营企业管理、医疗机构的药剂管理、药品包装的管理、药品价格和广告的管理等多个环节,涉及部门众多。本节着重介绍医疗机构的药物管理。

医疗机构药品分为一般药品和特殊药品,2种药品分别有各自的管理制度。

一、一般药品的管理

一般药品的管理需要注意:①药品不能随意混放。杜绝出现内服药与外用药混放、静脉用药与外用药混放,注射用药、口服药等存放处应设置不同标签。②单品种最好使用同一个批号,严禁将不同类药品或剂量不同但是药品种类相同的混放,尤其需要注意外包装相似的药品。③定期检查药品情况,制定制度,及时发现药品问题。④存放药品的外部环境要严格符合药品存放要求，注意避光、干燥、低温等保存条件。⑤按说明书要求分类保存。⑥按实际需求备药，药品不足时应及时补充。

二、特殊药品的管理

特殊药品按照种类不同可以分为高危药品、冷藏药品、麻醉和精神药品、避光药品。这几类药品分别有不同的管理要求。

（1）高危药品的管理：高危药品是指使用错误时可能对患者造成严重伤害或死亡的药品，其特点是一旦错误使用，后果非常严重。必须严格根据要求存放，如，10%氯化钾注射液存放于专用抽屉，抢救药品存放在抢救车内，与普通备用药严格分开。药名相似、字体相似或者包装相似的高危药品不能存放在一起。高危药品存放柜门上外贴红色的"高危药品"警示标识。如某些高危注射液改用标红字的塑瓶包装，并标识"严禁直接静脉推注！"的警示。需要严格控制滴速的药品，使用时须在输液架上挂上的红色警示牌，以提醒护士控制滴速，并时刻注意观察患者的用药情况。

高危药品列举如下：注射用氨甲蝶呤、氟尿嘧啶注射液、注射用氨茶碱、醋酸甲羟孕酮注射液、注射用奥沙利铂、地高辛片、注射用放线菌素 D、卡铂注射液、盐酸胺碘酮注射液、注射用丝裂霉素、注射用亚叶酸钙、顺铂注射液、葡萄糖酸钙注射液、肝素钠注射液、胰岛素制剂、浓氯化钠注射液、依托泊苷注射液、顺苯磺阿曲库铵注射液、注射用盐酸吡柔吡星、紫杉醇、盐酸多柔比星注射液、硫酸镁注射液、罗库溴铵注射液、注射用哌库溴铵等。

（2）冷藏药品保存的温度应符合各自说明书上规定的要求。冰柜存放冷藏药品时应按冷藏药品的品种或者批号分类放置。冷藏药品应按《药品经营质量管理规范》规定进行在库养护检查并记录。一旦发现异常，应立即停止使用，并挂上黄牌做好记录。

冷藏药品列举如下：注射用重组人粒细胞巨噬细胞刺激因子、重组人粒细胞刺激因子注射液、重组人血小板生成素注射液、注射用人免疫球蛋白、卡前列素氨丁三醇注射液、注射用醋酸亮丙瑞林缓释微球、乙型肝炎人免疫球蛋白、注射用两性霉素 B、巴曲酶注射液、蛇毒血凝酶注射液、盐酸丁卡因注射液、前列地尔注射液、卡前列甲酯栓、胰岛素制剂、重组乙型肝炎疫苗、重组人干扰素 $\alpha2b$ 阴道泡腾胶囊、注射用重组人促红素、注射用重组人凝血因子Ⅶa、凝血酶冻干粉、破伤风抗毒素、重组人粒细胞刺激因子注射液、注射用重组人白细胞介素- 11、注射用尿激酶、垂体后叶注射液、醋酸奥曲肽注射液、硫酸鱼精蛋白注射液、双歧杆菌乳杆菌三联活菌片、注射用生长抑素、多烯磷脂酰胆碱注射液等。

（3）麻醉和精神药品管理上需要严格执行"五专规定"：专人管理、专柜加锁、专用账册、专用处方、专册登记。实行双人双锁管理，必须每天清点记录。此类药品使用过的麻醉药品、精神药品注射剂的空安瓿需要回收，核对批号和数量，并做好记录。收回的空安瓿，必须专人负责计数、领导监管还回药房，由药房定期统一处理处置，并做好记录。

精神药品列举如下：一类精神药品，如盐酸氯胺酮注射液；二类精神药品，如酒石酸布托啡诺注射液、苯巴比妥片(注射液)、阿普唑仑片、地西泮片(注射液)、咪达唑仑注射液、地佐辛注射液、盐酸曲马多缓释片、艾司唑仑片、盐酸麻黄碱片等。麻醉药品包括：复方磷酸可待因片、盐酸吗啡缓释片、盐酸哌替啶注射液、盐酸吗啡注射液、芬太尼注射液、舒芬太尼注射液等。

(4) 避光药品是指遇光容易分解变形的药品，因此需要避光保存。一般方法为加上外包装或者加盖黑色的布条等。

避光品列举如下：亚甲蓝注射液、碘海醇注射液、左氧氟沙星注射液、盐酸胺碘酮注射液、复方泛影葡萄胺注射液、马来酸桂哌齐特注射液等。

三、药物管理的意义

医疗行业是一种高技术、高风险的行业，高技术不言而喻，而高风险中常见之一就是药品风险。如何及时发现和有效处理医疗服务过程中的药品风险，不断提高医疗服务质量，已成为当前医院面临的重要课题。这就要求医师开具处方(如高危药品处方)时，首先应进行充分的安全性评估，患者有确切适应证时才能使用。药师应定期加强药品不良反应监测，加强与临床医师的沟通，协力指导患者合理用药。相信在不久的将来，"精准医疗"会与每位患者息息相关，给患者、医疗卫生系统，乃至整个社会带来益处。

(汤　静)

第十四章 社会精神医学

第一节 | 社会精神医学概述

一、社会精神医学的概念和发展

社会精神医学(social psychiatry)是一门研究社会因素在精神疾病的发生、发展、治疗和预防中的作用以及利用社会因素在精神健康和疾病中的作用的科学。它是精神医学和社会学的交叉学科,研究社会环境和精神疾病之间的关系问题。社会精神医学领域关注的是精神疾病发生、发展过程与社会、文化、生态环境之间的互相作用和相互影响。社会精神医学包括预防精神医学、司法精神病学、跨文化精神病学(cross-culture psychiatry)及暴力攻击、自杀、成瘾等行为和性心理障碍等。

20世纪上半叶,在精神病学研究中,个体与社会的关系受到学者们的广泛重视。其中,1917年索瑟德(E. Southard)在《精神卫生》一书中提出了"社会精神病学"这一概念,后来霍林谢德(August Hollingshead)和雷德利希(Frederick Readlich)观察和研究了社会等级对精神障碍的影响,他们发现在城市中的贫困街区聚集着大量被诊断为精神分裂症的患者。1939年,法里斯(Farris)和邓翰(K. Dunham)也运用社会流行病学的方法研究发现了不同街区中社会经济水平与精神疾病发病率之间存在明显的相关性。上述发现被以后很多研究所重复证实,这些发现均提示,精神疾病在人口中的分布是不均衡的,低社会地位、低收入、低教育程度、低职业水平可能是精神疾病的社会危险因素。由此进一步推动了世界范围内的精神疾病流行病学研究,很多社会学家也在这一领域作出了贡献,促进了社会精神医学以及精神医学本身的发展。

二、社会精神医学的研究方法

社会精神医学着眼于社会文化、人际关系等方面对于精神障碍和精神健康的影响,涉及从流行病学到个体或集体心理治疗等多种理论与方法。不同于聚焦在遗传因素、神经生化和药物治疗的生物精神病学,社会精神医学强调精神疾患与社会因素之间的关系。流行病学是社会精神医学的方法学基础。社会精神病学家运用描述性、分析性和实验性研究方法,详细描述精神障碍及其相关的社会心理因素在时间、地点、人群中的分布,探讨精神障碍的病因与影响因素,一方面有助于提高诊断水平、合理选择治疗方案、准确评估疾病预后;另一方面有利于制订预防治疗措施,促进社会精神卫生水平的提高以及社会精神医学科研水平的提高。

三、社会精神医学的研究内容

社会精神病学的研究内容大致分为以下几大类:精神健康状况的评估,影响精神障碍发生、发展及转归的社会文化因素,精神障碍对社会的影响,社会文化(包括制度因素、精神卫生服务组织和社会歧视等)对精神障碍的反应。

(一) 精神健康状况的评估

对精神症状和精神障碍进行准确、可靠的评估与测量是社会精神病学的主要内容之一。精神障碍的诊断需同时符合症状学,严重程度、病程及排除标准。因此,在人群中,有相当一部分人存在着社会功能受影响所带来的痛苦的主观体验的精神症状,但却达不到精神障碍的诊断标准。描述人群中精神障碍的发生与分布是精神病流行病学研究中最主要的内容。此外,一些与精神卫生相关的行为可能本身就是精神障碍的表现。如,药物滥用、自杀等行为,虽可能无法构成精神障碍的诊断,但影响个体精神健康。社会精神病学通过研究这些行为的发生、分布及对个人与社会的危害,寻求社会控制的方法。

(二) 精神障碍的社会文化因素

多种社会文化因素影响着精神障碍的发生、分布、发展、转归、社会识别和社会处理等多个方面。狭义的文化一般指人类生活中所遵从的表现出的共同的理想、概念、行为规则和对事物的解释方式。随着文化、时代背景的不同,精神症状的内容有所差异,比如随着社会的发展,同性恋取向已不再被认为是一种精神障碍。研究发现西方社会的患者较多的用情绪症状表达痛苦,而在传统教育不鼓励表达情感的东方文化中,人们更倾向于用生理症状作为主诉。越来越多的研究显示,不同文化中精神症状的表达可能不同,精神障碍的分布也存在差异,并可能存在一些特殊精神病理现象,文化变迁、文化应激等因素可能也是精神障碍的病因。

社会因素在精神障碍病因学中的研究也越来越引起重视,成长经历、社会事件、社会支持等社会因素均在精神障碍的形成中具有重要影响。Levy 的"心理社会应激源"以及 Holmes 和 Rahe 的"生活改变单位"等概念的引入极大推进了这一领域研究的进展,特别是"生活改变单位"概念的提出为日常生活中的社会因素,所谓生活事件的量化提供了方法。Holmes 和 Rahe 编制了"社会再适应评价量表",他们通过统计生活事件的数量来评估个体的适应需求与压力。大量研究都表明,生活事件在焦虑症、抑郁症及精神分裂症等多种精神障碍的发生发展中均起到了重要作用。而学者们也发现,即使人们经历了持续的、重大的生活事件,人格、社会经验及社会支持等变量对其是否会发生精神疾病仍有重要影响。社会支持是指人们从社会中得到的来自他人的关心和帮助,被看作决定心理应激与健康关系的重要中介因素之一。社会支持对心身健康具有保护效应,它为精神压力提供了缓冲,尤其是对于已有精神障碍的人,能够减轻其疾病症状、减少疾病复发。社会支持是精神障碍的有效保护措施,它被看作精神障碍病因学中个体以外的重要因素,从而为防治精神障碍提供了新思路。

（三）精神障碍的社会后果

精神障碍不仅会影响患者个体的生活质量,还会在家庭负担、子女患病等方面对患者家庭产生影响,也给整个社会带来了沉重的压力。在世界卫生组织关于全球疾病负担问题的研究中,应用"伤残调整生命年"(disability adjusted life years,DALYs)作为衡量疾病负担的单位。根据世界卫生组织的统计,全球疾病负担中精神疾病负担占总疾病负担的1/5,中国的精神疾病负担已超过或接近某些发达国家,其中又以抑郁症、自杀、双相情感障碍、精神分裂症等为最重。除疾病负担之外,精神障碍所造成的直接和间接的经济负担、对工作能力和工作效率的损害、休工休学、肇事肇祸、对他人的伤害、对社会治安的威胁、对人际关系的损害等,都是沉重的社会负担。

（四）精神卫生服务

社会精神病学在寻找病因和影响疾病结局因素的同时,也非常关注卫生政策、卫生服务体系等系统因素对精神健康的影响,即精神卫生服务研究。大量研究表明,只有小部分精神障碍患者求助于精神卫生专业机构,大量患者不寻求任何帮助,或试图自我治疗,或求诸超自然力量,因此有必要研究精神障碍患者会如何寻求帮助及其影响因素,以及如何使患者更愿意求助于精神卫生专业机构。此外,还需要研究卫生服务机构能提供的服务的质与量以及卫生服务需求者,比如精神障碍患者,实际利用卫生服务的数量,以进一步推动精神卫生有关法律法规及相关医疗保障政策等的制定与完善。

半个多世纪以来不断兴起的社区精神卫生服务是精神医学的一场重要变革。人们普遍意识到发展社区精神卫生保健的重要性,欧美国家在此背景下发起了"去机构化运动",社区精神卫生服务也应运而生,以大型精神病院为中心的服务模式发生了翻天覆地的变化。以社区为基础的精神卫生服务有助于减少社会对精神障碍的歧视和患者的病耻感,也推动了"以疾病为中心"逐步向"以患者为中心"服务理念的转变。

四、我国社会精神医学的研究方向

我国精神障碍流行病学研究经历了不同的时期,其研究成果促进了卫生政策、卫生资源更加合理有效地分配,为预防、控制疾病与促进健康的对策提供了科学依据。但近年来这一领域仍缺乏真实可靠的国家级资料,相关内容亟待进一步完善。中国通过"686"项目(即"中央补助地方重性精神疾病管理治疗项目"),开始了以医院为中心的精神卫生服务向以社区为中心的精神卫生服务的转变。但精神卫生服务在中国的覆盖面较窄,农村地区服务资源短缺,服务质量亟待提高等均是当前所面临的挑战。与此同时,如何在重大精神疾病管理领域做好疾病的程度评估、治疗、不良反应监测、相关数据库等的质量控制也是十分重要的课题。随着我国社会经济的发展,进城务工人员、留守儿童及空巢老人构成了社会的特殊群体,其心理问题值得重视。

第二节 | 预防精神医学

精神卫生的预防医学或者预防精神医学(preventive psychiatry)研究关注的是心理、社会、环境等因素对精神健康的影响,精神疾病防治以及心理卫生保健策略等课题。世界卫生组织于2006年提出,精神障碍的预防是一个优先的公共卫生问题,神经和精神问题占所有疾病和损伤导致的DALYs总数的13%。全球前10个导致残疾和早亡的疾病中,精神疾病占了5个。要减少精神障碍引起的一系列不良影响,更为有效的方法是加强预防。

随着疾病模式的转变和健康概念的更新,不论发达国家还是发展中国家,精神卫生服务的发展趋势和方向,正由传统的疾病人群的临床诊疗拓展到亚健康人群的社区预防和干预。而纵观世界各国卫生经费的投入,均在专业预防理论、预防技术的研究和服务上加大了力度。因此,开展社会人群的预防,加强疾病的控制,建立和发展覆盖面更广、遏止精神疾病患病率上升更有效的预防和控制网络,必将成为全球性的趋势。

预防精神医学也包括三级预防。①一级预防:普遍性的、选择性的和有明确指向性的预防干预措施。开展心理精神卫生健康教育和疾病防治知识宣传教育,重点涉及精神卫生健康教育、普及精神健康知识、提高全民心理健康和社会适应能力等,目标是培养健全的心理素质,提高应对心理社会危险因素的能力,同时积极探索精神障碍的病因及发病机制。②二级预防:通过早发现、早诊断、早治疗来控制疾病,防止疾病慢性化发展,避免危害。即"提高识别率,降低未治率"。系统培训各级医护人员对精神障碍及各种并发症的认知、识别和处理能力,对患者开展心理咨询和治疗、心理危机干预等服务,以达到早期识别和诊断各类精神障碍、及早帮助和指导患者恢复心理社会功能等目的。③三级预防:疾病发生以后通过各种措施尽量减少疾病对患者各种功能的影响,减少残疾,促进康复和防止疾病复发。通过针对性的功能训练,补偿患者已受损的生理、心理、社会适应功能,防止病情恶化和功能减退,促进患者康复。包含社区精神卫生服务、康复精神医学(psychiatric rehabilitation)的应用,涵盖了患者的管理、治疗、功能恢复、回归社会等方面。

预防精神医学还包括社区精神卫生服务。没有精神健康就没有健康。世界卫生组织将健康定义为："健康不仅为疾病或赢弱之消除，而系体格，精神与社会之完全健康状态。"而精神卫生问题既是重大的公共卫生问题，又是突出的社会问题。由 2009 年初中国疾病预防控制中心提供的数据可见，我国各类精神障碍患者人数在 1 亿人以上，但公众对精神障碍的知晓率不足 50%，就诊率更低。神经和精神障碍在我国疾病总负担中已排名首位，约占中国疾病总负担的 20%，预计到 2020 年，这个比率将上升至 25%。长期以来精神障碍患者比其他患者面临更多的生理、心理、社会和经济压力，而患者家庭和社会也背负着沉重的负担。精神卫生问题的严峻性和精神卫生工作在体制、体系、发展环境和总体水平中存在的众多问题构成了双重挑战。如何有效地治疗和预防精神疾病已成为当前医学界和社会普遍关注的问题。

社区精神卫生服务是应用社会精神病学的理论、研究方法和临床医学、预防医学等医疗技术，对社区范围内全体人群用科学方法，促进人群心理健康，提高个体承受应激和适应社会能力，从而减少心理和行为问题。社区卫生服务面向家庭、面向社会，为社区居民提供初级的医疗保健服务和卫生服务，从生理、心理、社会和文化等方面来观察、认识和处理健康问题。

社区人群的精神卫生保健与精神障碍的社区预防和康复，是社区精神卫生的 2 个不可分割的研究与服务领域。现阶段，社区精神卫生服务的内容包括以下几种。①健康教育，宣传和普及精神卫生知识。为患者及其家属提供精神卫生咨询，传授相关疾病知识，纠正社会偏见，正确对待精神疾病与精神疾病患者，做到对精神病患者的早期发现与早期治疗，争取良好的预后，防止复发与预防精神残疾。②培训基层卫生人员为患者提供具体药物治疗及心理卫生服务。大多数精神病患者病程迁延，呈慢性发展，需要接受终身的精神卫生服务。社区卫生人员只有具备相当的精神医学知识和实际经验，才能更好地做到方便患者、及时诊治。③社区精神疾病和心理障碍的调查。通过调查，掌握社区人口中各种精神疾病患病人数，掌握患者第一手资料，积累经验，从而更好地为患者服务。④精神康复训练。通过各种康复措施，使精神病患者因患病丧失的家庭社会功能得到最大程度的恢复。使精神残疾程度降到最低，提高精神病患者的社会适应能力，使其尚存的能力得以最大的发挥。

社区精神卫生服务的服务形式多种多样，或在基层开展精神病防治工作，或对看病住院困难的患者实行家庭治疗，或开展各种公益诊疗活动，以此促进患者适应能力，改善其社会功能等。社区精神卫生服务是治疗与预防相结合、医务人员与社会力量相结合的工作体系。可以根据患者及具体情况因人制宜、因地制宜，指导患者正确用药，促进患者康复，减少精神疾病的发生。

随着我国发生严重精神障碍患者肇事肇祸的现象越来越多，很多精神病患者受幻觉、妄想等症状支配出现自杀、外越、伤人等行为的发生，加强精神病患者的社区基础管理和精神病防治工作是必不可少的手段，也是防止患者发生自伤和他伤事件的重要手段。社区精神卫生服务弥补了专科医院的不足,使患者就近得到诊治;有利于精神病患者的心理社会康复,大幅减少了社区精神患者及其家属经济负担和精神负担;改善了精神患者的社会地位,减少了对精神病患者忽视和侵犯其人权的可能性,促进了社会和谐。但是,我国社区精神卫生工作中还存在预防和识别处理精神疾病及心理行为问题的力度不够、地区差异明显、防治机构和人员队伍缺乏、尚未建立有效的机构间工作衔接机制、精神疾病社区管理和康复工作薄弱等问题。我们要不断摸索,进一步完善社区精神卫生服务的建设。

第三节 司法精神医学

司法精神医学(forensic psychiatry)一般被认为是精神医学的亚专业,是精神医学和法学的交叉学科,也是社会精神医学的重要内容。司法精神医学的主要研究对象是涉及刑事、民事诉讼及其他相关法律事务的精神疾病问题。它主要的任务是精神病司法鉴定(即具有鉴定资格的精神科医师,按照法律规定,依照法律程序接受法律机关的委托,运用其专业知识和技术,对法律案件中所涉及的精神疾病问题进行检验和判断),主要研究与法律相关的精神医学和精神卫生问题。司法鉴定主要受托事项包括对刑事责任能力、受审能力、作证能力、服刑能力、民事行为能力和性自我防卫能力等法定能力的判定。

司法精神医学实践中对责任能力和行为能力的判定非常重要。责任能力主要针对行为当时的辨认和控制能力;行为能力指当事人在整个病程中的民事权利和义务能力。病中无行为能力,病愈后可以恢复行为能力。其中刑事责任能力(criminal responsibility)是指行为人在实施危害行为时对所实施行为的性质、意义和后果的辨认能力以及控制其行为的能力。即正确认识自己行为的是非对错以及是否危害社会、触犯刑法,并依据这种认识而自觉地选择和控制自己行为的能力,以及依据认识改正错误的能力。由于精神病理的影响,导致了患者对其行为缺乏自由意志,在精神症状支配下,缺乏对其行为、后果的判断能力。我国目前对责任能力采用3分法,完全责任能力、限制责任能力和无责任能力。①完全责任能力:间歇性的精神病患者在精神正常的时候犯罪,应当负刑事责任。②限定责任能力:尚未完全丧失辨认或控制自己行为能力的精神病患者犯罪的,应当负刑事责任,但可以从轻或减轻处罚。③无责任能力:精神病患者在不能辨认或不能控制自己行为的时候造成危害结果,经法定程序鉴定确认的,不负刑事责任。其次是对民事行为能力(civil capacity)的判定。民事行为能力指自然人能够以自己的行为,按照法律规定行使民事权利和承担民事义务的能力和资格。不仅包含公民以自己的行为,独立进行民事活动的能力(如结婚、离婚、抚养、收养、遗嘱、合同、选举),也包括对自己的过时行为承担民事责任的能力(如违约、侵权)。许多精神障碍都可能影响个体民事行为能力,如明显智力低下或痴呆患者,由于认知功能缺损,难以合理判断和处理较复杂的民事法律关系,甚至不能趋利避害。有幻觉、妄想等精神病性症状的患者,可能在症状支配下丧失对事物的实质性理解能力,或者对涉及自身利益的民事行为表达歪曲。精神障碍患者也可能在情绪剧烈波动时轻率处理自己的财务而造成损失。

　　广义的司法精神医学又被称为法律精神医学(legal psychiatry),除了司法鉴定外还涉及对精神卫生立法和伦理相关问题、精神卫生政策与服务等领域的研究。2011 年的一项调查显示,上海市大部分精神病专科医院都没有临床试验伦理委员会,半数以上的医务人员没有接受过系统的医学伦理学教育和培训,多数医务人员对与临床实践和试验有关的伦理问题缺乏足够的认识。笔者在一项关于精神疾病患者参加临床研究的调查中发现,医务人员和精神疾病患者及其家属对参加临床试验的态度存在很大差异,虽然双方均认可需要书面知情同意,但 66.2% 的医务人员对精神疾病患者参加临床试验持积极态度,而只有 12.5% 的患者及其家属对此持积极态度;88.4% 的医务人员认可监护人即可同意患者参加临床试验,而仅 71.4% 的患者及其家属认可(图 14 - 1)。精神疾病患者特别是重性精神疾病,由于本身疾病影响其判断力,患者本人的意愿难以充分反映。如何既保障精神疾病患者的权益,又避免患者错失参加临床试验的机会,也是将来医学伦理研究的难点。

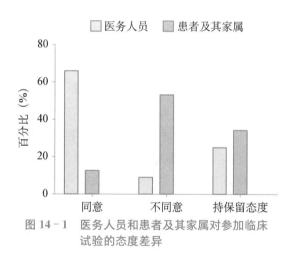

图 14 - 1　医务人员和患者及其家属对参加临床
试验的态度差异

资料来源:Su L,Huang J,Mellor D,etal,The Rights of Psychiatric Patients in China:Asurvey of Medical Staff and Consumers Attitudes toward Patient Participation in Clinical Trials,*Social Science & Medicine*,2012,75(05):823 - 827

第四节｜跨文化精神病学

　　跨文化精神病学(cross-culture psychiatry)的主要任务是观察、比较不同文化背景的精神障碍的状况和内容,研究社会环境、文化背景与精神障碍和心身障碍之间的关系,提供大量理论依据、观点和实用技术。心身医学是最直接体现生物-心理-社会医学模式，文化因素是在生物、心理、社会3个层面之间强而有力的纽带之一。

每种文化都会对心理与行为现象的正常与异常做出区分。在不同文化中，关于正常与异常的概念存在很大的差异。越是现代化程度高的社会，越是倾向于将异常的心理与行为现象看作与身体结构与功能异常相关的疾病；越是现代化程度较低的社会，越是倾向于将异常的心理和行为现象看作对所在文化信仰、道德、风俗习惯、价值观念等文化要素的偏离。虽然近几十年不断有学者提出"心理健康标准"，但缺乏广泛、公认及可判断的标准。而对于判定为异常的心理和行为现象，每种文化都有自己独特的概括和分类。例如在现代西方社会中，异常的心理和行为现象被概括为"精神障碍"或"精神疾病"，或进一步分为"精神分裂症""抑郁症"等。在较原始的社会中，同样普遍存在对异常心理和行为现象的概括和分类，如东南亚一带的 koro 及 latah、拉丁美洲的 ataque de nervios 等。

在所有的文化中，具体的心理和文化现象是否异常，只有在被本人及其密切社会关系成员判断为异常后，才会进一步向所在社会的权威判断者（如精神科医师或部族长老等）寻求确认和帮助。他们的判断很大程度上也是所在文化的体现。在社会现代化和全球化的发展过程中，随着世界文化的交流和渗透，划分心理和行为现象正常和异常的标准以及对异常心理与行为的概念、分类和判断标准也存在"全球化"的趋势，即在全球化的过程中，相对弱势的文化会逐渐接受强势文化的概念、分类和判断标准。

传统的跨文化精神病学认为不同的精神障碍广泛存在于不同的文化中，但其精神病理现象因文化的不同而存在差异，症状内容也随着文化背景的不同和时间改变存在差异。例如，在我国临床精神科医师也观察到患者的妄想内容随时间和社会意识的发展而变化。20 世纪 80 年代是与政治有关的妄想内容，近年来与科技相关的内容则逐步增加。在农村患者中，妄想内容多带有宗教迷信色彩，在城市患者中则相反。

因此，对于跨文化精神病学普遍认为，文化因素和文化过程对所有精神障碍的发生、发展、转归都存在一定的影响，在精神科临床实践中应充分理解医患双方文化背景的差异，并在临床诊断和治疗过程中做适当的考虑。

第五节 | 暴力攻击、自杀、成瘾、性心理障碍等问题

一、暴力攻击行为

攻击和暴力行为的定义众说纷纭。从不同学科、不同研究方向出发，对攻击和暴力行为的定义也各不相同。但不可否认，暴力和攻击是 2 个紧密关联的行为，攻击一般是

指故意伤害另一个体的身体或破坏其他目标(如物体)的行为。暴力仅是指直接伤害另一个人的身体或某一物体的严重破坏性攻击行为。攻击行为从宏观的大规模战争,到微观的日常生活争吵均可体现。根据行为的表现方式,可以将攻击行为分为主动攻击与被动攻击。根据行为的目的性,又可以将攻击行为分为敌意情绪型的攻击行为和手段型的攻击行为。

不同文化、种族、社会和自然环境均可影响攻击行为。例如,崇尚武力的文化环境中攻击行为发生更为普遍。而且同一文化下不同的社会阶层、家庭环境以及自然环境都与攻击行为的发生有关。随着科学技术的发展和研究的深入,人们越来越认识到,暴力攻击行为的发生也是有生物学基础的,额叶结构和功能的异常、中枢5-羟色胺能系统的功能低下以及遗传、代谢等方面的变化均与暴力攻击行为密切相关。

暴力攻击行为往往造成很严重的后果。目前,社会控制,包括刑事惩罚与广义的社会裁制(如法律、道德)仍然是控制攻击行为最有效的手段,教育、疏导、感化等方法也有积极的效果。而通过医学干预来控制减少不适当攻击行为的方法,多数应用于精神病患者或人格障碍者。

二、自杀行为

自杀是自愿采取结束自己生命的行为。据徐一峰主编的《社会精神医学》显示,每年大约有100万人死于自杀,也就是说每天大约有3 000人自杀,或者说每40秒就有1个人自杀身亡。我国资料表明,自杀率呈双高峰现象,即15~24岁和65岁及以上的自杀率较高,而现在年轻人群的自杀率不断上升。同时,相当于自杀人口10~15倍的自杀未遂者占用了大量的医疗救助资源。

自杀行为的形成相当复杂,涉及心理、社会及生物等因素。心理因素主要存在于精神病患者,特别是抑郁症、精神分裂症慢性酒瘾与药瘾的患者。有统计表明,抑郁症患者占所有精神病自杀者的60%~90%,最后以自杀为结局者为15%左右。精神分裂症中的年轻患者有较高的自杀风险;酒中毒的自杀风险为10%。社会因素中,政治经济环境、民族、文化、家庭以及城乡生活环境的差异与变迁均可作为自杀行为的促进因素。关于生物学原因,近年来研究表明在有自杀倾向的人中,中枢神经系统代谢产物的含量有变化,特别是5-羟色胺含量在脑脊液中有下降。有自杀家族史和严重的生理疾病,特别是慢性疼痛与其他不治之症患者也更容易出现自杀行为。

正确积极的干预措施可有效地预防自杀,挽救生命。对有自杀企图或自杀行为的人群,首先要保证其生命安全,监控有自杀可能的高危人群,积极治疗自杀高危人群的精神疾病或生理疾病,广泛宣传心理卫生知识,提高人群应对困难的技巧。对处于自杀边缘的个体进行危机干预。通过心理热线咨询或面对面咨询,帮助有轻生念头的人摆脱困境,打消其自杀念头。采取措施预防曾经有过自杀未遂的人再次发生自杀。

三、成瘾行为

成瘾是与人类文明共生的一种现象,具有漫长的历史。目前世界精神病学界普遍认为成瘾性疾病尤其是毒品成瘾是一种慢性复发性脑疾病。成瘾行为分为物质成瘾和精神行为成瘾,物质成瘾主要包括使用精神活性物质如海洛因、大麻、摇头丸、酒精、镇静催眠药物、烟草等,后者主要是对互联网、赌博、追星、迷信、黄色书刊等的精神成瘾。

成瘾的核心特征是患者明确知道自己的行为有害但却无法自控。人脑内存在一种称为奖赏系统的神经机制,凡是有利于个体生存和种群繁衍的活动都可以引起愉悦、舒适的感觉(奖赏效应);反之,不利因素可以引起痛苦、不舒适的感觉(负性奖赏效应)。这是漫长进化过程中人所获得的趋利避害的本能。例如,精神活性物质等可直接刺激脑内奖赏系统,产生愉悦或欣快的精神效应,使用药者产生对药物的强烈渴求(精神依赖性),并引起强迫性觅药和用药行为。人类所滥用的精神活性物质,正是通过对这种犒赏机制的刺激和不断激发而产生作用的。

成瘾行为的危害无疑是巨大的。给成瘾者的个人健康、家庭、社会等造成严重危害,是引起社会不和谐的重要原因之一。成瘾行为是一个非常复杂的问题,一旦成瘾,治疗非常困难,因此预防是关键。原则上以预防教育为主,而对成瘾者的治疗,则需要长期包括药物治疗、心理治疗和联合社会支持等的共同参与。

四、性心理障碍

人类的性心理和行为既具有生物性,也具有社会学,受社会文化环境的影响很大。所有的社会和文化把大多数人所采用的性行为方式定为正常的性表达方式,而把背离这些方式的性行为定为异常的、非自然的、堕落的或变态的。性心理障碍又被称为性变态,指有异常性行为的心理障碍。

人的性心理活动是生物、心理和社会因素共同作用的结果。人类的性行为既受体内性激素的调节和控制,也受到心理、社会、文化等因素的影响和控制。性心理障碍大致分3种类型:①性取向障碍,如同性恋、恋童癖、恋物癖、恋兽癖、异装癖等;②性偏好障碍,如露阴癖、窥阴癖、性器官摩擦癖、色情狂、施虐癖、受虐狂等;③性身份障碍,如易性癖。

任何针对性心理障碍的治疗方法均有失败的可能,因为患者多认为疾病行为是自然的、个体化的、别人无须干涉的,并且自己又乐此不疲。当然也有患者具有强烈的摆脱病态的欲望。药物的对症治疗可减轻部分性心理障碍的冲动行为及情绪问题,但是对于多数性心理障碍患者而言,心理治疗是主要的治疗手段。心理治疗的疗效取决于患者的治疗愿望是否强烈、是否为自己的性心理偏离感到不安和痛苦。易性症患者多要求通过手术改变其性别。

综上所述,社会精神医学的研究领域包括预防精神医学、司法精神病学、跨文化精神病学及暴力攻击、自杀、成瘾等行为障碍和性心理障碍等。由于社会因素在精神疾病的发生、发展、治疗、预防中有着重要作用,所以利用社会科学研究精神疾病是社会精神医学的核心。社会精神医学是生物医学和社会科学的一个交叉学科,随着社会和经济的发展,研究社会环境和精神疾病之间的关系会变得越来越重要。中国社会正由发展中国家向发达国家过渡,社会的变迁必将促进社会精神医学以及精神医学本身的发展,我国社会精神医学的研究未来也必将推动世界范围内的精神疾病研究,为世界其他国家的精神疾病预防、治疗、康复、社区服务等领域做出贡献。

(苏 亮)

第十五章　器官移植与社会文化

第一节 | 器官移植介绍

　　器官移植,是指用异位或异位器官置换功能衰竭或丧失器官的一种外科治疗方法。从医学角度讲,器官移植分为 3 种类型,即自体移植、同体移植和异体移植。自体移植是把器官从生物体一个部位移植到他的另一个部位,同体移植是指同一物种但不同个体之间的器官移植,异体移植则是把一种生物的器官移植到异种生物体内。法律上,器官移植则是指在必要的情况下,依据法律规定和当事人的意愿,以恢复人体器官功能和挽救人的生命为目的,移植健康器官给患者的合法行为。法律上指的器官移植就是医学上的同体移植。我国《人体器官移植条例》第 2 条第 2 款则指出了器官移植的定义:本条例所称人体器官移植,是指摘取人体器官捐献人具有特定功能的心脏、肺脏、肾脏或者胰腺等器官的全部或者部分,将其植入接受人身体以代替其病损器官的过程。

　　20 世纪 60 年代,移植医学与器官移植的发展突飞猛进。1954 年,在美国波士顿施行肾脏移植的默里(J. E. Murray)医师首次成功完成同卵双胞胎间的肾脏移植,受赠者存活了 8 年。1962 年,人们使用硫唑嘌呤作为抗免疫排斥药物,首次进行了非双胞胎人体肾移植获得长期存活,器官移植作为医疗手段得以实现。1967 年 7 月 23 日,史达策(Starzl)医师成功完成第一例人体肝脏移植。1967 年 12 月 4 日,南非医师巴纳德(C. Barnard)将年仅 25 岁死于车祸的安达维尔女士的心脏移植给了一名 55 岁的患者,首例心脏移植手术成功。此次器官移植促使美国医学会在 1968 年正式提出了"脑死亡"就等于死亡的新观念,并从医学角度确定了"脑死亡"的诊断标准。西方国家相继通过"脑死亡",或以"脑死亡"为前提的器官移植法案,对器官移植的发展提供了法律支撑。1967 年,欧洲器官移植中心成立。几十年前,探索阶段的器官移植还是一种被人怀疑的技术。显微外科技术、低温生物技术的发展,免疫抑制剂的发明和普及,解决了血管吻合、移植器官保存和免疫排斥反应三大难题,从而使脏器移植运用于临床。世界范围内出现了器官移植热潮,并由单一器官移植向多器官联合方向发展。全球每年有近 7 万人接受器官移植,许多人受益于此,得以重生。与此同时,关于器官移植法律问题的讨论也激烈开展,各国相继出台相关法律保证了器官移植事业顺利开展,丹麦于 1967 年制定《人体组织摘取法》,美国于 1968 年制定《统一尸体提供法》,挪威于 1973 年制定《人体器官移植法》,法国于 1976 年制定《器官摘取法》,中国台湾于 1987 年颁行《人体器官移植条例》,同年新加坡通过了《人体器官移植法案》,中国香港于 1995 年颁布《人体器官移植条例》,日本现行《脏器移植法》于 1997 年实施。

我国的器官移植始于 20 世纪 60 年代。1960 年,著名泌尿外科专家吴阶平院士尝试进行了国内首例尸体供肾肾移植手术,开辟了中国临床器官移植的先河。继而,我国于 1974 年成功进行了第一例肾脏移植,1977 年进行了第一例肝移植,1978 年在上海第一例心脏移植成功。20 世纪 80 年代以来,我国相继开展了胰岛、脾、肾上腺、骨髓、胸腺、睾丸等以及双器官的联合移植。近年来,我国器官移植又取得了许多新的成绩,包括各种临床器官组织和细胞移植、同种和异种移植的实验研究、保存灌注液的创制与应用、现代移植免疫与检测以及新的免疫抑制药物的临床验证等。早在 1979 年,国家卫生部、同济医科大学就成立了第一家器官移植研究所,建立了器官移植登记处,同时我国也拥有一大批优秀的器官移植专家。而后 20 年里,由于社会环境以及医疗技术的影响,中国器官移植并未有较大的发展。直至 20 世纪 90 年代后期,国内外研发了多种新型的免疫抑制剂,并将其有效地应用于移植手术后的临床治疗,这种局面才得以改观。同时,国家政策的大力扶持、国内医疗环境的改善、医护人员综合素质的提高、医疗水平的不断上升,加上向发达国家器官移植先进技术的成功借鉴和学习,中国的器官移植事业进入了一个蓬勃发展的新时期。据国家卫生和计划生育委员会官方网站在 2013 年 8 月 21 日的报道,中国已成为年均器官移植数量仅次于美国的世界第二器官移植大国,移植受者的 1 年存活率和 5 年存活率等指标已居国际领先水平。

第二节 │ 受体选择的社会原则

人体器官是一种稀有的资源,这造成了器官移植供求问题上的矛盾。关于移植受者的社会评价问题,直接涉及对受体的选择,美国医院伦理委员会曾制定过合理分配卫生资源的若干原则,大致是:①回顾性原则,即照顾患者过去的社会贡献;②前瞻性原则,即考虑患者未来对社会的作用;③家庭角色原则,即在家庭中的地位;④科研价值原则,即有科研价值优先于一般患者;⑤余年寿命原则,即考虑患者的年龄状况。我国制定器官移植伦理原则中也借鉴了这些条款。作为发展中国家,对于活体器官移植患者的选择,除了要严格符合医学标准之外,患者经济支付能力是不可回避的重要条件,应尽量避免因病致贫而造成严重社会问题等悲剧的发生。

医师也面临着受体选择的难题,可供移植的器官和技术总是有限的,那么谁应该先接受移植手术呢？目前可参考 2 个标准：一是医学标准，即医务人员根据医学发展水平和自身技能所能达到的判断标准，主要是适应证和禁忌证。同济医科大学制定的《器官移植的伦理原则》对医学标准作了 3 条界定：①在生命器官功能衰竭而又无其他疗法可以治愈，短期内不进行器官移植将告死亡者。②受者健康状况相对较好，有器官移植手术适应证，机体心理状态和整体功能好，对移植手术耐受性强，且无禁忌证。③免疫相容性（ABO 血型相配，HLA 配型，交叉配合及淋巴毒试验结果）相对较好，移植手术后有良好的存活前景者。二是社会标准，包括考虑患者过去的社会贡献，即照顾性原则；未来对社会作用的社会价值问题，即前瞻性原则；在家庭中地位和作用问题，即家庭角色原则；个人经济支付能力的医疗资源合理分配问题、年龄问题等。

能够公平与公正地获得可供移植的人体器官，是等待人体器官移植手术受体最关心的问题之一，也是在人体器官移植中的"公平与公正"的主要方面。目前，在选择谁优先获得可供移植的器官方面，实施操作应该考虑如下因素：①受者的生命质量状况。②受者需要的迫切程度。③供者与受者的配型相容性程度。④捐献者的意愿。⑤该受者是否曾经捐献过人体器官。⑥先来后到。⑦受者的家庭地位及作用。⑧受者的社会价值。⑨受者的经济支付能力。⑩移植的科研价值。⑪受者等待的时间。⑫移植后的余年寿命。⑬捐赠者与受赠者所在地的远近等。

在术前多数受者负面情绪占主导，主要源于长期忍受疾病折磨形成的病态心理，等待器官的焦虑心理，不确定移植效果的烦躁、恐慌心理，对捐献器官者的愧疚心理等。与供者术后心理调适同样重要的是受者术前的心理调适，这对于患者及其家庭和医疗团队都至关重要。受器官移植经济利益和医学科学利益的诱惑，一些医疗机构急功近利的做法，势必造成医患利益冲突，应将人文关怀、伦理规范和医疗技术放在同等重要的位置，使医师在帮助患者做出选择时，更多地考虑维护患者的利益。我国器官移植的受体选择一般由各医院掌握，主要依据适应证和禁忌证、支付医疗费用的能力、排队先后顺序等，尚未规范化。今后还需要借鉴器官移植相对较成熟的国家的经验和做法，根据我国国情制定相应的原则和政策。

第三节　器官来源的社会思考

进入 21 世纪后，人体器官移植术的开拓与发展在给广大丧失人体器官正常功能的重症患者带来希望的同时，也带来了各种社会、伦理和法律等问题。在如何规范移植器官来源的讨论中，学界、实践工作者和公众在 2 个问题上的争论尤其激烈，第一个问题是捐献的原则。目前，多数国家都采取自愿捐献的政策，充分尊重捐献者的自主性。然而，尊重自主性的哲学基础是对人的理性的承认，由此带来挑战：对于那些理性能力有缺陷的人来说，如何在尊重自主性和无伤害原则之间取得平衡？这涉及精神病患者、未成年人、智力障碍人群等群体捐献器官的情况。此外,在现实社会中,个体的思考和行动会受到社会、文化、经济、政治等因素的影响,如果忽略个体所处的社会背景和环境,尊重自主性也会带来不公平和伤害的风险。这涉及弱势群体(例如,极端贫困人群)、特殊人群(例如,死刑犯)的器官捐献问题。合理回应这些问题不仅关系到是否能够合乎伦理地获得移植器官,更体现了人类对于同类的尊重和关怀。第二个问题是活体器官捐献的范围。对于尸体器官捐献目前已无太大争议,但是活体捐献的情形却相当复杂。管理过严,无疑会使器官来源紧缺的现实雪上加霜;管理过松,又会为非法买卖器官留下空间。如果将活体捐献严格限制在亲属之间,无亲缘关系者的利他精神就难以充分实现;如果不限制范围,那么保证所有的馈赠都是出于善良和无私的制度成本将十分高昂,这需要在接受者、捐献者和整个社会的受益之间进行平衡。

　　针对上述 2 个争论焦点,笔者在此基础上提出扩大器官移植来源的政策建议。①自愿捐献。在器官的收集方面有 3 种基本政策:自愿捐献、推定同意和商业化。其中,商业化由于其道德、法律和医学实践上的诸多弊端为国际社会诟病,几乎没有国家采用。自愿捐献强调的是"选择进入"的权利,但推定同意的政策强调的则是"选择退出"的权利。一些欧洲国家实施推定同意的政策,规定当不存在死者或者家属的反对时,医师有权摘取死者身上有用的器官。虽然自愿捐献和推定同意都以个人的自主同意为基础,但是,在推定同意的政策环境中,个体要充分行使自主权需要更多的条件,包括相当的认知能力、对政策的充分了解、登记制度的完善和便捷等。在社会经济欠发达国家,教育和传媒低普及率、服务可及性的滞后都会影响公民充分行使"选择退出"的权利。与富裕阶层相比,弱势群体面临着更大的"被自愿"的风险。因此,对于许多欠发达国家和地区来说,推定同意潜藏着更大的社会不公的危险。我国法律采取的是自愿捐献原则。《中华人民共和国人体器官移植条例》规定,对于尸体器官捐献,必须要得到供体生前的同意;如果供体生前没有做出明确的反对捐献的表示,其配偶、子女或父母可以代其做出是否捐献的决定;捐献者具有变更捐献决定的权利。在加强教育的基础上,为了进一步促进器官捐献,我国也可采取推定同意的原则。②亲属捐献。活体器官的来源,我国大陆和台湾地区法律对活体捐献的对象范围都有严格的限定,仅限于捐献人的配偶、直系血亲或者若干代以内的旁系血亲,及"有证据证明与活体器官捐献人存在因帮扶等形成亲情关系的人员"(大陆地区规定),而在美国则无此限定。有学者提出我国的规定过分限制了自愿的活体器官捐献,有碍于移植器官供给。

　　2015 年以前,我国供体器官主要有 3 个来源:死囚器官、亲属间活体器官和公民逝世后捐献的器官。自 2015 年 1 月 1 日起,中国禁止使用死囚器官作为移植供体器官,亲属间活体器官和公民逝世后捐献的器官成为供体器官的主要来源。从我国的现实情况出发,扩大移植器官来源有几个值得努力的方向。

一、建立公正的器官分配制度和合理的激励制度

我国的《器官移植条例》仅规定："申请人体器官移植手术患者的排序,应当符合医疗需要,遵循公平、公正和公开的原则",而统一具体的排序标准还未出台。除了公平的分配标准,公开的、集中式的全国网络和实至名归的医学伦理审查委员会都是公平分配移植器官不可缺少的制度条件。以美国器官共享联合网络(United Network for Organ Sharing,UNOS)为例,它发展了一个全美的器官接受和等待名单,美国境内所有器官移植中心和机构都加入这个网络。此外它还有一个由不同社会背景的人组成的委员会,负责宣传教育、接受公众批评和倾听公众意见。在激励机制方面,对于器官捐献者给予一定程度的激励,以感谢其奉献、表彰其精神、提高其积极性,这是适当的、必要的,也是被认可的。

二、促进脑死亡标准的确立

脑死亡的概念在医务界和伦理学界已经被越来越多的人接受。但是在普通人心中,传统的死亡概念一时还难以消除。目前,已有近百个国家和地区采取了2种死亡标准并存的做法,死亡的认定由医疗机构掌握,标准的选择则由家属选择。这不仅有利于遗体器官捐献,对于合理使用医疗资源也有积极影响,这种做法值得我国借鉴。建立科学的脑死亡认定标准和程序,通过宣传教育使公众逐渐接受脑死亡的定义,对于器官捐献有着重要意义。

三、鼓励亲属之间的活体捐赠

解决移植器官来源紧缺的问题,最根本的途径是发掘和培育社会中的奉献和利他精神。只有通过广泛的宣传教育,提高社会大众对器官捐献的认识,教育人们理性看待对生命无伤害却可以延续他人生命的器官,鼓励更多的自愿捐献,打开移植器官供给的源头。有血缘关系的亲属器官移植,手术后免疫排斥反应小、花费低、移植效果好、长期存活率高。有数据显示:在欧美国家,亲属肾脏移植病例已占肾脏移植病例的30%以上,在日本甚至高达70%以上,国内则只有2%左右要。在亲属间活体捐献方面,我国还有广阔的发展空间。在一个有着儒家传统文化根基的社会,重视家庭伦理、以"仁"为核心的思想结构都为鼓励亲属间的器官捐献提供了良好的思想土壤。宣传教育应当积极培育这一优良的伦理基因,让更多的患者在家庭中得到生的希望。

第四节 | 器官移植的社会影响和社会问题

在科学技术飞速发展的今天，医学模式已由传统的生物-医学模式转变为生物-心理-社会医学模式。器官移植不是简单地将供体器官移植到受体身躯的过程，而是一个复杂的医学和社会伦理学实践过程。器官移植就像其他医疗技术和生物技术的发展与应用一样受制于整个社会的发展水平。它所引发的问题既涉及技术的层面，又涉及经济和公共政策的层面，也涉及法律和伦理的层面，还涉及宗教和文化心理的层面。

一、器官移植遇到的社会文化阻力

尽管捐赠器官救活他人是一种崇高的人道主义行为，也是人类文明高度发展的标志，但受旧的文化观念和意识形态的影响，许多国家的人并不愿意在死后捐赠器官，这在东南亚地区和我国表现突出。而日本与我国的文化背景有相似之处，但其传统观念略区别于我国，如，日本医师不愿意把真相告诉患者，尤其是在患者患绝症时。这就造成社会不信任医师，认为他们会搞谋杀去割取器官，因此日本人不愿意捐赠器官。不仅在东亚、东南亚国家，即使观念开放的欧美国家也存在供体器官供不应求的问题。例如，德国目前每年要求做肾移植的人达7 000多人，但供肾者只有2 500例左右。英国每年有3 000多人要求做肾移植，但因供体肾不足只能做2 000例，加拿大也面临同样的情况。

我国一直沿用传统死亡标准，造成了卫生资源的严重浪费，导致用于移植的器官严重短缺，同时也不利于充分尊重人类的生命价值，维护人类的生命尊严，严重阻碍了我国器官移植事业的进一步发展。在1968年第二十二届世界医学大会上，美国哈佛大学医学院发表了关于检查脑死亡定义的报告，把死亡定义为"脑功能不可逆性丧失"，即脑干死亡，并据此提出4条判定标准，即"哈佛标准"。脑死亡标准的确定直接影响到供体器官的质量和移植效果。自1983年美国正式颁布"脑死亡"法律以来，世界许多国家都已经对"脑死亡"进行了立法，1997年10月，日本这个比较保守的东方国家也已经通过了"脑死亡"法律。在德国颁布了"脑死亡"法律之后，全国建立了18个器官移植中心，继而德国、荷兰、比利时、奥地利等国共同成立了"欧洲移植联盟"，形成了器官移植的体系，极大地促进了器官移植的发展。在1985年科威特和1986年阿曼、约旦会议上，穆斯林宗教神职人员接受了"脑死亡"的概念，但后来这个概念又被医疗和政治团体进行了讨论。1996年，伊斯兰医学科学组织发表了一项声明：根据哈瓦那和旧金山会议通过的草案所规定的常规检查标准认为，脑死亡者允许从他们身上获取器官。在中国器官移植研讨会上，专家们普遍认为在中国的大城市（少数民族地区除外）已经具备了实施"脑死亡"法的条件。"脑死亡"法对于科学地确定死亡、维护人类生命的价值与尊严，大力开展器官移植工作,充分利用有限的卫生资源以及我国医学事业的进步,均具有十分重要的意义。

二、器官移植经济学障碍

即使在发达国家,器官移植也是很昂贵的。移植过程中还需要有效的严密监护、良好的运输、正确的保存、先进的实验设施和优秀的医护人员。再加上免疫抑制疗法的费用较高,器官移植的费用对于绝大多数发展中国家的人们,特别是没有医疗保险的人们来说是无法承担的。在这些国家,最常见的器官移植的形式是来自活体捐赠的肾脏移植。贫困和器官移植所需要的昂贵的费用,引起了许多伦理学问题。尽管绝大多数国家采取了法律措施和规范医疗行为的严厉法规,但到目前为止,这种努力还没有获得成功。富裕阶层的人获得移植的机会要比穷人大得多。无论在国内还是在国外,器官的买卖都是很难阻止的,这些问题会对医学界产生巨大压力,这种压力反映在他们的行为和伦理价值观念上。

三、器官移植立法与制度管理

1968年,美国就制定了《统一组织捐献法》,体现了自愿捐献的伦理原则,同时他们还实行了有条件的捐献信贷制度,这种制度既可以扩大供体器官的来源,又符合自愿捐献的伦理原则。随着我国社会的进步和人们观念的更新,相信会被越来越多的人所接受。作为对自愿捐献的补充,在特殊情况下也可以采取推定同意的原则,即没有来自死者本人或家庭成员不愿意捐献器官的明确表示,都被认为是愿意捐献,许多欧洲国家都实行推定同意的政策。绝大多数发展中国家都有管理器官移植的法律,这些法律通常都涉及处罚器官买卖行为,但没有包括其他的一些重要问题,例如同意原则、死亡的定义及捐赠登记等。除设立一些特定的有关医疗的管理办法和法规外,这些发展中国家在没有一个明确的法律框架下就开始了器官移植。这些管理器官移植的规定通常考虑了社会、文化、宗教和伦理学方面的因素,但这些非综合性的考虑没有法律约束力,因此,产生了复杂的结果。在许多国家的医疗行为法规中,如果不是一二级的亲属关系,是禁止活体捐赠肾脏的,也禁止对外国患者进行活体捐赠。为了避开这样的限制,有钱或有势力的患者就会到一些没有这种限制的国家进行移植。有时也采用另一种方法,就是有目的地安排患者和捐赠者结婚,这样就能避开限制。

随着健康观念的转变,发展中国家在未来几年内要经历一段转型期。科学的进步和社会经济状况的改善,可能会进一步增加对器官移植的需求,由于优良的医疗机构的建立和相关法律的生效,器官移植的重点将从孤立的病例治疗更多地转向公众健康方面上来。

世界卫生组织应提倡国际合作,以促进器官移植在发展中国家更好地发展。为此,应制定一项指导原则,以保证器官的获取和移植是医方在遵循职业道德和充分尊重捐赠者和患者权利的条件下进行的。医方也应为活体捐赠者的身体完整、健康和幸福提供最大限度的保护。总的来说,发展中国家在器官移植的立法中应尽可能清晰地明确以下问题:①证实脑死亡的判断标准和证实脑死亡的个人授权。②关于活体捐赠和死后捐赠的同意原则、家庭同意原则和假定同意原则。③对可能的捐赠者和接受者的登记系统。④对活体和死后器官捐赠的研究和医疗机构的管理制度。⑤对买卖器官进行处罚。

2005 年 12 月 21 日,我国卫生部颁布了《人体器官移植技术临床应用管理暂行办法》,设立了器官移植行政许可制度。基于此,规定器官移植许可证制度,实施行政准入确保医院移植主体资格,明确合格主体的医疗设备、技术标准、医师资格、临床经验等条件,完善对申请从事器官移植的医疗单位和医师个人的资格审查机制,才能确保生命的延续万无一失。该办法在第二章第 6 条至第 16 条,针对器官移植规定了许可证制度,对申请从事器官移植的医疗单位和医师个人进行资格审查。理论上,器官移植过程中存在风险的原因是多方位的。但毋庸置疑,医方的原因占了主导地位。根据国家卫生和计划生育委员会于 2013 年 8 月 1 日公布的数据,全国共有 166 家具有移植资质的医院。

四、器官移植的伦理冲突问题

人体器官是一种稀有的卫生资源,是不可能按需分配的。这就使医师在进行器官分配时面临伦理难题,即可供移植的器官和技术总是有限的,那么谁应先接受移植手术?这是如何选择患者的问题。关于器官分配原则的确定问题,现实中器官分配主要参考的是经济承受力原则,而从医学伦理学的角度来讲则主要是考虑患者的剩余寿命、家庭角色、科研价值、历史回顾与对未来的前瞻。以社会价值为由,在器官移植中排除高危患者、老年人、艾滋病患者及残疾人,显然是不合理的,这违反了尊重生命原则,与人道主义原则是相抵触的。但是,根据医学标准,确实有些人不适合做器官移植手术,对他们设定限制只能从医学的角度来考虑。因为,根据效用原则,在做器官移植时要先进行"风险—收益"评估。只有积极结果是确定的,或确定积极结果大于消极结果,才是医务人员必须做、应该做的事情。

人体器官移植应确定以下医学伦理原则:①患者健康利益至上原则,该原则指在人体器官移植技术的应用中,必须把是否符合患者健康利益作为人体器官移植行为合乎伦理的第一评判标准。②唯一性原则,该原则指唯一性是选择使用人体器官移植技术的前提,即在针对受者的所有治疗方案中,器官移植应该是唯一具有救治希望的方案。在当前的医学水平下,其他的治疗方案已经不能够使患者继续生存下去,而必须使用人体器官移植技术。根据这一原则,器官移植技术是作为最后的治疗手段来使用的。③自愿、无偿与禁止商业化原则。人体器官移植应当遵循自愿、无偿的道德原则。任何组织或者个人不得强迫、欺骗或者利诱他人捐献人体器官。从事人体器官移植的医疗机构实施人体器官移植手术,除向接受人收取摘取和植入人体器官的手术费、药费、检验费、医用耗材费以及保存和运送人体器官的费用以外,不得收取或者变相收取所移植人体器官的其他费用。④知情同意原则,该原则包括对人体器官移植的接受者和器官捐献者的知情同意2个方面。对于受者及其家属来说,知情的内容至少应包括患者病情的严重程度、器官移植在内的所有可能的治疗方案、器官移植的必要性、器官移植的程序、器官移植的预后状况(包括可能的危险)、器官移植的费用等。对于供者来说,知情的内容至少应包括摘取器官的用途,摘取器官对供者的健康影响,器官摘取手术的风险、术后注意事项、可能发生的并发症及其预防措施,器官移植的程序,判定死亡的标准(对尸体供者来说)等。⑤尊重和保护供者原则,由于在人体器官移植中,人们的注意力更多地集中在器官移植接受者身上,所以,很容易忽视器官供者的利益。因此,对器官移植中的供者更应给予足够的尊重和必要的保护。⑥保密原则,该原则要求从事人体器官移植的医务人员应当对人体器官捐献人、接受人和申请人体器官移植手术的患者的个人资料保密。供者与受者之间尽量保持"互盲"。⑦公正原则,该原则主要是指在众多等待器官移植的患者中,公平合理地选择最终的器官移植获得者。⑧伦理审查原则,要求在摘取活体器官前或者尸体器官捐献人死亡前,负责人体器官移植的执业医师应当向所在医疗机构的人体器官移植技术临床应用与伦理委员会提出摘取人体器官申请,该委员会对此进行审查,以保证人体器官移植符合医学伦理。区别于上述实体性伦理原则,伦理审查原则是一个程序性伦理原则,只有通过这个程序性伦理原则才能保证上述实体性伦理原则得以最终实现。

第五节 | 缓解器官短缺的社会措施

科学有效的器官捐献体系是器官移植事业发展的基石和关键,是破解器官短缺难题、提高移植质量和促进器官捐献法制化、规范化的重要举措,也是数代器官移植外科医师长久以来的梦想。目前,国际上先进的器官捐献分配模式有美国模式、欧洲模式和西班牙模式,这些模式都是在长期实践中逐渐摸索出来的,能以恰当有效的方法增加从可能到实际的器官捐献转换率,保证了器官捐献的可持续发展。

一、国外器官捐献分配模式

美国是器官移植发展的最早的国家之一。在美国,患者接受器官移植的方式有2种,第一种是在政府网站上登记,等待器官分配;第二种是接受自己仍在世的亲人或者朋友的捐赠。美国的器官移植体系已经较为健全,1984年,美国通过了《国家器官移植法》,并成立了国家器官获取和移植网络以及器官移植受者科学登记系统,这些举措均推动了美国器官移植技术的发展。美国器官移植、捐献与分配的监管体系由以下5个部分组成:行政管理体系、经济管理体系、器官捐献与分配体系、科学统计分析管理体系、第三方独立监管体系。美国器官移植分配的模式有 4 个阶段:①由 UNOS 和器官移植中心负责统计和更新需要器官移植的患者名单;②由器官获取组织(Organ Procurement Organization,OPO)和器官回收局(Tissue Recovery Agency,TRA)来进行器官和组织的获取与回收工作,获取器官的同时,这 2 个机构还负责协调有血缘关系的亲属间的器官捐献;③器官获取组织负责支付供体的全部器官获取费用;④由器官资源共享网络及器官获取和移植网络(Organ Procurement and Transplantation Network,OPTN)针对不同患者的疾病集中程度、血型、器官类型及供、受体的年龄和所在地区建立一套评分系统,器官则分配给评分最高的受体,最终由负责移植手术的医师根据受供体的具体情况决定是否进行手术。各国器官分配的模式在实践中有各种不同的做法,但是,大多数国家主要的器官移植分配模式还是建立一个全国性的、集中式的器官移植协调中心,专门对器官移植手术进行协调管理。在器官移植协调中心,管理人员会设定一套分配标准,由电脑程序对器官进行分配,以达到公平的目的。

在英国,所有需要器官移植手术的英国公民都需要在"英国国家器官移植资料库"中登记。由医学专家、卫生部门和专家小组来共同确定器官分配的原则并制定分配标准。分配标准中包括血型、年龄、供体与受体的身量等因素,针对不同器官类别的分配原则也有些许不同,目的是为了保证最佳的配对,达到手术的最佳效果,保证手术成功率。制定出标准以后,由器官移植中心用电脑系统来找出最佳配型的供受体。这个过程中,英国器官移植中心负责全程监控,一旦发现任何违反标准和原则的情况出现,中心负责人员有权向手术实施的医疗机构负责人、相关专家组的组长以及移植中心的医学主任汇报。

二、我国器官捐献分配体系及现状

2010 年 9 月,中国红十字总会、国家卫生和计划生育委员会联合向中央编制委员会办公室申请,并于 2012 年 7 月获准在中国红十字会成立了属于核定财政补助的事业单位"中国人体器官捐献管理中心",这是我国器官捐献发展道路上具有里程碑意义的大事。中国人体器官捐献管理中心负责全国人体器官捐献的宣传动员、报名登记、捐献见证、救助激励、缅怀纪念及信息平台建设等相关工作,并无明确的行政管理职责。2013年 2 月 25 日,国家卫生和计划生育委员会与红十字总会联合召开全国人体器官捐献视频工作会议,宣布在全国正式启动人体器官捐献工作,这次会议被认为是我国器官移植的又一个里程碑,开启了我国器官移植新时代,也开启了我国器官移植领域的中国梦。中国人体器官捐献与移植委员会创立于 2014 年 3 月,由国家卫生和计划生育委员会、中国红十字会总会共同领导,负责对全国人体器官的捐献、获取、分配、临床服务、移植术后登记及监管 5 个方面进行统一的协调和指导,并且对医疗机构人体器官移植的临床和管理能力进行评估与审核。该委员会下设中国人体器官捐献管理中心、中国人体器官获取组织以及中国人体器官捐献专家委员会。中国人体器官捐献管理中心按照相关法律法规，负责全国人体器官捐献的宣传推动和报名登记工作，公平分配移植器官，组织和协调器官分配相关活动。此外，各省级卫生行政部门和省级红十字会共同成立并领导省级人体器官捐献与移植委员会，负责具体指导与统一协调各省人体器官捐献和移植的相关工作。

我国人体器官捐献工作正处于起步阶段，在捐献体系和制度建设方面与发达国家还有较大的差距，但技术层面上一定要遵循器官捐献发展的客观规律，在借鉴学习国外经验的基础上要形成自己的特色。在器官捐献分类方面，2011 年，卫生部根据我国的特殊国情需要，制定并颁布了《中国心脏死亡器官捐献分类标准》：中国一类为国际标准化脑死亡器官捐献(donation after brain death，DBD)，中国二类为国际标准化心死亡器官捐献(donation after cardiac death，DCD)，中国三类为中国过渡时期脑-心双死亡标准器官捐献(donation after brain death plus cardiac death，DBCD)，该分类也受到了国际器官移植学界的广泛认同。中华医学会器官移植学分会先后发布了 2 版《中国心脏死亡器官捐献工作指南》，中国标准实际包含了欧美国家目前正在实施的公民逝世器官所有捐献类型，包括 DBD 和 DCD，如果不加区别地只是参照西方国家 DCD 流程去实施，必然会混淆分类、混乱数据，失去科学性。二是严格实施脑死亡判定程序。DBCD 是我国器官捐献的特点，也是我国器官捐献的主要类型，保护好 DBCD 供体器官将对我国器官捐献产生很好的推动作用。随着对西班牙"ICU 是器官捐献主战场"理论的认同，我国 ICU 也将成为发现潜在供体的主战场，及时发现潜在供体并维护好供体器官功能将为人体器官捐献奠定良好的基础。

我国现行的器官捐献与移植体系为人类器官捐献登记系统、人类器官获取和分配网络、器官移植临床服务系统、器官移植后登记系统。与国外比较，我国最缺乏的是行政管理体系。《中国人体器官捐献试点工作方案》强调的是各级红十字会与卫生行政部门之间的合作，但双方的职责区分不明。在体系建设初期，虽然已认识到器官捐献不能完全由医疗机构来操办，却设计了红十字会与卫生行政部门共同组成器官捐献与移植管理架构，形成了红十字会系统与卫生行政部门共同领导的二元体制。我国目前的活体器官移植，包括分配制度，都是仰赖于各个有器官移植手术资格的医院来进行管理。缺乏一个集中的、体系化的、统一的中心将器官资源公平合理的分配。没有统一器官移植协调中心，患者的治疗可能会被延误，在分配的过程中也可能出现不公平的现象。一个完善的器官移植协调体系是有助于鼓励器官捐献的，捐献者不会再遇到捐献无门的情况。因此，我国需要在参考其他国家经验的前提下，结合本国国情，建立全国性的器官移植捐献和分配体系。随着公民逝世后器官捐献工作的不断推进，器官捐献体系建设的重要性已引起各界人士的重视。为了加强和完善我国器官捐献体系的建设，首要的是明确器官捐献工作的行政管理与监督机构，充分发挥中国人体器官捐献管理中心的作用，同时要积极运用现代通信技术，建立高效、畅通的器官捐献信息网络。

三、其他国家人体器官移植的立法

健全的法制必然会促进实践领域的飞速发展,国外器官移植事业与其配套的器官移植相关法律制度的健全存在必然关系。我国卫生部制定的《人体器官移植技术临床应用管理暂行办法(征求意见稿)》中规定,在进行活体器官摘取前,要求举行听证会,邀请医学、法学、伦理学、社会学等方面的专家和活体器官捐赠者本人及其家属参加,确认器官捐赠符合法律法规和医学伦理学原则,是活体器官捐赠者本人真实意愿,无买卖器官或者变相买卖器官后,才可进行活体器官移植。此种规定就是对解决活体捐献的供体身份问题的一种有益尝试。目前,世界上大多数发达国家,针对器官的移植和捐献,均已制定了较为完善的法律规范。

美国现今器官移植的制度起源于 1968 年的《统一尸体提供法》(Uniform Determination of Death Act)。1980 年,美国将死亡的定义范围扩大,除心肺功能的停止外,脑功能的丧失亦成为死亡判定的标准。紧接着美国国会于 1984 年 10 月通过全国性的器官移植法案,制定《国家器官移植法》,以上为美国联邦规范器官捐献及移植的主要法律,随后建立了 OPTN 及科学登记系统(scientific registration system,SR),而且美国政府于 1986 年将 OPTN 及 SR 委托美国 UNOS 经营这个网络系统,目前仍是世界上最具规模的器官整合机制与分配系统。为了取得各种器官以进行移植,UNOS 建立了一套人类器官移植的标准,但有些器官分配仍具争议,其中最重要的就是"当地优先"原则和"紧急优先"原则的相冲突,紧急优先原则虽然比较符合正义,但是当地优先原则却比较有利于器官的有效利用。另外,美国有些州立法让活体器官捐献人能享受税务优惠。例如,威斯康星州捐献器官者,因捐器官而产生的旅行、住宿和薪资损失,可在纳税时扣减 1 万美元。但仍强调,捐献者不应为所捐器官"收费",这是不能打破的界线。美国有些州亦有所谓"required request"的法律,即患者在医院临终时,医院的医护人员依法必须向家属提出器官捐献之建议,且美国各州的汽车驾驶执照反面可以填写器官捐献同意书,此同意书具有法律效力。

在日本,移植手术本身并不违法,但与美国等国家相比较却显得保守许多。虽然医师可为患者做眼角膜与肾脏移植,但从脑死亡捐献人身上取器官来移植的手术早期几乎没人做过。因为根据日本初期器官移植法律,心脏停止跳动时人才算死亡,并不承认脑死亡可用来作为器官移植的死亡判定。故眼角膜和肾脏移植在日本施行的经验相当普遍,但心脏、肺脏、肝脏等器官因无法提早取得使用,故发展缓慢。1997 年 10 月 16 日,新的《脏器移植法》修正施行,日本也从法律上接受了脑死亡等同人死亡的概念,除了原有肾脏及角膜移植外,从脑死亡患者身上取得的心脏、肺脏、肝脏、肾脏等器官也可以合法的进行移植。

1987 年,新加坡通过《器官移植法》,规定新加坡公民及长期居住的居民,年龄在

21～60岁,若在意外死亡时无生前明确表示拒绝器官捐献者,均视同自愿捐献。存放于医院或公共医护机构尸体于死亡后 24 小时无人认领者,依照新加坡《医疗法》第 12 条规定,机构负责人有权以书面程序取用其尸体或部分器官。新加坡有上述器官捐献来源的半强制性措施,使其器官捐献率在亚洲地区最高。新加坡国会 2004 年通过人体器官移植修正法案。修正法案规定,可供移植的人体死者器官除了肾脏之外,另增加肝脏、心脏,并且允许医师自非意外死亡的患者经脑死亡认定后,由其身上取出器官作移植之用。新加坡医学界对脑死亡的定义是非常严格的,进行器官移植手术时,有 3 组不同的医师参与脑死亡认定及移植手术,以发挥相互牵制的作用和防止滥用的情况出现。法案中的条文指出,所有活人器官捐献者,都必须事先取得进行移植手术医院的道德委员会的书面批准。任何以捐献器官作为交易者,将会面对最高 1 万新元(约 7 000 美元)的罚款,或监禁不超过 1 年,或两者兼施。

对于活体器官提供方和接受方的关系限制方面,各国、各地方的规定不尽相同,主要的分歧体现在捐赠者是否必须与接受者有亲缘关系。国际上,在这方面的工作比我国开展得早,经验也更丰富。1986 年,国际移植学会公布了有关活体捐赠者捐献肾脏的准则,相关内容有如下规定:只有在找不到合适的尸体捐赠者,或有血缘关系的捐赠者时,才可接受无血缘关系者的捐赠。我国香港地区 1998 年颁布的《人体器官移植条例》对活体器官捐赠者的身份做了详细的规定,该条例的第 5 条"在生的人之间的人体器官移植的限制"规定捐赠者必须与被切除器官的人有血亲关系,或于器官移植时为被切除器官者的配偶,而有关婚姻已持续不少于 3 年,违者一律视为犯罪。我国台湾地区于 1987 年6 月 19 日颁布了《人类器官移植条例》,其中对活体捐献者做出了强制性的规定,即器官活体捐献限定在三亲之间、夫妻之间或结婚满 1 年才被诊断为需要器官移植的病症者。它完全排除了非亲属活体器官移植,甚至远亲也排除在活体器官捐献者之外。这种模式的法规虽然对捐赠者身份给予了强制性的规定,一定程度上避免了黑市采集活体器官的犯罪行为,但是却一律否定了非亲缘关系者的捐赠行为,使得在亲戚身份上不符合规定要求的人的善行得不到肯定,而眼睁睁地看着患者走向死亡。

四、其他国家促进器官捐献举措对我国的借鉴意义

美国的人体器官移植,初始就面临器官来源的严重短缺的问题。美国联邦卫生部1986 年的一份报告,当年可供移植的肾脏为 7 000 个,而在排队等待肾脏移植的患者高达 2 万名。随着科学技术的发展,尤其是确立了脑死亡的死亡判定标准后,器官潜在捐献者的范围有所扩大。根据美国联邦法律,器官的分配采用商业化运作模式,允许非营利性的公益机构及中间经营机构接受和处理无偿捐献的人体器官,并收取"合理的费用"。经过中间机构"器官分享联合网络"的运作,美国的器官移植手术成为了全球最大的移植中心。对于活体器官捐献,除了无偿原则及自主性原则,并无亲缘限制,也就是说

可发生在任何人之间,朋友、邻居、甚至是陌生人都可成为捐献来源,也因此大大提高活体器官移植的流动率。根据 UNOS 统计,1999 年 10 月至 2003 年全美活体器官移植16 395 例的分析报告指出,超过 1/4 的捐献者与受供者没有亲属关系。换句话说,只要器官取得过程的制度严谨完善,亲缘限制反而成为增加器官来源的绊脚石。

日本新的《脏器移植法》法律条文规定,器官捐献必须得到当事人生前的承诺和家属的同意。第 6 条第 1 项亦指出由尸体取出器官须取得正当性程序,必须是生前有提供器官的意愿和立下书面字据明确表示,如其家属无反对之意,才可根据法律规定取出可使用的器官。1999 年进一步修正《脏器移植法》,第 6 条规定死者以书面的形式表明可以提供器官供移植使用的意思表示,且得知该意思表示的家属没有拒绝摘除该死者的器官或者没有家属的时候,医师可以从尸体中摘除供移植使用的器官。在 2009 年 7 月,日本参议院通过新版《脏器移植法》,解除了先前对器官移植的限制。原有的法规采取"移植条件必须本人生前书面表示同意接受移植及脑死亡判定,死后家属并未反对的情况下始可进行移植"的双重规定,因此,即使本人同意接受器官移植,如果无法得到家属的谅解及认同,仍旧无法进行移植。换句话说,日本在器官移植立法方面,采取一种互相调和的方式:在维持一般心脏死亡的基础上,允许患者自行选择脑死亡。最新修正的法规同时确定在没有特别书面文件表达同意捐献脏器的时候,家属可以有权决定捐献脑死亡者的器官移植,并允许 15 岁以下在特定状况下,由法定代理人同意捐献器官。日本法律修改后,患者在生前可以自主选择脑死亡,由于器官捐献来源增加,前往发展程度较低的国家进行器官移植手术的日本民众大为减少。

新加坡为捐献者提供"补偿金",为鼓励捐献器官,增加来源,新加坡国会在 2009 年3 月再度通过器官移植法令修正案。法令修正后,允许提供"补偿金"给器官提供者,即捐献器官者可针对体检、化验费用、手术和住院费用、复诊费用,以及因为移植手术直接导致的可追溯收入损失,索取补偿,但也因此被质疑可能造成变相容许器官在新加坡合法买卖。另外,取消死后捐献器官者须在 60 岁以下的限制,并允许从事配对活体器官捐献。新加坡沿用 17 年的人体器官移植法令修正通过后,不仅增加了可供移植器官的种类和数量,也拯救更多人的生命。虽提供"补偿金"来鼓励器官捐献,但亦设严厉的条文,杜绝不道德的器官买卖活动,以保障活体捐献者的利益。

五、其他来源器官的伦理冲突

近几年来,随着基因工程技术的发展,干细胞定向分化技术和组织工程技术迅速崛起,在动物身上培养出人的器官已成现实。此外,克隆技术的发展,克隆胚胎而提取干细胞作为细胞供体,进而将来也可以培养出组织和器官作为供体,即治疗性克隆。如果用患者自身的体细胞进行克隆,既无免疫排斥现象,又解决了供体不足。但它面临着胚胎是不是生命、是不是人的伦理争论。以美国为首的一些国家反对,以英国为首的一些国家支持,中国支持治疗性克隆。支持治疗性克隆的国家也是在严格控制的条件下,因为胚胎毕竟是一个生命。转基因动物已经成为现实,如果把人的组织相容性抗原基因(主要的组织免疫排斥基因)转移到动物身上,那么此动物身上所长成的器官就可以移植到人身上而不产生排斥反应。这种想法从理论上来说是完全可以做到的,但是如果一旦变为现实,异种器官移植到人体后使受移植者染上动物的属性或兽性,或因变为"狼心狗肺"而遭到社会的歧视,以及在人的基因转到动物胚胎后会否产生出没有预料到的怪物来,如果产生出非人非兽的怪物又将如何对其进行处置,这又是伦理学所要面对的问题。

　　尽管胚胎研究和胎儿组织移植意义重大,也还是引起了激烈争论。自 1972 年以来,英国、美国、德国等发达国家就胚胎研究是否合乎道德展开了长久的争论。一些人尤其是宗教界人士认为,研究胚胎违反了《赫尔辛基宣言》人权条款,是严重的犯罪。这种观点显然是把胚胎当做生命的,而对于生命,无论是西方还是东方都认为是神圣的。因此研究活胚胎和移植胎儿组织也理所当然地受到许多人的反对。针对胚胎研究和胎儿组织移植产生的争论与社会问题,各国采取了不同的法律和行政管理方式。在德国,由于人们警惕防范着纳粹法西斯的复活,对所有科学引发的社会问题持谨慎态度,禁止研究人胚胎,也禁止人兽生殖细胞交配的胚胎研究(澳大利亚亦如此)。无疑这是有历史背景的,而英国则采取妥协方法,只禁止研究 14 天后的胚胎。在美国,允许研究胚胎和移植胎儿组织,但制定了较严格的法规。此外,美国医学伦理和司法事务委员会提出了一系列法规来规范相关工作。

(马震宇)

第十六章 生殖科学与社会文化的互动

第一节 辅助生殖技术

一、概述

辅助生殖技术主要包括宫腔内人工授精（intrauterine insemination，IUI）和体外受精—胚胎移植，后者包括常规体外受精胚胎移植（in vitro fertilization and embryo transfer，IVF-ET）和卵胞浆内单精子显微注射（intracytoplasmic sperm injection，ICSI）技术。

（一）宫腔内人工授精

IUI 必须在腹腔镜或子宫输卵管造影证实至少一侧输卵管通畅的情况下使用。它分为以下 2 种。

1. 夫精人工授精（artificial insemination by husband, AIH）　也就是用丈夫的精液进行人工授精，适用于：①男性因少精、弱精、液化异常、性功能障碍（如阳痿、早泄、逆向射精等）、生殖器畸形等不育。②宫颈因素不育。③生殖道畸形及心理因素导致性交不能等不育。④免疫性不育等。

2. 供精人工授精（aritificial insemination by donor, AID）　也就是用供精者的精液进行人工授精，适用于：①不可逆的无精子症、严重的少精症、弱精症和畸精症。②输精管复通失败。③射精障碍等。

（二）体外受精-胚胎移植技术

IVF-ET 技术主要用于解决女性不育问题。IVF-ET 是将不孕夫妇的精子和卵子取出，在体外完成受精和胚胎的早期发育，然后将胚胎放回患者子宫内，使其继续发育、生长直至足月分娩。

1. 主要适应证　包括：①女方各种因素导致的配子运输障碍。②排卵障碍。③子宫内膜异位症。④男方少、弱精子症。⑤不明原因的不育。⑥免疫性不孕。⑦卵巢功能衰竭。

(三) 卵胞浆内单精子显微注射技术

ICSI 技术是在显微操作系统的帮助下将一个精子通过卵子透明带、卵膜,直接注射到卵子胞浆中使其受精。目前是严重少、弱、畸精症甚至无精症患者的主要治疗手段。它的适应证主要为:①严重的少、弱、畸精子症。②不可逆的梗阻性无精子症。③生精功能障碍(排除遗传缺陷疾病所致)。④体外受精失败。⑤精子顶体异常。⑥需行植入前胚胎遗传学检查的。

(四) 胚胎植入前遗传学诊断与筛查技术

近年来,随着分子生物学技术的发展,在辅助生殖的基础上结合现代分子生物学技术,发展成为胚胎植入前遗传学诊断技术(preimplantation genetic diagnosis,PGD)和胚胎植入前遗传学筛查技术(preimplantation genetic screening,PGS)。PGD 技术主要用于单基因相关遗传病、染色体病、性连锁遗传病及可能生育异常患儿的高风险人群等。PGS 主要适应证是:①夫妇一方自身染色体组型异常。②女方高龄。③反复自然流产或反复种植失败。④反复 IVF 失败史。⑤不良妊娠史或曾生育过有遗传疾病的孩子。⑥男方严重少、弱、畸形精子症等。

(五) 胚胎冷冻技术

胚胎冷冻技术是用玻璃化冷冻法将患者多余的胚胎冷冻保存起来,给患者提供多次移植的机会,提高每次采卵周期的累积妊娠率,提高 IVF 治疗效率,减少患者治疗费用。同时降低卵巢过度刺激综合征(ovarian hyperstimulation syndrome,OHSS)发生率,降低多胎移植风险。

二、辅助生殖技术并发症

(一) 卵巢过度刺激综合征

OHSS 是继发于促排卵或超促排卵周期的一种严重的医源性疾病。

1. 临床表现　临床表现为卵巢有过多卵泡发育,导致患者血液浓缩,血浆外渗,出现胸腔积液、腹腔积液、尿量减少、肝肾功能异常,严重者可危及生命。与患者所用超排卵药物的种类、剂量、治疗方案、患者的内分泌状态以及是否妊娠等因素有关。中度 OHSS 发生率为 $3\% \sim 6\%$,重度 OHSS 发生率为 $0.1\% \sim 2.0\%$。

临床表现包括体重迅速增加,少尿或无尿,血液浓缩,白细胞增多,低血容量,电解质失衡,常表现为低钠和高钾,出现相关并发症如腹腔积液、胸腔积液和心包渗出等,卵巢囊肿扭转或破裂,肝肾功能障碍,血栓形成,多器官功能衰竭,严重者可导致死亡。

2. 治疗原则　治疗原则主要包括:①轻度患者可门诊随访,限制体液摄入,监测每日体重、腰围、尿量、电解质及出入水量平衡等变化,避免剧烈活动以防止发生卵巢扭转等并发症。②对于重度患者需收入院治疗,根据患者病情每 2～8 小时测定生命体征,每日测量体重、腹围和液体的出入量。每日测定白细胞计数、血红蛋白浓度、血细胞比容、电解质、尿液比重。超声定期检查腹腔积液和卵巢的大小,呼吸困难者需测定血氧分压,根据病情需要定期检查肝肾功能。重度患者多处于低血容量状态,可以给予 5％的葡萄糖生理盐水 500～1 000 ml,以保持患者尿量＞20～30 ml/h 以及缓解血液浓缩。若上述治疗效果不佳,可考虑使用白蛋白治疗,20％的白蛋白 200 ml 缓慢静滴 4 小时,视病情需要可间隔 4～12 小时重复进行。利尿剂慎重使用以防止血栓形成。当患者出现严重的胸腹腔积液症状时,需考虑超声引导下进行胸腔穿刺或腹腔穿刺放液。

（二）多胎妊娠

ART 技术的应用增加了多胎妊娠(multiple pregnancy)的概率,而多胎妊娠增加母儿的妊娠风险。多胎妊娠与移植胚胎数目及质量有关。为了降低多胎妊娠发生率,美国生殖医学协会(American Society for Reproductive Medicine,ASRM)2013 年制定了相关指南,以降低三胎及以上多胎妊娠的发生率。此外,对于特定目标人群,目前欧美等国家通过选择性单胚胎移植(elective single embryo transfer,eSET)方法使多胎出生率降至 2％。ASRM 推荐 eSET 使用的目标人群为:年龄＜35 岁,超过一个优质胚胎可供移植,第一或第二次 IVF 周期,捐赠卵子胚胎移植。一旦发生多胎妊娠可以通过经阴道超声引导下的减胎术保留 1～2 个胚胎,手术通常在妊娠 6～8 周进行。

第二节　生育控制

从生理学角度来看,女性的一生中,育龄期持续几十年,是跨度很大的人生阶段。怀孕和避孕又是育龄期女性所面对的主题。妇女承载着妊娠及分娩的荣光和风险,同时也是避孕的主要承载者。人类避孕的历史源远流长,横跨了几千年来,才有自由避孕的今天。大约公元前 1850 年,古埃及就有关于避孕的记载。柏拉图是最早倡导计划生育政策的,他在《理想国》中提出避孕的理念,从控制人口角度倡导避孕。而避孕在人类历史的长河中并非一帆风顺,早期朦胧的避孕方法有的甚至可以称为女性身体受难史。几百年前,社会上很多宗教反对或禁止避孕,也有学术文章认为避孕是违反生理学的罪恶。在美国,避孕曾被指"有伤风化",美国曾颁布法规禁止传播避孕信息。直到 1966 年,经过女权主义者玛格丽特·桑格的倡导和不断抗争,避孕行为才被认为是合法的。法律限制或宗教谴责都无法阻止女性想方设法避孕。随着社会的进步和科学的发展,1960 年,第一个口服避孕药在美国经食品药品监督管理局批准上市,随后掀起一场全球革命。如今,全世界超过 1 亿女性在服用避孕药。

随着社会的进步,人们对避孕的认识越来越科学,谈论避孕不再扭捏或难以启齿。曾有报道父母在儿子 18 岁生日时送避孕套作为礼物,说明人们对避孕方面的知识乐于接受不再隐晦。但人们对不同避孕方法的有效性和不良反应还存在很多误区,医务人员有义务广泛宣传教育,要全社会了解避孕知识,做到科学避孕。

为什么要避孕? 女性的生育年龄接近 40 年,可以排卵 400 多次,有机会妊娠 30 多次,而多数夫妇仅生育 1~2 次,因此妇女一生中需要避孕的时间很长。有性生活但没有生育意愿的妇女均需要避孕。

避孕方法的种类有很多,激素避孕、官内节育器、屏障避孕法、安全期避孕、体外排精、杀精剂等属于可逆性避孕方法,而手术绝育是不可逆避孕。激素避孕和官内节育器都是很大的家族,各有自己很多的分类。大部分避孕方法是落实在女性身上,因此女性是避孕的主体。而上述避孕方法的有效性及不良反应也各有不同。女性对避孕方法有知情选择权,也就是妇女通过充分了解避孕方法的优缺点,自由选择适合自己的安全、有效的避孕方法。国际上,近年倡导将长效可逆避孕方法(long-acting reversible contraception, LARC)作为主要推广的避孕选择。我国目前所指的 LARC 包括官内节育器和皮下埋植避孕方法,其中以官内节育器为主。

目前,社会上对避孕的认识,仍然存在不少误区。代表性的说法为复方短效口服避孕药是激素,所以不安全。这是女性对避孕药非常普遍的一个看法,然而却是错误的。20 世纪 70 年代,关于复方短效口服避孕药导致血栓栓塞的风险,曾经引起恐慌和质疑。但随着避孕药中雌激素剂量的降低,血栓栓塞的风险也逐渐下降,远低于妊娠期及产后血栓风险。我国妇女对激素有不明原因的恐惧,很多女性对激素退避三舍。其实,人类的生存是离不开激素的,激素过多过少或失衡都会引起问题。复方短效口服避孕药只要除外禁忌证,使用是非常安全的,健康且不吸烟女性服用避孕药的健康风险极低。这种方法避孕效率高,正确使用避孕有效率超过 99%,能够很好地保护女性的生殖功能,是一种非常可靠的短效、可逆、自主的避孕方法。除避孕外,复方短效口服避孕药还可以提供众多重要的非避孕健康益处。比如,治疗与月经相关的问题:周期控制、痛经、功血、经前期综合征;临床益处:可治疗子官内膜异位症、多囊卵巢综合征、痤疮,长期使用还可减少盆腔炎发生。

有关复方短效口服避孕药的疑虑还包括使用后是否会影响今后的生育或是否会引起肿瘤。其实,复方短效口服避孕药可以保护女性的生殖功能,不影响生育。停用后,妇女生育力会很快恢复,因此停用后可以立即妊娠,无须等待,妊娠率也与正常人群相同。停药怀孕不会增加流产率和胎儿的畸形率,均与正常人群相似。并且,长期服用复方短效口服避孕药对子官内膜和卵巢有保护作用。对卵巢癌来讲,复方短效口服避孕药服用 5 年可使卵巢癌发病风险降低 20%,服用 15 年风险降低 50%。

官内节育器是中国女性避孕的主要方法之一,但随着避孕方法选择种类的增多,官内节育器使用率有下降趋势,甚至有的女性认为使用节育器已经过时了。其实使用官内节育器是很好的避孕方法,尤其适合已生育妇女。长效安全,避孕可逆,对性生活无影响,不影响哺乳。应该作为一线的避孕措施,无论是否生育,都可以使用官内节育器避孕。

　　屏障避孕也就是安全套避孕。在避孕同时可预防包括艾滋病在内的大多数性传播疾病。但是避孕效果不如激素或宫内节育器可靠,可能出现破裂、滑脱,使用不当易导致避孕失败,并且屏障避孕可能影响性生活舒适性,因此不推荐使用。

　　安全期避孕对于月经周期不稳定的女性来说几乎是无效的。安全期并不安全,因为影响排卵的因素较多,排卵时间很容易受影响而发生改变。不推荐使用这种避孕方法。

　　紧急避孕药只可在紧急情况下使用,而不能作为一项常规的避孕方法经常使用,因为与现代避孕措施相比较,它的失败率较高。仅对一次无保护性生活有效。紧急避孕药中激素剂量是短效避孕药的 10 倍,不良反应大。因此,紧急避孕药仅作为补救措施在避孕失误时偶尔一用,不能作为常规方法使用,对服用后发生的性行为,并没有保护作用。经常使用紧急避孕药的女性,需要落实常规的避孕措施。

　　产后也是避孕的一个非常重要的时期。分娩对一个家庭来讲是一大喜事,随着小生命的到来,宝宝成为家庭的中心和夫妇关注的重点,而产后性生活恢复时的避孕往往被忽略。哺乳期妇女产后月经及排卵的恢复有早有晚,与哺乳时间的长短和吸吮次数有关。不哺乳妇女排卵恢复很快,可在产后 40~50 天恢复排卵,关键是有些妇女在月经恢复前就已经恢复排卵。因此,产后经常发生还在哺乳或者月经还没恢复就怀孕的情况,产后避孕,应予重视。

　　未采取避孕措施和避孕失败是导致意外妊娠的最主要原因。大部分意外妊娠均以人工流产终止。人工流产特别是重复流产危害很大,无论是近期还是远期都对妇女的身心健康造成很大影响。如果意外妊娠是发生在剖宫产切口部位的妊娠、宫颈妊娠或其他异位妊娠等特殊情况则可能危及生命。关爱生命,关爱女性的生殖健康,应从避孕做起。

第三节 | 遗传与优生

一、引言

　　地球上的所有生物包括人类都是由核酸(DNA 或 RNA)、蛋白质和它们的代谢产物所构成,一个生物个体的包括全套基因在内的所有核苷酸序列即基因组,是决定该生物体的全部生物学性状的基础。遗传学是研究生物体内的基因组、基因、遗传变异和遗传的学科。遗传是生物的基本特征之一,是实现人类和各种生物在世代间种族延续的基本条件,是决定个体发育与发展的基本因素。人类通过对各种生物以及自身遗传的研究,发现了染色体、DNA 和基因,发现了遗传的基本规律,发现了各种疾病包括肿瘤的遗传因素,并应用细胞遗传学及分子遗传学技术进行疾病的检测、预防和治疗,降低了出生缺陷发生率,减少了成年期疾病,提高群体人口素质。2003 年,人类基因组计划(Human Genome Project,HGP)完成,激发了高通量 DNA 测序技术、基因芯片技术的发展,使得遗传病筛查、诊断及治疗有了突飞猛进的发展,孕前、植入前、产前、新生儿、成年人遗传检测技术的运用使遗传学与医学临床结合更为紧密,遗传学与生殖技术整合,诞生了一个新的医学领域——生殖遗传学。

随着生殖遗传学的发展以及未来生殖遗传技术对人类基因干预的无限可能,个体将对后代遗传组成的干预可能达到空前的地步,目前已经可以对多种遗传病进行植入前诊断,移植三亲来源胚胎,未来甚至可能定制婴儿,这将引发一系列社会、伦理和法律问题。这让公众回忆起历史上曾经发生过的优生学运动造成的灾难性后果,引发了对生殖遗传技术以及优生学的担忧。如何对遗传技术进行合理应用,使其既符合社会伦理框架,又保护基本人权和后代的利益,不至于产生基因歧视和不公正,是遗传与优生需要解决的基本问题。遗传学与优生学是 2 个不同学科却又紧密相连。历史上的"优生学"与"种族主义""纳粹"等名词有着一定的关系,为避免遗传学技术的应用被冠以"优生学"而遭到误读,确保遗传学知识的合理应用,促进群体、个体和后代的健康,并避免历史上优生学错误的再次发生,我们必须对遗传学、遗传技术以及优生学的历史及现状进行梳理与学习,让遗传学与优生学能够对群体有利而不是造成灾难性的后果。

二、遗传与优生概述

格雷戈尔·约翰·孟德尔(Gregor Johann Mendel,1822—1884)是遗传学的奠基人,被称为"现代遗传学之父",他在奥地利布隆的修道院担任神父期间,通过豌豆实验,发现了遗传的分离规律及自由组合规律。然而,由于其发现比较超前,并没有在同期的生物学家中引起共鸣。直到 1900 年,荷兰的德弗里斯、德国的科伦斯和奥地利的切尔马克同时独立地发表研究发现,重新证实了孟德尔遗传定律,遗传学才进入孟德尔时代。美国遗传学家托马斯·亨特·摩尔根(Thomas Hunt Morgan,1866—1945)和他的学生通过果蝇实验画出了果蝇的 4 对染色体上的基因排列的位置图,并揭示了基因的连锁交换定律,为分子遗传学研究奠定了基础。孟德尔的分离定律、自由组合定律和摩尔根的连锁交换定律被称为遗传学三大定律。1953 年,詹姆斯·杜威·沃森(James Dewey Watson,1928—)和弗朗西斯·哈利·康普顿·克里克(Francis Harry Compton Crick,1916—2004)共同发现了 DNA 的双螺旋结构;1956 年,美籍华裔遗传学家蒋有兴发现人类二倍体细胞的染色体数目是 46,从而开创了人类细胞遗传学的历史。此后,人类染色体、基因与疾病的关系不断得到更新。2003 年,HGP 计划的完成使人类在分子层面更深入的认识基因组成,对基因导致疾病的干预提供坚实基础。2012 年,美国的杜德纳(Jennifer Doudna)和瑞士的卡彭蒂耶(Emmanuella Charpentier)首次指出 CRISPR/Cas9 可作为基因编辑工具;2013 年,麻省理工学院的张锋研究组以及哈佛医学院的丘奇

(George Church)等团队在哺乳动物中实现基因编辑,随后在全球范围内有多家实验室都成功采用CRISPR/Cas9技术实现了基因编辑。2015年,我国中山大学黄军就团队报道了在人胚胎阶段对可能导致地中海贫血的基因致病位点进行了基因编辑,获得遗传上修正后不发生地中海贫血的胚胎。这些进展说明基因测序、遗传病检测、对胚胎进行基因编辑的研究正在势如破竹般进行,未来对人类基因的干预可能达到空前的阶段,遗传学进入了基因编辑时代,机遇与挑战并存。

对于优生学(eugenics),很难下一个定义。弗朗西斯·高尔顿(Francis Galton,1822—1911)是查尔斯·达尔文的表弟,深受达尔文进化论思想的影响,从遗传的角度研究个别差异形成的原因。高尔顿在1883年用希腊词根"eu"(健康的,好的)与"genos"(种族,出生)合成英文"eugenics"一词,并将其定义为"通过合理的婚配,以优于自然方式改良种族或血统的科学",由此开创了优生学。高尔顿的优生学思想迅速在世界范围内传播,并分为积极优生学和消极优生学。积极优生学是指增加体力和智力上优秀个体的繁衍,使社会群体生育更多健康或具备遗传优势的后代。消极优生学是减少或者消除遗传病和先天缺陷患儿的出生,减少或防止那些被认为是"遗传低劣者"或不健康胎儿的出生。前者是优质的扩展,后者是劣质的消除,其目的都是为了保持和扩展优秀的素质,提高群体的出生质量。在20世纪上半叶,西方国家几乎每位人类遗传学家都参与到"优生学运动"之中,人类遗传学几乎等同于优生学。1904年,高尔顿在英国建立了弗朗西斯·高尔顿国家优生学实验室;1907年,英国优生学教育协会(English Eugenics Eduction Society)成立;1923年,美国优生学协会(American Eugenics Society)成立,这些协会的成立也促进了优生学思想的传播。但优生学传播的这一阶段也是西方社会阶级偏见和种族偏见最盛行的时期,优生学的原始主旨很快被种族主义所取代和利用,欧洲认为雅利安人种是最高等民族,1933年,德国纳粹通过了"强迫绝育法",强迫一些下等阶层的群众绝育。西方国家都有类似的法律通过,从1907—1931年,美国多个州颁布了优生绝育法,对残疾人、罪犯、精神病患者及智力障碍等"劣等阶层"实施非自愿绝育。第二次世界大战期间,纳粹以优生学为名对犹太人、吉卜赛人等施行的惨绝人寰的大屠杀,使优生学蒙受了巨大的耻辱。虽然优生学的原始主旨与种族主义、统治阶层不相关,但是由于这些历史原因,优生学的阴影也留存至今。

国内最早将"eugenics"确定译为"优生学"的学者是潘光旦先生。优生学在我国的发展始于他编写的《优生概论》《优生原理》等书籍的传播。他综合各家之言,将优生学定义为:"优生学为学科之一,其所务在研究人类品性之遗传与文化选择之利弊以求比较良善之繁殖方法,而谋人类之进步。"近代,中国学者针对优生学的研究的主要目的是希望通过鼓励遗传上优良个体生育并阻止遗传不良个体生育,提高民族质量,挽救国家和民族,实现民族复兴,与欧美的优生学运动有巨大差异。中华人民共和国成立后,首部与优生学相关的法律是1950年我国第一部《婚姻法》,对禁止结婚的部分情况做了规定。但遗传与优生学在国内的发展并非一帆风顺,由于受苏联的影响,国内较长一段时间内推崇米丘林-李森科学说,批判孟德尔和摩尔根的遗传学说,优生学主要被视为纳粹实施剥削和种族歧视的伪科学而受到批判,学科发展受到限制。直到"文革"结束,中国人口政策调整,优生学才再次发展。1994年,《中华人民共和国母婴保健法》颁布,引发了国际遗传学界和伦理学界争议。该法最初译名为"Eugenics and Health Protection Law",这让西方学者将该法与优生学开始传播之初西方部分国家颁布实施的强制绝育法联系在一起,也令人回忆起纳粹的优生学伪装下的种族灭绝行动。随后,经过国内遗传学和伦理学学者的共同努力,撇清了该法与历史上的"优生学运动"的关系,使国内的遗传学和优生学健康有序发展,也促进了国内学者对优生学的研究与讨论,促进了人们对遗传技术应用的伦理学问题的关注。随着遗传技术的不断发展,孕前筛查、植入前筛查、产前筛查、产前诊断得到大量应用,我们也需谨慎地审视这些遗传干预,避免优生学的阴影再次笼罩国内遗传学和优生学。

三、遗传筛查

卫生部发布的《中国出生缺陷防治报告(2012)》表明,目前,我国出生缺陷发生率约5.6%,每年新增出生缺陷数约90万例;新增先天性心脏病超过13万例,神经管缺陷约1.8万例,唇裂和腭裂约2.3万例,先天性听力障碍约3.5万例,唐氏综合征2.3万~2.5万例,先天性甲状腺功能低下症7 600多例,苯丙酮尿症1 200多例。2016年,欧洲Orphanet数据库发布数据表明,每年新增各类染色体疾病患儿为6.25/10万人~95/10万人。美国和加拿大出生缺陷预防研究网络的数据显示,常染色体显性遗传病如强直性肌营养不良、Ⅰ型神经纤维瘤病、成人型多囊肾、结节性硬化等出生率达到1/8 000~1/800;X染色体连锁显性或隐性遗传病如杜氏肌营养不良症、脆性X染色体综合征、血友病、X-连锁严重联合免疫缺陷病、肾上腺脑白质营养不良等出生率达1/30 000~1/3 000,目前人群中单基因疾病发病率高达1/550。这些疾病大部分可通过各级遗传筛查降低发生风险,进行早期诊断及治疗,达到预防或者延缓疾病发展,降低经济负担的目的。目前,我国罕见病患者约有1 680万人(是艾滋病患者总数的30倍),全球范围内已确认的罕见病病种6 000~7 000种,占人类疾病的10%左右,但只有不到5%的罕见病有治疗方法。全球每年约260万死产儿中,约19.2万死产儿可能源于未检测出的先天性疾病,而70%的先天性疾病都可以通过遗传筛查进行预防或者早期诊断。这就将遗传筛查提到了一个高度,对于遗传性、先天性疾病,预防重于治疗——不治已病治未病。做好遗传筛查,防止或者减少出生缺陷,是世界卫生组织出生缺陷"三级预防"策略之一。遗传筛查主要包括孕前携带者筛查、植入前筛查、产前筛查(唐氏筛查、NIPT、畸形筛查)、新生儿筛查(遗传代谢性疾病筛查、新生儿耳聋筛查)以及症状前筛查(疾病易感性基因筛查)。我们进行遗传筛查的初衷是好的,但是遗传筛查本身使个体或群体受益的同时也必然会存在风险或伤害。例如,孕前、产前遗传筛查可能引发隐私泄露的风险,植入前筛查对胚胎进行干预的风险,产前筛查高危诊断胎儿异常终止妊娠风险,对残疾人遗传筛查可能产生歧视,新生儿筛查可能预知成年期疾病造成心理伤害等,这些风险或伤害可能抵消甚至超出干预本身所带来的受益。因此,当我们因遗传筛查受益时,还必须对其可能引发的风险和造成的伤害进行伦理评估。

国内基因筛查歧视第一案当推 2009 发生在广州佛山的地中海贫血基因携带者报考公务员被拒录终审败诉案。2009 年,3 名佛山市公务员考试名列前茅者因被认定为珠蛋白生成障碍性贫血基因携带者,根据《公务员录用体检通用标准(试行)》,血液病患者不得录用,因此 3 人不予录用。这说明社会公众已经开始关注对应聘者遗传信息的了解。获取某人的遗传筛查信息,可以了解某人是否具有相关工作能力,是否具有某些潜在疾病风险,是否具有正常的生育能力等,如果对这些遗传信息随意处理,可能引发不公正和歧视问题。佛山基因歧视案就是遗传筛查可能引发问题的警示。就此推广开来,如果入学、求职、购买保险、结婚等都需要提供遗传信息,学校需要遗传信息判断学生是否具有正常学习能力,雇主需要遗传信息判断雇员是否胜任某一工作,保险公司根据遗传信息拒绝向投保人提供保险服务,婚配过程中先拿出遗传筛查报告看 2 人是否具有相同致病基因等,将引发一系列基因歧视问题,引发社会资源分配不公正等问题。随着基因技术的进步和基因筛查的普及,如果对基因隐私不加以严格保护,会造成严重的后果。个体、阶层、民族、种族等层面都可能发生基因歧视,"优等基因"歧视"劣等基因","智力基因"歧视"愚笨基因"等,基因歧视会使社会出现新的弱势群体,出现新的基于基因的不公正状态,进而成为社会动荡的一个原因。此外,遗传筛查结果可能会给个体带来心理压力甚至损害个人尊严。当一个健康人被告知是致病基因携带者时,可能就会产生巨大的精神压力。例如,当我们得知已经出生的孩子发生了遗传性耳聋,而夫妻双方是相同的遗传性耳聋的致病基因携带者,虽然自己是健康人,但是孩子的疾病来源于父母,父母会产生巨大的负疚感和再次生育一个耳聋患儿的恐慌。如何严格掌握遗传筛查的指征,遵循伦理的受益、不伤害、公正原则,是遗传筛查技术日益发展的今天亟须进行规范的一件事情。遗传筛查中遵循知情同意原则,并对遗传筛查结果进行严格的保密原则,是每位从事遗传筛查的工作人员应该贯彻执行的工作。

四、生殖遗传

人类辅助生殖技术作为一项对生育行为的干预,与诸多哲学问题相联系,同时又衍生出了遗传与优生相关的伦理问题。生殖遗传技术包括基因筛查、基因诊断、胚胎基因检测、植入前诊断与筛查、基因治疗、基因克隆、基因编辑甚至基因增强等遗传技术。从1990 年,世界上第一例植入前诊断性连锁遗传病的新生儿出生,至今植入前诊断与筛查已成为遗传病、染色体疾病治疗的有利途径,使许多深受基因疾病、染色体疾病甚至复发性不良妊娠史困扰的家庭获益,但是对植入前胚胎的操作产生的风险以及伦理争论,对这些技术产生的新生儿群体的担忧以及成年期可能产生疾病的担忧一直持续至今。1996年,苏格兰爱丁堡罗斯林研究所的胚胎学家伊恩·威尔穆特[(Sir) Ian Wilmut],通过克隆技术将成年母羊乳腺细胞核注射入未受精的但去除了所有遗传物质的羊成熟卵子中,观察卵子分裂,发育成胚胎并将胚胎移植入代孕母羊的子宫中,成功活产一只母羊,取名为"多莉"(Dolly),引起巨大轰动。随之而来的克隆、代孕、辅助生育等名词对大众来说不再陌生,辅助生殖技术、生殖遗传技术、克隆技术对人类是一把"双刃剑",一方面可能解决现实中存在的生育难题,另一方面可能导致生物品系减少,个体生存能力降低,引发遗传生态问题。克隆技术一旦被滥用于克隆人类自身,可能带来未知的遗传退化,并引发一系列严重的伦理道德问题。2015年,广州的黄军就团队首次对人类移植前胚胎进行了基因编辑,此后,英美等国科学家开始对胚胎进行基因编辑治疗遗传病。2016年,美国华裔科学家张进通过线粒体移植技术,取出患有线粒体病母亲卵子的细胞核,和捐赠的健康卵子的细胞质融合,移植后的卵细胞完成受精,形成有3个人遗传物质的受精卵细胞,随后胚胎移植入母体获得妊娠,诞生了世界首例"三亲婴儿"。这些生殖遗传新技术的应用引发巨大伦理争议与讨论,基因编辑婴儿、三亲婴儿是否属于定制婴儿的一种? 人类生育难题得到突破的同时是否也会导致基因表观遗传失控产生新的疾病? 这些问题目前没有解答,但生殖遗传技术的快速发展,引发了许多新的伦理思考及法律层面的制度健全。2015年,英国立法允许培育三亲婴儿;2016年2月1日,英国宣布正式批准对人类胚胎进行基因编辑,这是第一次国家批准了人类线粒体移植技术和人类胚胎基因编辑技术。虽然有了法律依据,但是生殖遗传技术的反对者认为,这些技术事实上是在制造转基因人,相当于人造胚胎,"设计"新生儿,胚胎的基因改造可以干预新生儿的肤色、眼睛颜色、智力以及成年后的身高,甚至产生人兽杂交的怪物。可以说生殖遗传技术的进步是一部分生育困难、生育力低下人群的福音,但也可能对整个人类群体、人类社会的长期发展产生灾难性影响。怎样解决个体对生育权的自由选择,解决患有遗传病或者生育力低下又渴望生育的家庭的难题,又可以符合人类文明和道德伦理的要求? 要回答这个问题,不仅需要国家、政府层面对于新技术的规范、立法和监管,也需要公众重新审视和讨论那些富有哲学色彩的生命终极命题。

五、产前诊断

产前诊断指在胎儿出生前对其发育状态、是否患有疾病等方面进行检测诊断,以便及时发现在宫内和可能在生长期患有严重遗传病的胎儿。产前诊断可使个体掌握先机,对可治性疾病,选择适当时机进行产前干预;对于不可治疗性疾病,能够做到知情选择,在伦理允许下进行选择性终止妊娠,达到降低出生缺陷、优生的目的。产前诊断对象包括产前筛查高危;有既往不良孕产史;有既往出生缺陷病史;有遗传病家族史;高危妊娠的孕妇。2002年9月24日,经卫生部部务会讨论通过了《产前诊断技术管理办法》,该文件对产前诊断技术项目、分级管理、开展产前诊断技术医疗保健机构的设置和职责、医疗机构条件、从事产前诊断卫生专业技术人员的基本条件、遗传咨询技术规范、唐氏综合征和神经管缺陷产前筛查技术规范、超声产前诊断技术规范、胎儿染色体核型分析技术规范等都做了规定，使我国产前诊断有了法规依据。产前诊断是与遗传、优生紧密相关的诊断技术，对产前诊断的伦理思考是对患有先天性疾病、遗传性疾病的胎儿的选择性终止妊娠的思考。产前诊断的初衷是预防疾病，防止严重的遗传病及先天疾病的出生缺陷儿出生，这些患儿的出生给家庭、社会带来沉重负担，同时也可能对患儿本身造成终生痛苦。但是，胎儿是否具有人权，是否享有一定的权力，怎样保护胎儿有限的权力，做到不伤害、防止伤害？例如，一部分仅是性发育异常的胎儿，出生后可能面临性别的判定、必要的手术以及成年后的生育难题，但是他们可能不存在智力异常、体表畸形或者生长发育异常等问题，对于这样的胎儿，当父母知情后，是否应被建议终止妊娠？或者是在遗传咨询的情况下由胎儿的父母自己决定？或者法律规定有生机儿不允许终止妊娠、该胎儿已经不符合终止妊娠指征的情况下，父母知情后仍然强烈要求终止妊娠，医疗机构以法律法规为由拒绝终止是否符合伦理？这些问题很难回答，亟须更深入的伦理讨论及法律法规的健全。目前，遗传检测技术快速发展，遗传病及其发生机制研究不断深入，产前诊断水平不断提高的情况下，产前诊断的范围和外延不断扩大，产前诊断涉及的伦理面临新的问题，仍需要不断讨论，使产前诊断技术符合伦理框架，做到技术不滥用，敬畏生命，符合有益、不伤害、自主、公正原则。

六、胎儿医学

胎儿医学是围产医学的重要组成部分，旨在研究胚胎、胎儿的病理生理，胎儿疾病的诊断、治疗，从而提高胎儿的存活率及生存质量。随着遗传筛查与检测技术、影像技术、宫内手术等相关学科的飞速发展，胎儿医学已成为产科学发展的最前沿专业，其内容涵盖了胎儿生长发育的监测、遗传病与先天性疾病的产前筛查和诊断、胎儿疾病的宫内治疗等诸多方面。胎儿医学是将胎儿作为一个患者而不是母亲的附属物，将胎儿和母亲放在同等位置上来考虑，同时保护"母亲权利"和"胎儿权利"。1963 年，首例 Rh 溶血病胎儿宫内输血成功；同年，首次成功使用羊水穿刺术取羊水进行生化检查以判断胎儿器官功能成熟度；1974 年，胎儿镜检查术问世；1988 年，De Lia 完成了第一例胎儿镜激光治疗手术；目前，国内开展的趋于成熟的宫内手术技术主要是针对双胎输血综合征（twin-twin transfusion syndrome，TTTS）的激光凝固胎盘吻合血管术。在北京、上海等多地胎儿医学部可进行胎儿镜下激光凝固胎盘吻合血管术、产时子宫外处理技术（es-utero intrapartum treatment，EXIT）及多胎妊娠一胎畸形的减胎术等，但这些宫内干预胎儿的远期预后仍在随访阶段。2013 年，中华医学会围产医学分会胎儿学组正式成立，并且同中华医学会妇产科学分会产科学组组织撰写了《双胎妊娠临床处理指南》，引导了我国胎儿医学发展。随着遗传诊断技术和影像学诊断技术的发展,未来会有更多可治疗的胎儿疾病可能被用于官内干预,对胎儿进行基因治疗、干细胞治疗等也处于基础研究阶段,可能成为未来胎儿医学方向。对遗传病、先天性疾病的官内治疗、出生前治愈已经成为现实,与此相伴产生的伦理争议及风险如影随形。胎儿官内治疗涉及多个学科,需要多学科合作;而官内手术风险高,需要对相关医务人员进行严格培训和规范;对于很多遗传病与先天性疾病的官内治疗,国际上都没有很好的范例,很多时候都是突破性科研尝试,更需要评估胎儿和母亲、家庭和社会的受益情况。胎儿官内治疗手术风险高,价格昂贵,术后并发胎儿死亡、早产的风险以及出生后抢救风险增加,远期并发症及后遗症风险增加,成年期疾病风险未知,而且可能造成母亲受伤害甚至死亡,这些可能给家庭和社会带来沉重的经济压力和精神负担。所以,开展胎儿医学,不仅仅需要遗传检测技术、医学影像技术、医疗手术技术的进展,更需要伦理先行、制度先行、规范先行。胎儿医学技术涉及的伦理问题需要进行深入伦理讨论并审批,对胎儿进行官内手术治疗需要有健全的管理制度和规范,要做到胎儿父母的知情同意,进行充分的沟通,让孕妇对可能出现的不良后果有预先的心理准备和充分的思想准备。总之,遗传诊断技术、影像技术与医疗技术的进展使得许多产前胎儿疾病得到了治疗的可能,胎儿疾病的治疗也符合大众对降低出生缺陷、提高人口素质的期许,也提高了对胎儿人权的关注。胎儿医学的长期发展需要符合伦理框架,建立健全相应管理制度、规范医疗技术做到公正公平、不伤害,使社会及群体受益。

七、遗传咨询与遗传咨询师

遗传学的进展使多种遗传病、染色体疾病、多基因疾病甚至癌症的检测技术得到提高,而检测结果的解读、再发风险评估、后续的检测指导及近亲属发病风险预测等需要专业人员判断与解答。遗传咨询(genetic counseling),根据中国遗传学会遗传咨询分会的定义,是指联合人类基因组技术和人类遗传学知识,为患者开展遗传咨询、基因诊断、遗传病治疗等相关医学服务。遗传咨询的服务内容主要包括单基因和多基因遗传病的诊断与治疗,产前诊断、婚配、妊娠、新生儿保健的指导,近亲婚配风险和毒物、放射性对遗传物质的影响的评估等。目前大多数自发性疾病、先天性疾病都可以列入遗传咨询范围。如前文所述,遗传筛查结果、产前诊断结果、植入前诊断结果等都需要专业的遗传咨询进行指导。遗传咨询是预防遗传病、提高人口素质的有效环节之一。

遗传咨询是分子遗传技术及分子生物技术临床转化不可缺少的一环,而遗传咨询师在其中发挥着核心作用。遗传咨询师是随着医学遗传学的发展、遗传检测技术的临床应用而催生出的医学遗传学职业。20世纪80年代,美国建立了医学遗传学专科及相关的专职体系,1980年,美国医学遗传学与基因组学资质委员会(American Board of Medical Genetics and Genomics, ABMGG, www. abmgg. org)创立,启动了医学遗传学专科的设置和培训计划；1991 年，美国医学专科委员会(American Board of Medical Specialties，ABMS，www. abms. org)认可了医学遗传学作为新的医学专科，同年成立的美国医学遗传与基因组学学会(American College of Medical Genetics and Genomics，ACMG，www. acmg. net)成为制定临床遗传规章制度和行业标准规范的主导机构。欧洲也设置了相应的欧洲人类遗传学会(European Society of Human Genetics，www. eshg. org)，对临床遗传医师总体能力和专业核心技能的训练进行规范。这些培训主要包括：①获得评估咨询者疾病的临床印象和辅助检查资料来判断了解可能的遗传性疾病。②对所获得结果进行解释并指导进行后续的检测、治疗和咨询。③评估疾病的再发风险及近亲属的发病风险。④提供该疾病的医疗支持和社会支持以及患者互助等组织。⑤对可能涉及咨询者隐私的部分保持谨慎态度并保密。⑥学习给予适当的心理支持。

　　国内的遗传咨询师培训起步较晚，近几年在中华医学会医学遗传分会，中国遗传学会，中国科学院院士贺林教授，哈佛大学医学院的吴柏林教授、沈亦平教授等多方倡导下，国家卫生和计划生育委员会能力建设和继续教育中心成立临床遗传专科委员会专家小组，开展遗传咨询技能专项培训，并加强与美国的交流合作，推进遗传咨询师在中国的职业化进程。但是，目前我国还没有专门的遗传咨询师，临床遗传咨询门诊多设在妇产科或者儿科，由具有遗传医学背景的妇产科或者儿科医师提供咨询。神经专科因其特殊性，多种神经遗传病检测进展迅速，神经遗传病的遗传咨询目前发展较快，多由神经内科医师提供遗传咨询。通常来遗传咨询门诊的咨询者是为了儿童疾病遗传检测，产前高危者的产前诊断或者辅助生殖技术前的植入前诊断。目前的遗传咨询门诊存在多种问题：①遗传病的检测结果解读与处理需要结合大量的专业知识，可能需要查找大量专业文献与数据库，短短的门诊时间不可能解决复杂的遗传问题，导致遗传咨询的广度与深度得不到提高，咨询者的满意度下降，咨询过程中所涉及的伦理问题、咨询者的心理问题等得不到有效疏导。②目前遗传检测进展迅速，临床医师不一定有足够的人类遗传学知识、基础分子遗传学知识来解答复杂的遗传咨询，因此需要及时的遗传报告结果解读培训、遗传基础知识的学习及遗传数据库的应用。③每个强大的遗传咨询师背后必定有一个强大的遗传检测与诊断实验室进行支持，目前，国内医疗能做到覆盖全部遗传检测种类的机构比较少，笔者所在的医疗机构可以做到全染色体疾病和部分单基因遗传病的检测覆盖，但对于临床上多变的几万种单基因遗传病进行不同致病位点的检测验证，耗时耗人工，在单一的医疗机构进行较不理想，可能需要第三方遗传检测公司的支持，对于医疗机构与第三方检测公司的合作怎样合理合规进行则需要政策的及时规范。④因为遗传咨询都通过医疗行为来解决，医师的解释有时可能比较专业化而得不到咨询者的充分理解，而咨询者反复提出重复的简单问题可能引起咨询医师的烦躁、反感与不尊重，在门诊数量增多、反复咨询无效的情况下，遗传咨询的效果会大打折扣，也不利于遗传信息的获取和后续的遗传指导。⑤咨询者的知情同意原则，遗传咨询的隐私保护、保密原则都需要在日常的门诊工作中进行加强与规范。对遗传咨询专业人员的专业技能和素质进行调查,为合格的资深从业人员提供资质认证,并提供专业化管理和培训。同时,建立健全遗传咨询专科体系,加强专科设置与管理,为国家储备更多的遗传咨询专业人才,有益于我国遗传医学领域的健康长久发展。

综上所述,国内外在遗传学、优生学发展轨迹以及专科设置、教育和管理上存在巨大差异。分子遗传学仍处于快速发展时期,许多遗传病变异的致病机制、遗传变异对人类生殖的影响仍然在研究阶段,许多新的遗传诊疗技术也有待临床试验来验证。遗传病的筛查与诊断、复杂疾病的多学科合作都需要遗传学、遗传咨询的健康发展来提供支持。遗传学与优生学面临的巨大挑战是,在医学伦理允许的情况下,提高医学遗传学的影响力,并通过专科、专业培训遗传学与优生学高级人才,满足日益增长的临床遗传咨询和科研转化的需要。

第四节 | 生殖科学进展对社会的影响

生殖是人类生存、文明延续的永恒主题,生殖科学已经发展为当代非常重要的学科。生殖科学不仅关系到每个人类个体的生殖健康、生命延续问题,也与家庭稳定和睦息息相关,还对社会的发展产生了深远的影响。

一、对社会发展的有利影响

生殖科学的运用和发展,承担着两方面责任。

(一) 生育控制

1. 控制人口数量   人口的规模、结构、变化的速度都与社会发展紧密相连,无限制的人口膨胀可能导致资源紧缺、能源枯竭、环境恶化等,最终将使地球不堪重负,进而威胁到人类自身生存。保持社会人口适度增长,才能实现可持续发展。

2. 控制生育质量   据《中国出生缺陷防治报告(2012)》统计,中国出生缺陷发生率在5.6%左右,以全国年出生数1 600万人计算,每年新增出生缺陷数约90万例,其中出生时临床明显可见的出生缺陷约有25万例。加强辅助生殖技术的质量控制管理,降低出生缺陷风险、提高出生人口素质成为当今生殖医学领域和卫生行政管理的当务之急。倡导优生优育,防止有遗传疾病和生理缺陷的婴儿出生,不仅有利于提高人类健康水平,还有助于降低社会成本。

(二) 发展辅助生殖技术

生育问题关乎家庭的和睦与社会的安定。中国人口协会、国家卫生和计划生育委员会发布的数据显示,2017年中国育龄夫妇的不孕不育率从20年前的2.5%~3%攀升到近年12%~15%,患者人数每年超过5 000万。其中,女性单方原因占50%,男性单方原因占 40％,夫妇双方共同原因占 10％。

不孕不育不属于严格意义上必须治疗的"疾病",但不孕不育夫妇可能受到来自自身及家人、朋友等各层社会关系的压力,积极发展人类辅助生殖技术,帮助不孕不育夫妇生育,有助于减轻他们的心理和社会的压力,这对维护社会的安定团结,具有重要的作用。

2018 年,第三十四届欧洲人类生殖与胚胎学学会年会(European Society of Human Reproduction and Embryology,ESHRE)数据显示,目前世界上共有 800 万"试管婴儿"出生。人类辅助生殖技术发展至今,除人工授精、体外受精—胚胎移植外,已衍生出了卵母细胞胞浆内单精子注射、胚胎种植前遗传学诊断与筛查、冻融胚胎移植、未成熟卵体外培养、辅助孵化、生殖细胞或组织冻存等技术。生殖学科的发展正在不断为社会的发展做出新的贡献。

二、生殖科学进展中可能引发的社会问题

生殖科学的发展具有重要的医学价值和社会意义,但是,因为生殖科学的介入与应用,改变了自然界的生命法则,使得人类自然生殖不再是一件自发性偶然事件,而是一种通过医学技术可以被人们理性选择和运用的行为。生殖科学技术的进步与运用,是科学技术推动人类文明进步的表现,然而,生殖科学与人类的传统观念、文化风俗、伦理道德、法律法规间产生的新的碰撞,可能会引发相应的社会文化分歧与争议。

(一) 对传统婚姻、家庭、亲子关系的冲击

传统观念中,爱情具有强烈的排他性,家庭是社会的基本单位,承担着生产、生育、消费、教育等诸多社会功能。生殖科学的应用,离开了传统的生育方式,甚至可能使用婚姻关系以外他人捐献的精子、卵子,以达到生育的目的。第三方的遗传物质进入了原本的家庭,打破了传统的双亲血缘关系,使得传统家庭伦理道德观念受到冲击。而且,离婚、再婚等不确定因素可能会使父母与子女的关系变得更加复杂。

比如,男方患有由于各种原因所导致的无精子症,若想生育只能采取供精人工授精的方法。供精人工授精因涉及道德、法律和伦理问题,需要严格的管理和随访,必须按照国家的相关管理条例严格执行:严格使用精子库精子、一位供精者最多只能使 5 名妇女受孕、全部随访至子代等。

(二) 对性观念的颠覆

生殖科学的介入,可以完成生育与性的分离。生育控制可以做到有性的结合而不生育,生殖技术可以做到脱离性结合的生育。生殖科学改变了以性为基础的生育方式,对传统的性观念提出了严峻的挑战。

(三) 对生殖伦理的挑战

为了防止遗传物质商品化以及生殖科学技术的滥用,我国建立了一系列生殖伦理基

本原则。如,禁止实施以治疗不育为目的的人卵细胞浆移植及核移植技术;禁止在患者不知情和不自愿的情况下,将配子、合子和胚胎转送他人或者进行科学研究;禁止以生殖为目的对人类配子、合子和胚胎进行基因操作;禁止开展人类嵌合体胚胎实验研究;禁止克隆人等。

(四) 可能存在的风险

生殖技术的使用本身也是一把双刃剑。临床治疗中任何有创的操作,都有引起损伤、感染的风险。如,促排卵可能会引发卵巢过度刺激综合征;辅助生殖治疗后多胎妊娠概率上升,与此同时,由多胎妊娠导致的母婴并发症增加,如妊娠高血压综合征、贫血、妊娠期糖耐量异常、前置胎盘、胎膜早破、宫缩乏力、产后出血、流产、胎儿宫内发育迟缓、死胎、胎儿畸形等。

三、生殖科学的发展前景

生殖科学发展中可能引起的问题,不是必然发生的,但是必须引起重视,才能使得生殖科学不至于被滥用、错用,而是沿着正确的轨道前进,用以探索人类文明新的高度。

如今,人类生殖面临的问题愈加复杂,特别是生活方式的改变、生育年龄的后移、环境的污染等,导致不孕、流产、出生缺陷的发生率越来越高,这个“三高”对人类生命的繁衍、人类生殖健康造成了重大的威胁。因此,生殖科学技术的有效性重要,安全性更重要。

生殖学者们仍在为了人类的生殖健康努力。例如,研究配子生成和胚胎发育机制,寻求解决异常发育反复失败的原因;进一步改善培养液、培养环境,减少体外环境对胚胎的潜在影响;运用实时观测系统和无创检测手段,迅速准确挑选最高种植潜能的正常胚胎,进行单胚胎移植;进一步研究着床机制,胚胎的种植和子宫内膜的容受性及两者间的同步化与亲和性,提高妊娠率;发展生育力保存技术,使永久保存生育力成为可能等。

（孙晓溪　姚晓英　雷彩霞　戴心怡）

第十七章　生前预嘱与临终关怀

随着医疗技术的发展和恶性肿瘤等其他重大无法治愈疾病的增多，当患者面临生命终末期间时，医师在诊疗过程中会不时地遇到患者及其家属提出的放弃维持基本生命救护系统或者要求有尊严的死亡。对于患者或者家属提出的"尊严死"或者放弃治疗的要求，我们的医师该如何面对。

第一节　生前预嘱

一、生前预嘱的概念

生前预嘱(living will)是指人们在事先，即意识清楚时签署的，决定自己在不可治愈的生命末期或者死亡不可逆转来临的时候，是否进行抢救或使用生命维持措施的一种预先医疗指示书，是一份可以通过自主选择实现临终尊严的文件。也有的地方叫作预先指示(advance directive)。国内被大家所熟知的名称是生前预嘱。

生前预嘱的概念源于 1969 年，由美国伊利诺伊州的律师路易斯·库特纳(Louis Kutner)首次提出。他受到遗嘱对于身后财产安排的启发，认为个人应该也有权对身体接受何种医疗措施提前做出安排，即提前表达个人在不能表达自己意志时想要得到的医疗对待。因为这种"嘱愿"其实是在人还在世，并未真正死亡的时候发生效力，所以被称为"生前预嘱"。

各个国家对于生前预嘱的态度不同，接受程度受到多方面因素的影响。比如，宗教、法律、文化、观念等。有的国家或地区已经通过立法确定了生前预嘱的地位。比如，美国，1976 年，美国加利福尼亚州立法机构颁布了美国第一部关于生前预嘱的法律《自然死亡法案》(Natural Death Act)；1991 年，联邦政府制定的《患者自主法案》正式生效，确保患者拒绝医疗的自主权，在全美正式确立生前预嘱的法律地位。目前，美国 50 个州和哥伦比亚特区都通过了关于生前预嘱的立法。奥地利制定了《生前预嘱法》，新加坡制定了《预先医疗指示法》,我国台湾地区制定了《安宁缓和条例》,有的国家或地区还尚在生前预嘱的普及阶段,我国大陆地区尚未正式颁布关于生前预嘱的法律,也没有官方的生前预嘱文本。国内生前预嘱理念的发展仅仅十几年,人们对于生前预嘱的概念尚在理论层面。

二、生前预嘱与相关概念的区别

(一) 生前预嘱与遗嘱的区别

遗嘱是指遗嘱人生前依法律规定处分其个人财产及与此相关事务,并于其死亡后发生效力的单方民事法律行为。

生前预嘱与遗嘱有一定的共同点,两者均是个人在健康或者意识清醒状态下所做出的自主行为,都体现了个人的意愿。两者的形式都比较灵活,既可以接受书面的形式,也可以接受口头的形式。两者均是单方面的个人行为,不需要获得其他人的同意。生前预嘱和遗嘱均会对制定预嘱或者遗嘱人的亲属或者其他人产生一定的影响。而且从目前执行预嘱和遗嘱的国家或地区来看,各地总体来说无论是生前预嘱还是遗嘱均强调是由意识清楚的完全行为能力人做出,限制行为能力人或者无行为能力人因为无法真实的表达自己的意愿而不具备立嘱资格。

当然,生前预嘱与遗嘱有很大的区别。生前预嘱的时间效力发生于预嘱人不可治愈的伤病末期,遗嘱的效力发生于当事人去世后。生前预嘱的效力是关于是否进行医疗护理的行为,而遗嘱的效力是关于如果对遗嘱制定人的个人财产或者其他事物进行处理。我国大陆地区生前预嘱还处于民间推广阶段,而其法律状态则仍在空白阶段。遗嘱的法律状态是清楚的,在《民法通则》和《继承法》中对其有明确的表述和要求。生前预嘱的对方主要是预嘱人的医师或者救治其的医院,遗嘱的对方主要是遗嘱制定人的亲属、代理人等。考虑到生前预嘱是在生命终期,出于对于生命的尊重,执行生前预嘱的地方普遍需要有第三方见证人见证预嘱,而遗嘱可以有多种形式,包括公证遗嘱、自书遗嘱、代书遗嘱、录音遗嘱、口头遗嘱,并非每种遗嘱形式均强求一定有第三方见证人在场。

(二) 生前预嘱与安乐死的区别

生前预嘱和安乐死均是患者本人希望减轻痛苦,最终主动追求死亡的行为。安乐死和生前预嘱均包括以积极的方式和以消极的方式结束生命,但两者有本质的区别。根据《牛津法律大辞典》可知,安乐死是指引起或加速死亡,特别是对不可救药的或病危患者,应其请求引起或加速其死亡。由此可以看出安乐死更多的是一种通过积极的方式结束生命的方式。而生前预嘱更多的是强调一种以消极的方式,根据预嘱人意识清醒时的意愿,在临终阶段选择放弃生命维持治疗,放弃过度抢救,让生命随规律自然离开人世的一种死亡方式。生前预嘱的预嘱人在制定预嘱时是神志清楚的,自己表达意愿的时间,既可以是健康状态下,也可以是住院阶段,执行阶段是在不可治愈的生命末期或者死亡不可逆转来临的时候。安乐死不仅适用于处于濒死阶段的患者,还适用于不能忍受疾病痛苦的非濒死阶段患者,且不存在事先制定的阶段。各国对于两者的态度也不尽相同,生前预嘱的理念相对温和,更易于被法律和亲属情感上接受,安乐死的理念相对激烈,部分国家将安乐死视为犯罪行为。

第二节 | 临终关怀

随着医疗技术和镇痛学、麻醉学等学科的不断发展,人文学科对于死亡的探讨,以及对心理健康的关注,伴随着疾病谱的转换,人们逐渐开始关注如何能够正确、积极、坦然地面对人生的阶段——如何能够有尊严的死亡,由此现代临终关怀理念开始逐渐被人们所接受。临终关怀(hospice care)有多个相近的词语表述,又名舒缓治疗、缓和医疗、安宁疗护或者姑息治疗。我国香港地区多称为"善终服务",台湾地区多称为"安宁疗护"。

一、临终患者与临终关怀的定义

(一) 临终患者的定义

临终患者是指所患疾病在目前医疗条件和医疗水平下已经没有治愈希望、病情不断恶化、并且预期存活时间不超过 6 个月的患者。

1. 临终患者的类型

(1) 晚期恶性肿瘤患者。

(2) 患有脑卒中后遗症,有偏瘫、大小便失禁或严重并发症者。

(3) 患有老衰或多种慢性疾病,全身情况极度衰竭者。

(4) 患有骨折不愈,长期卧床不起、发生大面积压疮或其他严重并发症者。

(5) 患有脑部肿瘤或神经系统疾病,病情恶化者。

(6) 患有严重心肺疾病失代偿期,病情反复发作治疗无望者。

(7) 多器官衰竭病情危重者。

(8) 植物人。

(9) 意外伤害不可逆转者。

(10) 自杀未遂且后果严重者。

2. 临终期限　关于临终的时限界定,现今并无一致的界定准则,各国因不同的国情、医疗资源的配置等,有其特有的时间界定方式。美国将其界定为病患人员已经被确诊为失去了治疗价值,预测其生存时限在 6 个月内;日本将其界定为病患人员仅剩有 2～6 个月的生命时间;英国将其界定为对患者确诊预计生存时间只有 1 年之内。医学界普遍认为临终期为 6 个月。

学术界的学者对于临终期限亦有不同的看法。北京松堂关怀医院提出了"社会沃母"理论,认定临终期与胎儿来到世界的时间一样为 10 个月。施永兴、王光荣等对临床上界定临终患者提供了一定的参考,认为:"在社区居家开展临终关怀服务对象是晚期恶性肿瘤广泛转移的患者,其临终阶段一般小于 90 天;在医疗机构的临终关怀服务对象的临终阶段原则上小于 60 天。"在我国学术界通常采用的界定标准为当患者处于疾病末期并且经确诊判定在 2～3 个月内有可能离世视为临终阶段。

(二) 临终关怀的定义

1. 维基百科对于临终关怀的定义　临终关怀是一门关于关怀的哲学,它关注的是慢性疾病、绝症或重病患者的疼痛和症状,并关注他们的情感和精神需求。在西方社会,自 11 世纪以来临终关怀的概念一直在欧洲发展。然后,在此后的几个世纪里,在罗马天主教传统中,临终关怀是指照顾患病、受伤或即将面临死亡的人,以及对旅行者和朝圣者的地方。临终关怀的现代概念不仅包括在医院或疗养院等机构中,还包括为那些无法医治的患者提供姑息治疗,以及为那些希望在自己的家中度过最后时光的人群提供关怀。同时临终关怀还包括对患者家属的帮助,帮助他们应对正在发生的事情,并提供护理和支持。

2. 世界卫生组织对于临终关怀的定义　它是一种通过早期识别和评估、治疗疼痛和其他生理、心理、精神问题来预防和减轻患者及其家属在面临威胁生命疾病时所面临上述问题的方法,以提高患者及其家属的生活质量。

世界卫生组织对临终关怀内容进行了具体的解释,临终关怀包括以下内容。

(1) 减轻疼痛和其他痛苦症状。

(2) 确认生命和将死亡视为一个正常的过程。

(3) 不试图加速或推迟死亡。

(4) 整合患者护理的心理和精神方面。

(5) 提供支持系统,帮助患者尽可能积极地生活,直到死亡。

(6) 提供支持系统,帮助家庭应对患者生病和丧亲之痛期间。

(7) 使用团队方法来满足患者及其家属的需求,包括丧亲咨询。

(8) 提高生活质量,可能对疾病的病程产生积极影响。

(9) 在疾病早期,姑息治疗可能与其他旨在延长生命的疗法(放、化疗)相结合。

3. 我国对于临终关怀的定义　目前,国内学术界普通认可的定义为李义庭、李伟、刘芳等人于 2000 年编著的《临终关怀学》中给出的概念:临终关怀的实质是对没有可能救治成功的患者的临终照护,它不以延续临终患者存活时间为目标,而是以提升患者临终生命水平为主旨;对临终病患进行日常照顾、心理辅导、舒缓治疗,主要在于抑制患者的疼痛,舒缓患者痛苦,打消患者及其亲属对死亡的忧虑和恐慌,令临终患者感受到被尊敬,使其面对死亡更加安定。还更应该为其亲属提供包含居丧期在内的心灵和生理关怀,提供咨询及其他项目的服务。

我国台湾地区认为安宁或舒缓疗护的本质是减少或消除晚期病患的伤痛,释缓其压力,提供乐观性的医疗护理,或是不进行心肺复苏术。安宁或舒缓疗护努力针对减轻患者各种心灵上、身体上、社会价值上的困苦,其主要目的是促进生活质量及能够使其平静且轻松地迎接死亡。

从上述的多个定义可以看出临终关怀除了关注身患重病,生命期可能少于一定时间的病患,还包括关怀病患的亲属。除了帮助病患减轻疼痛和其他痛苦症状,还包括给予亲属在此期间的支持,帮助病患和家属正视死亡的过程。临终关怀并非是单个人在提供服务,而是由一个多学科专业的团队为病患和家属提供专业性的服务。比如,临终关怀医师根据患者的身体状况和心理状况决定具体缓解症状的诊疗方案和精神关怀方式,当晚期肿瘤患者存在疼痛的情况时,并不盲目地仅考虑麻醉药依赖性的不良反应等问题而惧怕使用麻醉药物,应是科学地根据世界卫生组织提出的癌痛治疗镇痛三阶梯方式,帮助临终关怀患者缓解疼痛。临终关怀机构可以配置相应的设备、设施和病房,使临终关怀患者及其家属在这段特殊的时间感觉到温暖。比如,临终关怀机构除了配备诊疗所需的设备外,有条件的还可以配置图书馆、会客室等多功能活动室,病房可以为家属留有陪护的空间,让患者及其家属能够一起度过最后的时光。临终关怀可以多角度、全方位地提供包括医疗服务在内的生理和心理支持服务。

(三) 临终关怀学的定义

临终关怀学是以晚期患者的生理、心理特点为主要研究对象,旨在保障临终患者的生存质量,不将延长患者的存活时间作为首要的医疗目标。临终关怀学所涉及学科较多,与临床医学、护理学、心理学、社会学、伦理学和宗教学的关系密切,交叉明显。按照具体照护方式的不同,临终关怀学又细分为"姑息医学(或称'善终医学')""临终护理学""临终心理学"和"临终社会学"等分支学科。

二、临终关怀与其他相关概念的区别

(一) 临终关怀机构与普通医院的区别

普通医院以防病治病、救死扶伤为宗旨,临终关怀机构以使临终患者享有生命的尊严为宗旨。因而,即使对于临终病患,普通医院通常都要进行积极的治疗,运用各种手段延续患者的生命,而临终关怀机构采用"姑息疗法"。姑息治疗以减轻患者症状为目的,以控制症状的支持疗法为主,即对那些没有康复希望和治疗意义的临终患者最大限度地减轻其机体上和心理上的痛苦,尊重患者及其家属的意愿,尽可能地满足其要求,给予临终患者最大的关怀。

(二) 临终关怀与放弃治疗的区别

临终关怀是临终患者主动、坦然迎接死亡的过程。通过现有的医疗手段、心理干预等方式,减少他们在这个过程中所面临的痛苦。放弃治疗是当临终患者无治疗方法,而被动选择不进行治疗的方式。

三、国内外临终关怀发展现状

(一) 欧美国家临终关怀理念发展较早且完善和规范

1. 英国　英国是最早开展临终关怀服务的国家。第一家现代临终关怀医院——圣克里斯托弗临终关怀医院是由英国人西塞莉·桑德斯在 1967 年建造的。经过几十年的发展,英国的临终关怀事业在世界范围内居于前位。英国临终关怀服务的基本特点是服务机构数多,覆盖广,除了有成人的临终关怀机构,还有专门针对儿童的儿童临终关怀机构。除了为恶性肿瘤的临终患者提供服务,还为获得失能疾病的人群提供服务,比如阿尔茨海默病、艾滋病等,根据不同临终关怀患者的具体情况,提供适合其本人的临终关怀服务。普通民众参与程度高,据统计,英国有 1/3 以上的人口参与到临终关怀服务中;英国的临终关怀服务是全免费服务,因此对于经费的支持尤为重要,国家财政支出和慈善捐助可以达到总收入的 70% 以上,避免出现因经费不足,不能开展服务的窘境。

2. 美国　20 世纪 70 年代末,随着疾病谱的改变、老龄化社会的到来以及医疗费用的迅猛增加,美国政府开始将临终关怀视为对绝症患者的人道关怀选择。1978 年,美国成立了国家临终关怀组织(NHO,该组织于 2000 年 2 月更名为国家临终关怀和姑息治疗组织,NHPCO)。1982 年,美国国会开始将临终关怀纳入医疗保险中。1995 年,美国的一项研究发现,用于临终关怀的每 1 美元医疗保险支出可以节省 1.52 美元的医疗保险费用,节约来源是患者的治疗费、药费、住院费和护理费。在每个患者生命的最后 1 年,接受临终关怀的比不接受临终关怀的花费平均少用了 2 737 美元。临终关怀比常规医疗服务节省 45% 的开支。美国的临终关怀事业发展较快,2005 年,美国的临终关怀机构就已经达到 1 800 多所,正在运行和计划之中的临终关怀机构超过 5 000 个,分布在全美 50 个州,每年有 14 万余人接受临终照护。2012 年,美国接受临终关怀服务的患者人数增长到 160 万。美国国家缓和医疗临终关怀机构同时扩大缓和医疗的定义,将缓和医疗和临终关怀的理念和原则延展到更广泛的人群,患者可以从疾病早期就开始接受这种治疗照护理念而全方位获益。

3. 加拿大　加拿大临终关怀事业获得了政府的支持,先后制定了多个规范性文件和指南,比如《基于国家原则和规范的临终关怀实践模式指南》《加拿大临终关怀实践标准》《加拿大家庭临终关怀金标准》《儿童临终关怀指导原则和规范》等,来规范临终关怀活动。加拿大临终关怀服务基本全免费,采用多种政策保障临终关怀事业的发展。例如,利用可以抵消高额税率的方法鼓励各界为临终关怀事业捐款。通过制定"陪护保险"的方法鼓励家属参与到临终关怀中,申请成功后家属可以短期离开工作岗位去照顾临终的亲属而不用担心会丢掉工作。

（二）国内临终关怀理念发展较晚，还处于初级阶段

我国的临终关怀服务启动较晚，1988 年，国内第一所研究临终关怀的机构天津临终关怀研究中心成立。同年 9 月，上海成立了第一家临终关怀医院——南汇护理院。随后，各地包括山东、广西等地召开了临终关怀的研讨会。2006 年 4 月，第一个临终关怀的全国性行业管理的社会团体成立——中国生命关怀协会。

中国社会迫切需要开展临终关怀服务。我国已经成为老龄化发展最迅速的国家之一。据联合国人口计划署测算，发达国家老龄化进程长达几十年至 100 多年，如，法国用了 115 年，瑞士用了 85 年，英国用了 80 年，美国用了 60 年，而我国只用了 18 年(1981—1999 年)就进入了老龄化社会。据专家预测，到 2020 年，我国 65 岁以上老龄人数量将会达到 1.67 亿人，约占全世界老龄人口的 24％。老龄化社会带来的部分失能和完全失能老人增加。除了老龄化社会带来的临终需求外，疾病谱也发生了改变，癌症在威胁人类生命的疾病中居首位。我国现有 700 多万癌症患者，并以每年 240 万人的速度增长。患癌死亡人数超过 160 万，占全球癌症死亡总数的 26.67％。有预测显示，到 2020 年，我国新增的癌症患者有 550 万人，而死亡人数高达 400 万。

1. 专业服务机构少，覆盖面窄　截至目前，国内临终关怀服务机构形式主要是独立的临终关怀机构，如北京的松堂关怀医院等，这些机构具有专门为临终者提供临终关怀服务的资质；附设于综合医院的临终关怀病区或病房，这一类机构可以充分利用医院的医疗资源为患者提供服务。居家型临终关怀是指患者在自己家中由亲属提供照顾，并由社区卫生服务站的医护人员提供患者所需的临终关怀。各种类型的临终关怀机构在 200 所左右，基本能够维持运营的数量一直在 100 家左右，从业人员的数量在 4 万～5 万，且普遍集中于北上广等发达大城市，西部地区比如陕西、甘肃等地分布较少。服务对象也主要集中于处在临终阶段的恶性肿瘤患者，缺乏对于家属、其他慢性疾病临终患者和儿童提供临终关怀服务。根据"经济学人信息部"对世界范围临终关怀死亡质量等统计报告，在列出的 40 个国家中，英国排在第一位(8.4 分)，中国的覆盖率排在最后一位(仅为 0.6 分)。

2. 医保政策支持力度弱且不均衡　我国的社会保险主要由城镇职工医疗保险、城镇居民医疗保险和新型农村合作医疗组成。参保人在基本医疗保险药品、诊疗项目和医疗服务设施目录范围内享受医疗保险，超出项目，则需要参保人自行付费或者由其自行购买的商业保险支付。目前临终关怀服务还没有纳入国家医保范围，各地区只能按照本地开展临终关怀服务的具体情况制定相应的政策。开展临终关怀服务较好的地区，比如，上海于 2012 年 4 月就已经发布《关于做好 2012 年市政府实事舒缓疗护(临终关怀)项目的通知》和《关于下发上海市社区卫生服务中心舒缓疗护(临终关怀)科基本标准的通知》，对上海市临终关怀科室的设置标准做了统一规定，并将临终关怀的相关项目如心理疏导等均纳入医保报销范围，并于同年 10 月份开始正式接受上海市民的申请，为患者提供临终关怀服务与资金支助，有的地区只能靠患者自费支付临终关怀服务，极大地限

制了临终关怀服务的发展。

3. 专业服务人员能力水平较弱　目前,我国临终关怀机构的大部分从业人员缺乏系统而全面的临终关怀知识,多数没有受过专业的临终关怀理论教育和专业培训。有调查显示:仅有42.4%的护理人员参加过临终关怀知识的培训教育。

4. 社会支持力度低　目前我国临终关怀机构的经营原则主要是自负盈亏,鉴于临终关怀服务的特殊性,其服务范围既不需要通过开展根治性或者姑息手术方式来延长生命,亦不需要运用抗肿瘤药物或者放化、疗药物进行积极的抗肿瘤治疗,仅进行基本的治疗和护理以及心理疏导等临终关怀服务,因此临终关怀机构的主要收入来源是临终患者的住院费用,难以依靠药品费用或者其他手术费用维持自身的运转。与此同时,国内目前的慈善事业还不成熟,多数机构无法获得稳定的慈善捐款,无法多方面调动社会资源,导致临终关怀机构难以维系自身的生存发展。社会参与临终关怀的志愿者团队尚在起步阶段,多数是由在校大学生或者临终患者家属组成,难以形成规模化、专业化和全民化。

四、促进临终关怀的措施

(一) 加强死亡教育,转换医学生的观念

孟宪武特别强调,要发展临终关怀事业,加强死亡教育是迫切需要解决的问题。英、美、日等发达国家从20世纪60年代就对医学生开展死亡教育,并逐渐扩展到各个层次的教育机构。通过出版图书和音像材料等方式,加强对学生的临终关怀教育。到80年代中期,人们的死亡观有了很大的改变,"死亡不再是人人避讳谈论的话题"。

苏永刚在对一所医学院校的200名医学生进行临终关怀内容的调查中发现,大约一半的医学生对临终关怀的内容、方式、目的不了解或者很不了解。医务人员的理念仍旧是"治病"和"救人",挽救患者生命、延长其存活时间仍旧是大多数医务人员的选择,所以"对临终病人仍采取治疗为生的服务方式,也未全面开展对临终病人家属提供服务。尽管知道病人是临终病人,却总想方设法用最先进的药物和设备去挽救其生命,每天仍有大量的人力物力投入到病人身上,既给临终病人自身造成了极大的痛苦,也给社会造成极大的医疗资源浪费"。

(二) 培养专业的临终关怀医师,构建临终关怀团队

临终关怀服务需要多学科专业的知识,需要临终关怀医师、护士、社会工作者、家属、志愿者、多科学专业人士能够通力合作,为临终患者提供全方面、多角度的服务。

根据英国临终关怀院的统计数字显示,74%的专业人员和80%的注册护士接受过临终关怀专门技能培训。49%的老年全托护理院将培训作为上岗的必备条件,44%的机构将其列为员工的正式资质考核。

王莉曾对兰州市肿瘤医院180名在职护士进行过调查,调查显示,仅有6%的护士

来自正规专业教育,92.3%的护士从业前基本没有接受过临终关怀方面相关知识的培训和辅导,另有59.3%的护士没有听过有临终关怀这一医疗服务。也有相关调查显示,很多从事临终关怀服务的护士,或者回答不了有关临终护理的相关知识,或者不关心临终患者的心理护理,或者不能与患者家属沟通。这足以说明,目前医院的临终关怀服务还远远不能满足患者及其家属的需求,还很少考虑为临终患者的家属提供必要的帮助;医护人员普遍缺乏临终护理知识及对临终关怀的正确认识。因此,加强临终关怀执业人员的培养是提高临终关怀质量的关键。

(三) 尊重临终患者的治疗选择权,维护生命的尊严

临终患者是否能够拥有获知病情的权利以及对未来采用的医疗方案决定取舍的权利? 对此问题,各国采取的方式也不尽相同。英美等西方国家在临终关怀方案的制订过程中充分尊重患者本人的意见,治疗方案大多由患者及其家属与医师共同商量讨论后制订,患者本人在整个过程中是最重要的角色,患者的需求始终是服务的核心。

因为我国传统伦理文化对于死亡的恐惧以及临终患者的心理承受能力的影响,我国社会主流的做法往往主张需要向临终患者隐瞒自身病情,主要由家属代替临终患者决定治疗的方式和治疗的手段,有的时候并不一定是临终患者自身的意愿。当然是否如实告知临终患者本人其身体状况,不能一概而论,应该根据患者自身的身心状态决定,但随着死亡教育和死亡文化的普及,当人们不在对死亡恐惧时,临终患者本人可以对自己负责,做出符合自己内心真实想法的决定。

(鞠丹丹)

第十八章　传染病与社会医学

第一节　传染病流行中的社会因素

在人类以游牧方式生活的时代,或者当人类生活在相互分散和隔离的社区的时候,传染性疾病的危险相对来说是比较小的。可是,一旦人们开始在缺乏良好卫生条件的城市中生活,就为传染病发生创造了条件,使其发病率大大增加。拥挤的城市生活环境促进了传染病的迅速传播,也使病微生物得以在社区中长期存在。

曾经在1340—1750年蹂躏过欧洲的腺鼠疫是人类历史上最惨烈的流行病。据估计约1/3的欧洲人口,大约2 000万人,死于这场大的流行病。在伦敦,曾经在1个月中(1665年9月),大约3万人死于这场瘟疫。

使这种疾病显得特别恐怖的是,当时谁也不知道它的病因以及怎样预防和治疗该病。虽然这场瘟疫同时影响了富人和穷人,但死亡率的社会差异仍然存在,穷人死于瘟疫的可能性远远高于富人。除了贫穷,密切接触和缺乏良好的卫生条件则是另一半未被认识到的原因。很多人认为,这场瘟疫的原因是上帝对人类发出的怒火。可是,人们最终认识到,这种疾病可以由一个人传给另一个人,也可以在人畜之间传播。瘟疫的源头是黑鼠身上的跳蚤,不过最致命的鼠疫类型——肺鼠疫,却是在人类之间传播的。

1750年,这场瘟疫的终止得益于公共卫生的显著改善,以及富有攻击性的棕鼠在城市中的出现。棕鼠多躲避人类,它们身上的跳蚤携带病菌的能力较差。它们把大多数黑鼠赶出了欧洲的城市。

第二节　社会发展与传染病控制

不健康的社会环境和生活方式可以导致疾病这一意识,通过常识和实践经验得到传播。当人们意识到干净的食物、水、空气,以及卫生的生活条件可以降低传染病的发病率和传播速度时,一个重要的进步就出现了。在现代医学出现之前,在欧洲和北美,通过改善卫生条件和设施,传染病的病死率得到了显著降低。这些传染病包括斑疹伤寒、结核病、猩红热、麻疹和霍乱。因此,人们在实施公共卫生措施方面,在18世纪后半叶到19世纪前半叶取得了引人注目的成就。

一、现代流行病学的发展和传染病的控制

流行病如鼠疫自古就存在,但一直到19世纪流行病学才成为一门系统的学科。1854年,约翰·斯诺(John Snow)奠定了现代流行病学的基础。斯诺是一位英国医生,他标绘了伦敦所有发生过霍乱的地点,并走进患者的社区,询问他们的日常活动。他希望知道他们吃了什么,喝了什么,去了哪里,以及他们的活动。最终,斯诺怀疑霍乱是通过水传播的,因为所有患者日常生活的共同点是,他们都从布洛德街(Broad Street)的水泵取水,当时,伦敦人从几个供水公司获取饮用水,而有几家供水公司显然提供了被霍乱弧菌污染过的水。通过关闭布洛德街的水泵,斯诺终止了这次霍乱流行。他不仅建立了一套调查模式,而且还证明:研究可以实现积极的干预,社会行为和自然环境对疾病的传播都很重要。

在斯诺进行研究的时代,医学科学的发展方兴未艾。19世纪后半叶,路易斯·巴斯德(Louis Pasteur)和他的追随者们运用疾病的细菌理论,使医学思维发生了革命性的改变。细菌理论阐明细菌是感染人体的病原体。斯诺、巴斯德等人的发现为流行病学家提供了一个分析框架。承认细菌是疾病的病原体,这成为其他科学发现的先导,即发现人们会接触各种各样的病原,包括:①生物病原,如细菌、病毒或昆虫;②营养性病原,如制造胆固醇的脂肪和碳水化合物;③化学病原,如污染空气、水源和土地的气体及有毒化学品;④物理性病原,如气候和植被;⑤社会病原,如职业、社会阶级、居所或者生活方式。

一个人从事何种工作,他是谁,他居住在哪里,这些情况能够决定何种健康危险因素最可能在其生活中存在。然后,流行病学家将确定对该病原易感的一个特定宿主(一个人或一群人,一个动物或一群动物),并将检查人类宿主的各种特性,既包括其生物学特性(年龄、性别、免疫水平,以及其他提高抗病力或者易感性的生理特征),也包括其行为特性(习惯、风俗和生活方式),下一步是探查病原和宿主的物理环境和社会环境。上述调查结果将有可能确认是何种因素导致人们患病。

流行病学术语"社会环境"指的是实际的生存条件,比如贫困和拥挤,社会规范和价值观念,还有反映特定社会生活情境和文化生活情境不同的行为模式和生活习惯(涉及用水、食物处理、居住和个人卫生的不同标准),这些信息可以用来确定传播链,也有助于确定有效的治疗和预防措施。

流行病学经历了3个阶段,目前正在进入第四阶段。①第一阶段是19世纪早期的"公共卫生阶段",这一阶段流行病学工作焦点是污水处理和排水系统建设,主要预防措

施是引入公共卫生计划；②第二阶段是19世纪晚期至20世纪中期的"传染病阶段"，这一阶段的主要预防措施是切断病原和宿主之间的传染链；③20世纪后半叶，进入第三阶段——"慢性病阶段"，这一阶段的焦点是控制风险因素——改变生活方式（例如饮食和锻炼）、病原（例如吸烟）或者环境（例如污染和被动吸烟）等；④21世纪将可能进入"生态流行病学"阶段。

二、疾病的细菌理论与传染病的控制

19世纪的医师们主要对治疗病人和改进医疗技术感兴趣，他们并不是必然地关注社会改革。当然，那个时期的医师在治愈人类疾病的时候，仅仅是功过参半。路易斯·巴斯德、罗伯特·科赫（Robert Koch），以及细菌学研究领域的其他学者，确立了疾病的微生物理论，并且发现了许多疾病（如伤寒、破伤风和白喉）的病因，以及提供了相应的疫苗。追随这些进展，亚历山大·弗莱明（Alexander Fleming）于1928年发现了第一个抗生素——青霉素。药物的生产逐渐工业化，这使得大规模生产成为可能。在内科学、麻醉学、病理学、免疫学和外科技术上取得的惊人进步说服了医师们，使他们只关注建立在严格科学实验程序基础上的临床医学，因此，20世纪的医学实践牢固地建立在这样的前提之上：任何疾病都有一个特定的病原，而最好的治疗方法就是在生物医学的领域内移除或者控制这个病原。

三、传染病传播的社会因素和生物因素

由于注意到社会环境和生活方式与健康之间的联系，19世纪的一些医生宣称，必须改善穷人的生活条件。他们努力使政府承认，为改善健康而采取的措施不仅仅具有医学的性质，也具有社会性。例如，魏尔啸——一位以研究细胞病理学而著称的临床医师坚称，医学是一门社会科学。魏尔啸呼吁，穷人不仅应该获得高质量的医疗服务，还应该有选择医生的自由，经过改善的医疗服务和社会环境相结合会使人们的生活变得更好。但是，这些建议在魏尔啸的同事圈子之外没有产生多少影响，在当时的欧洲统治者和政治家看来，魏尔啸的观点显得过于自由主义了。他们害怕社会改革可能会侵犯他们的权威，并导致革命。而且，在欧洲受过教育的阶级中，还有一个偏见，即他们更加倾向于这样的医学科学：不承认社会性的卫生措施可能带来好处。

20世纪的一些学者发现，传染病死亡率在19世纪后半叶的下降，部分是因为饮食、居住、公共卫生和个人卫生的改善，而不全是因为医学创新。例如，婴儿死亡率的下降要归功于母亲营养状况的改善，以及婴儿喂养和照料的改善，而不只是产科服务的提高。斑疹伤寒的死亡率也在没有特定医学原因的情况下，大幅度地下降了，伤寒和痢疾的死亡率也有了相似的降低。在19世纪晚期，水和食物源性传染病的死亡率的快速下降，或

许不能全部归功于医学干预。

第三节 │ 传染病的回潮

20 世纪 60 年代,脊髓灰质炎和天花在很大程度上已经被消灭,而许多传染病在世界大多数地方已经被有效地控制。这种情况造成了疾病类型的重大改变,慢性病(被定义为长期的、不可治愈的疾病)取代了传染病,成为健康的主要威胁。这个"流行病学转型"最初开始于工业化国家,然后扩散到全世界,这一转型的特征是,慢性病如癌症、心脏病和卒中成为人类主要的死因。20 世纪 60 年代后期,人们普遍相信,一些传染病正处在被消灭的边缘,剩下的传染病则可以通过免疫和抗生素治疗得到控制。实际上早在 1967 年,美国的卫生部部长曾经宣布,传染病在美国已经不是一个严重的问题。他表示,现在已经是"合上把传染病作为主要健康威胁的教科书的时候了"。现在我们知道,这个观点是错误的。随着众多领域的科学家运用他们的技术来处理健康问题——从外部层面、社会行为层面、人口层面和全球层面——预防手段变得多学科化,慢性病仍然是主要威胁,但旧的传染病仍会回潮,还会不断出现新的传染病。

一、人类的迁徙移动和传染病的变迁

人们从世界的一个地方移居到另一个地方,疾病也随之从一个地理区域被传播到另一个区域。历史上有很多探险者和旅行者把一种令人畏惧的病原微生物带入一个毫无防备的人类社区的例子。例如,腺鼠疫是在 14 世纪从亚洲传入欧洲的,霍乱在 17 世纪经由印度进入英国,而欧洲人在他们探索和殖民新世界的时候把天花带到了西半球。传染病的传播并不是单向的,记载中 1493 年发生的欧洲首次梅毒流行,可能来自一种非性传播的传染病菌株的变异,这种被称作"雅司"的传染病流行于美洲的热带丛林中。据说,哥伦布和他的部下从美洲返航后将这种传染病菌株带回了欧洲。有证据表明,雅司在接触欧洲环境之后变异成了通过性传播的梅毒。

二、新发与再现传染病

一些病原体显示了对抗抗生素的强大力量,一些传播特定疾病的昆虫成功地对抗了杀虫剂,而人类破坏的生态环境又导致了新疾病的出现。人们使用"新现发传染病"或者"再现传染病"这样的术语来描述这一现象。医学社会学面临的一个新挑战是,作为人类健康的威胁,传染病重新成为危害人类的主要病因,这既有自然的原因,部分源自生物恐怖(bioterrorism),这是一个需要包括医学社会学在内的多学科共同关注的课题。

例如,由于人类不断拓展生存空间,以前未知的致病病毒,如 HIV、埃博拉病毒、拉沙热病毒和马尔堡病毒,从热带雨林或者稀树草原中被带到人类社会。其他传染病流行的原因则是古老疾病的重新流行,如霍乱、黄热病、脊髓灰质炎和白喉等。

(一) 埃博拉出血热

由于全球化的交易和旅行,传染性疾病播散的可能性在今天已经明显增强。航空旅行,使已经感染的人群或患病的动物从一个大洲移动到另一个大洲,而致病菌也随之传播。一名无症状乘客的一声咳嗽或一个喷嚏可能将呼吸道感染疾病传播给另一名乘客,或者是其到达目的地后的其他人。被一只患病动物咬一下、抓一下,或者暴露于可经空气传播的病毒中,就可能导致人们感染疾病。

自 1976 年埃博拉病毒首次被鉴定以来,埃博拉病毒以往一直在非洲的农村地区出现。感染该病的患者病死率为 50%～90%。该病通过直接接触患者的体液而传播。当地的葬礼仪式会清理、触碰并且亲吻死者。此外,人们在照护患者时,由于缺乏健康护理设施导致了感染人数和死亡人数的飙升。2014 年的暴发是有史以来最严重的一次。第一名受害者是几内亚东南部村庄的 2 岁男孩。病毒飞快传播到了临近的塞拉利昂和利比里亚,并且从乡村传到了城市。2014 年 10 月,已经有超过 4 600 人死亡,包括 500 名医护人员。

(二) 中东呼吸综合征

在中东地区的国家,骆驼是数世纪以来的一种交通工具,用以载人、装备货物穿越沙漠。骆驼还可以被用于提供肉食和奶制品。此外,当地人还有赛骆驼和骆驼选美比赛。而今,作为又一个当今世界的新发传染病,最近的研究发现单峰骆驼是中东呼吸综合征冠状病毒(Middle East respiratory sydrome coronavirus,MERS - CoV)的来源。最早被发现的病例发生在 2012 年的沙特阿拉伯,大多数病例发生在阿拉伯半岛。截至 2020 年 1 月,已报告约 2 500 例。被诊断出患有这种疾病的人中约有 35% 死于该病。2015 年的韩国和 2018 年的沙特阿拉伯曾经出现大规模的疫情暴发。

曾经密切接触过骆驼的人群可能是最早通过骆驼呼吸道分泌物感染病毒的(例如咳嗽、流鼻涕、打喷嚏和吐口水)。但是骆驼本身又是如何感染病毒的,目前仍不清楚,可能是病毒通过蝙蝠跨物种传给骆驼,又跨物种传给了人类。

(三) 西尼罗热

在美国,一种新的传染病是西尼罗热。导致该病的病毒于 1937 年在乌干达被鉴定,而且在埃及的尼罗河三角洲相当常见,它们使鸟类发病却不会导致其死亡。在 20 世纪 90 年代早期,这种病毒发生了某些变异,使它具有杀死鸟类、马和人类的能力。当蚊子叮咬了患病的鸟类以后,就会通过叮咬把病毒传播给人类,对大多数人来说,该病就是一次轻微头痛,但是对那些年幼、年老和免疫系统虚弱的人们来说,该病可发展成脑炎,导致肌无力、抽搐、昏迷和呼吸停止。1998 年,突变的西尼罗病毒在以色列被发现,那里的鸟类开始死亡。

1999 年夏天,西尼罗病毒出现在美国纽约市,并感染了美国东北 5 个州的居民。2002 年西尼罗病毒传播到了美国 43 个州,超过 3 600 人患病,共计 212 人死亡;大约 9.1 万只鸟死亡,1.3 万匹马被感染(其中 1/3 死亡)。2003 年,西尼罗病毒传播到了美国西海岸,当年全国有 9 862 人患病,264 人死亡。目前的调查认为,该病毒在美国存在于除了阿拉斯加和夏威夷的所有州。

(四) 性传播疾病

世界范围内的、来自传染病的最大威胁之一就是性传播疾病。在 20 世纪中期的美国和西欧,由于抗生素的广泛应用,性传播疾病(如梅毒和淋病)的患病率显著下降。可是从 20 世纪 70 年代开始,性传播疾病的患病率又急剧升高。此外,目前尚无法被治愈的艾滋病在人群中传播,并且达到了流行病水平的感染数量。在美国,截至 2005 年,性传播疾病(如衣原体病、淋病、艾滋病、梅毒和乙型肝炎)占到了前十位传染病全部病例的 90% 以上。

发生了什么事情呢? 是什么导致了性传播疾病的患病率在世界范围内急剧升高呢? 根据 Laurie Garrett 的观点,将原因归结为以下 4 点:①避孕药极大地降低了人们对意外怀孕的担心;②全世界年轻人逐渐接受性解放和性宽容观念;③发展中国家新的就业形式。这种就业形式是,农村的年轻男性涌入城市寻找工作,在周末回到农村与其配偶或者女朋友团聚,这使他们把自己染上的性传播疾病带到农村;④最重要的一点可能是,拥有多个性伴侣的情况达到了史无前例的程度。

(五) 生物恐怖

生物恐怖是一类更新的传染病威胁。恐怖分子有意识地准备生物学病原或者气体,并且以致人患病或死亡为目的在其他人身上使用,这就是生物恐怖活动。Simon Williams 指出,社会学可以在对生物恐怖的评估上发挥重要作用,包括评估其企图引发的疾病、恐惧、安全防卫、监视、反击战,以及其他事宜。生物恐怖有 2 种类型,即公开的恐怖袭击和隐蔽的恐怖袭击。所谓公开的生物恐怖袭击,就是犯罪分子公开承认对事件负责,或者恐怖分子的身份在恐怖袭击中被泄露。2001 年 9—11 月期间,有些人利用美国邮政邮寄炭疽杆菌。这一袭击发生的时间紧挨着"9·11 恐怖袭击事件"。而邮寄炭疽杆菌事件是有人把炭疽杆菌的孢子粉末放在信封里,从新泽西州邮寄到了一些被选定的媒体机构和议会的办公室。该事件造成 5 人死亡,还有 18 人病情严重。

第四节　艾滋病、流感和 2019 冠状病毒病对全球造成的重大影响

一、艾滋病——20 世纪的瘟疫

针对疾病的战斗永无止境。从某些方面来讲,它将变得更加艰难——随着病原开始

以更加微妙和难以预料的方式活动,有时还与特定的社会规范和生活方式相关。艾滋病是这一进程的典型案例,因为它给流行病学家提出了一个难以克服的问题。艾滋病从其最根本的意义上说,是一种社会性疾病,因为它和特定的社会生活方式相关。艾滋病是一种极具致命性的疾病,他破坏人们的免疫力,进而使人们在面对多种疾病如癌症、肺炎等时束手无策。HIV 通过性交、静脉注射毒品、输血或母婴等途径传播。

1979 年秋天,在纽约、洛杉矶和旧金山的诊所里开始出现有乱交史的年轻男同性恋者,他们的一系列症状非同寻常。有些人出现奇怪的真菌感染,有些人患有罕见的癌症,如卡波西肉瘤,还有些人患有致命的肺孢子菌肺炎。

艾滋病研究确认了该病的病原体是一种病毒,尽管抗病毒药物治疗可以延缓 HIV 感染者的发病时间,但直到现在,艾滋病依旧不能被治愈。而当病毒进入血液的时候,感染就会发生,肛交和静脉注射毒品是 2 种最常见的感染途径。

2005 年年底,美国疾病预防和控制中心有关成年和青春期男性 HIV 感染者的数据显示,59% 的病例是同性恋者和双性恋者,22% 的病例是静脉注射毒品者,9% 的病例是静脉注射毒品的同性恋者。在剩下的男性病例中,8% 的病例源自异性接触,2% 的病例源自其他原因(如输血);对成年和青春期女性来说,大多数 HIV 感染病例(56%)源自和男性病毒携带者的性接触,40% 的女性因静脉注射毒品被感染,4% 源自其他途径。

研究显示,艾滋病可能起源于非洲中西部,其源头是黑猩猩的亚种,并通过某种途径传播给了人类,可能是通过狩猎中的血液接触,或者通过处理和食用黑猩猩肉,或者是被黑猩猩咬伤,只是这种疾病仅限于偏远地区的少数人,最开始人们并不知晓这种病毒。最早的感染可能发生在 20 世纪 40 年代或者 20 世纪 50 年代,目前已确诊的最早的 HIV 血样可以追溯到 1959 年,来自一个生活在刚果的班图人猎手身上,但人们不知道此人是否发展到了发病阶段。在这一地区,从农村到城市的移民和性产业化的发展导致了该病在非洲人中的传播,特别是在非洲大陆的东部和南部,在 20 世纪 80 年代或者更早的时候,该病传到了欧洲和北美。

联合国和世界卫生组织估计,2007 年在全球范内有 3 320 万人成为 HIV 感染者,其中 2 250 万人在撒哈拉沙漠以南的非洲。从 1981 年以来,至少有 2 500 万人死于艾滋病。

撒哈拉沙漠以南的一些非洲国家如博茨瓦纳、斯威士兰、津巴布韦、莱索托是世界上人均艾滋病患病率最高的国家。在这 4 个国家中,18%~33% 的人口感染了 HIV,人均预期寿命降低到了 17 世纪以前的水平,是目前世界上的最低水平。在这一地区的其他国家里,南非有接近 500 万的 HIV 感染者,这一数字高于世界上其他任何国家。在撒哈拉沙漠以南的非洲地区,人口增长和预期寿命都在下降。例如,在斯威士兰,人均预期寿命从 1991 年的 55 岁降到了 2004 年的 34.4 岁,艾滋病对撒哈拉沙漠以南非洲的影响是毁灭性的。

　　不过,和西方社会形成鲜明对比的是,艾滋病在非洲的传播主要是通过异性之间的性交。据悉,大约 80％的艾滋病病例源自异性性关系,艾滋病在妓女、移民工人和长途卡车司机中特别流行,但也扩散到社会经济地位较高的阶层。撒哈拉沙漠以南的非洲地区移民劳工体系,在艾滋病的传播中起了特别重要的作用。非洲妇女主要生活在农村地区——典型的情形是在自己的村庄里劳动和照顾家庭;而非洲男性则构成了庞大的劳工群体,到矿区、大型商业农场和大城市里寻求更好的工作机会,这一体系造成大量人口离家外出、家庭破裂,以及性关系的不忠诚。总而言之,这种情况形成了一个受性传播疾病侵袭的庞大人口群体,这使得他们在面对 HIV 时特别脆弱。

　　为什么艾滋病在非洲的传播模式与在北美和欧洲的传播方式差异如此巨大,至今未明,可能的原因是其他性传播疾病(如梅毒)所造成的伤口和溃疡提高了艾滋病在两性之间传播的可能性。妇女居于严重劣势的性别分层模式是一个重要因素,还有性传播疾病的高患病率,以及很多非洲国家的政治动乱。这种动乱严重干扰了人们保持稳定和健康的(两性)关系的努力。

　　在欧洲,艾滋病的流行重蹈了美国的覆辙。感染的中心是主要城市里的同性恋和双性恋男性以及静脉注射毒品者。联合国和世界卫生组织估计,2007 年西欧和中欧有76 万 HIV 感染者。西欧发病率较高的国家是西班牙、意大利、法国和英国。在东欧和中亚,2007 年至少有 160 万 HIV 感染者,俄罗斯和乌克兰是新感染病例最多的国家。

　　在 20 世纪 80 年代后期之前,亚洲的艾滋病患者非常少,之后就迅速传播开来。联合国和世界卫生组织估计,2007 年南亚和东南亚有 400 万 HIV 感染者。和非洲的情况类似,其主要的艾滋病病因是异性恋而非同性恋。拥有大量妓女和吸毒者的泰国是艾滋病的一个主要中心,大约有 86 万人被感染,不过新发感染病例数的增长速度已经开始减缓。泰国是一个对艾滋病发起强大攻势的亚洲国家,其行动包括全国性的教育计划、安全套推广以及改善对一般性传播疾病的治疗条件。

　　艾滋病在世界范围的流行之所以成为医学社会学的一个典型案例,在于它表现了特定类型的行为[特别是性乱交和(或)吸毒]怎样为特定的病毒提供机会,从而导致致命的疾病。艾滋病流行的社会学寓意是巨大的,它不仅涉及性行为的广泛改变,也涉及艾滋病受害者背负道德败坏的污名、社会对艾滋病患者的拒斥、艾滋病患者自身所承受的痛苦。

　　艾滋病患者大多是同性恋者或双性恋者和静脉注射毒品者这一事实,强化了广泛的污名化、社会排斥和社会歧视。艾滋病也使家庭陷入危机,患艾滋病的孩子拥有家庭,同性恋者和静脉注射毒品者也拥有家庭。在应对艾滋病污名化的过程中,家庭关系会变得紧张,但是家庭也会照顾和支持受感染的家庭成员,这种情况会使所有的相关人士都承受极大的压力,不仅仅是患者及其家庭会受到影响,为艾滋病患者服务的护士、医师和其他卫生人员也会受到影响。卫生人员不仅要冒着暴露于病毒之中的危险,他们也可能被同事和朋友所排斥。他们还会为患者的去世感到悲痛,并因为自己无力治愈患者而受挫,艾滋病显然是一种复杂的社会疾病。

由于艾滋病源自私密行为并导致严重的社会后果,这也在个人权利和社会福利的关系上引发了严肃的道德和法律问题。核心的公共问题是,怎样在最私密的情境中改变行为,以及这种改变能否以一种不破坏公民自由的方式实现。目前应对艾滋病的公共政策措施是,通过强调性安全的教育计划而限制它的蔓延,检疫隔离和普遍检测仍然是一个预备措施——防止这一不可治愈且致命的疾病在全社会失控。不过,美国有些州的立法机构已经通过了保护公众的法律。这些法律规定,传播或者使他人感染 HIV 是一种犯罪行为,还规定了对监狱犯人和怀孕妇女的强制化验,还有对感染者伴侣的法定告知。总而言之,艾滋病已经成为我们这个时代的主要公共卫生事务。

二、流感

流感大流行可以导致世界范围内的大量人口死亡。这种传染病是一种人群中常见的疾病,每年在各个国家都有人死于该病。对流感病例数的估计通常有误差,因为绝大多数流感患者都不会就医,而就医的患者中只有少部分会检测流感病毒。越来越多的人因为流感相关疾病住院和死亡,但总的发病和死亡人数可能还是被低估了。美国疾病预防和控制中心估计在一个流感常规流行的年份中,大约有 3.6 万美国人死于流感,20 万人因为流感而住院。当流感大流行发生时,这一数字无论在美国还是其他国家都可能会乘以数倍的上升。当整个人群缺少免疫力保护时,流感大流行可以在世界范围内造成数百万人的死亡。例如,1918 年的全球流感大流行至少夺取了 4 000 万人的生命,1957 年的流感大流行造成 200 万人死亡,1968 年的流感大流行造成 100 万人死亡。流感大流行往往是不可预测的,发生的间隔时间并无规律,并且当前的流行可能性极高。

2009 年的流感大流行是由一种甲型 H1N1 流感病毒造成的,它首先在墨西哥和美国被发现,然后传遍了全世界 214 个国家。检测显示此次的流感病毒株是欧亚大陆的猪流感病毒和人、鸟类流感病毒和北美猪流感流感病毒基因重组的结果。到 2010 年上半年,美国大约有 257 000 人因为甲型 H1N1 流感住院,11 200 人死亡。在美国也有部分学校关闭,学校的体育活动等因此而被延期或被取消。

影响人类的另一种流感是被称为禽流感的 H5N1。该流感在亚洲造成超过 2 亿只鸟的死亡,然后在 1997 年跨物种传播到了人类,2003 年以来造成了至少全球 379 人死亡。该流感病毒始终没有消失,大家一直担心该病毒是否会突变,或者和人流感病毒以某种方式重组从而造成在人与人之间的稳定传播。这一问题是全世界面临的一项重要挑战。一旦这种假设发生,就可能造成全球大流行,呈现波浪式的传播,威胁包括医疗保健人员在内的数百万人的健康。如果缺乏准备,全世界可能会有 5 000 万~8 000 万人口死亡,就像 1918—1920 年流感大流行时那样。如果 1918 年的景象再现,各个年龄人群均会受到影响,而死亡率最高的将会是 30 岁左右的人群和 70 岁以上的老年人。

2014 年年初,新型禽流感病毒株 H7N9 在中国出现。大约 300 人报道感染 H7N9,大约 1/4 患者死亡。公共卫生部门担心禽流感可能会造成大流行,并且对全世界造成威胁。禽流感的主要感染因素是人类和禽类的密切接触。尽管控制措施在一些亚洲国家被采用,但该流感仍在持续传播,造成禽类养殖业的重大损失,和少数人死亡。

三、2019 冠状病毒病

2019—2020 年,一种全新的呼吸道传染病在全世界出现,中国的科学家用最快的速度分离鉴定了致病的病原体是一种新型冠状病毒,并且通过世界卫生组织向全球发出了警报。世界卫生组织高度重视,将该病命名为 2019 冠状病毒病(coronavirus disease 2019,COVID - 19)。该病毒通过其高传染性、高致病性以及无症状感染者等特点,以前所未有的速度在全世界流行开来。2020 年 3 月 11 日,世界卫生组织总干事谭德塞宣布,根据评估,世界卫生组织认为当前 COVID - 19 疫情可被称为全球大流行。截至 2020 年 5 月 20 日,全球累计感染人数超过 500 万,死亡人数超过 30 万。由于短期内缺乏有效的治疗药物和疫苗,该病的传播控制主要依靠保持社交距离、勤洗手、戴口罩、避免人员聚集等非医学措施。该病的感染者几乎遍及了全世界所有的国家和地区,大流行对于全球政治、经济、文化、教育等方方面面都产生了巨大影响,而例如我国政府采取围堵策略等社会行为反过来对于减缓该病的传播也起到了非常重要的作用。

传染病的重新抬头,不论其来源是自然原因还是生物恐怖,都昭示了医学社会学在研究视角上的一个转向,这就是从只关注慢性病到既关注慢性病,也关注传染病。生活方式和社会行为在传染病的传播方面发挥了重要作用,诸如性行为、药物应用、旅行、饮食习惯、生活条件和生物恐怖等。因此,对于 21 世纪的医学社会学家来说,对传染病的预防和传播的社会影响因素进行研究,将会变得越来越重要。

(王新宇)

参考文献

［1］丁树栋. 浅议中药学的发展和变迁[C]. 中国中西医结合学会儿科专业委员会. 第二十次全国儿科中西医结合学术会议资料汇编. 中国中西医结合学会儿科专业委员会：中国中西医结合学会，2016：256.

［2］大卫·奎曼. 致命接触[M]. 刘颖，译. 北京：中信出版社，2014.

［3］王华，苏博，刘鉴汶. 关于我国器官移植的有关法律和伦理问题[J]. 中国医学伦理学，2000，（04）：20-21，37.

［4］王玲玲，李小龙，贾赤宇. 对亲属活体器官移植生物-心理-社会评估的伦理学问题[J]. 中国医学伦理学，2009，22(06)：113-115.

［5］王莉. 我国临终关怀的伦理困境及其建构[D]. 兰州：西北师范大学，2014：16.

［6］中华人民共和国国家统计局. 2010年第六次全国人口普查主要数据公报（第1号）[R/OL]. (2012-04-20)[2020-02-10]. http://www.gov.cn/test/2012-04/20/content_2118413.htm.

［7］朱希. 浅谈安乐死申请人资格与实施程序的立法——台湾地区通过《安宁缓和医疗条例》修正案引发的思考[J]. 昆明学院学报，2011，33(02)：46-50.

［8］朱姝芹，崔焱. 加拿大临终关怀模式初探[J]. 医学与哲学(A)，2016，37(12)：32-35.

［9］朱意. 美国缓和医疗和临终关怀开展的背景与展望[J]. 中国护理管理，2018，18(03)：294-297.

［10］刘昌孝. 国际药品监管科学发展概况[J]. 药物评价研究，2017，40(08)：1029-1043.

［11］约翰·M. 巴里. 大流感：最致命瘟疫的史诗[M]. 钟扬，赵佳媛，刘念，译. 上海：上海科技教育出版社，2013.

［12］严勤，施永兴. 中国临终关怀服务现状与伦理探讨[J]. 生命科学，2012，24(11)：1295-1301.

［13］苏小路. 活体器官移植的若干法律问题的思考[J]. 西安文理学院学报(社会科学版)，2011，14(03)：62-64.

［14］苏永刚，马娉，陈晓阳. 英国临终关怀现状分析及对中的启示[J]. 山东社会科学，2012，(02)：52.

［15］苏永刚. 中英临终关怀比较研究[D]. 济南：山东大学，2013.

［16］杜治政. 生物-心理-社会医学模式的实践与医学整合[J]. 医学与哲学(人文社会医学版)，

2009,30(09):1-5.

[17] 杨艳红. 建立器官供体补偿机制的法伦理思考[J]. 医学与社会,2006,19(09):34-35.

[18] 杨雯. 论生前预嘱及其在我国的立法建议[D]. 重庆:重庆大学,2016:2-4.

[19] 李义庭,李伟,刘芳,等. 临终关怀学[M]. 北京:中国科学技术出版社,2000:40-41,43,185.

[20] 李则. OPO 归属待解[J]. 中国医院院长,2013,(15):46-51.

[21] 李寿星. 不施行心肺复苏术法——《纽约不试行心肺复术法》与台湾地区"安宁缓和医疗条件"的比较[J]. 金陵法律评论,2013,(01):205-233.

[22] 吴文源,张明园. 社会精神医学[M]. 北京:人民卫生出版社,2011.

[23] 吴启胜. 药学管理实施前后对合理用药的影响及其不合理用药的原因分析[J]. 抗感染药学,2018,15(06):958-960.

[24] 邱达明. 国内器官移植供体不足的伦理原因分析[J]. 中国组织工程研究与临床康复,2008,12(40):7909-7912.

[25] 邱树胜,谢丽珊. 药品合理分类对医院西药房管理的影响[J]. 临床合理用药杂志,2018,11(14):176-178.

[26] 张文宏. 2019 冠状病毒病——从基础到临床[M]. 上海:复旦大学出版社,2020.

[27] 张田勘. 器官、胚胎移植及研究的社会问题[J]. 山东医科大学学报(社会科学版),1993,(04):1-5.

[28] 陈江涛. 从四大文明古国的兴衰看中国文化自信[J]. 发展,2018,(05):56-57.

[29] 陈晓阳,沈秀芹,曹永福. 医学法学[M]. 北京:人民卫生出版社,2006:253.

[30] 陈新谦,金有豫,汤光. 新编药物学[M]. 17 版. 北京:人民卫生出版社,2011.

[31] 陈露晓,薛红玉. 老年人的生理教育[M]. 北京:中国社会出版社,2009:81-82.

[32] 孟宪武. 优逝:全人全程全家临终关怀方案[M]. 杭州:浙江大学出版社,2005:35,73.

[33] 郝艳华,吴群鸿. 发展中国家器官移植所面临的问题[J]. 国外医学(社会医学分册),2000,17(04):169-171.

[34] 胡继春. 医学社会学[M]. 武汉:华中科技大学出版社,2005.

[35] 威廉·考克汉姆. 社会学译丛·经典教材系列:医学社会学[M]. 11 版. 高永平,杨渤彦,译. 北京:中国人民大学出版社,2012.

[36] 施永兴,王光荣. 中国城市临终关怀服务现状与政策研究[M]. 上海:上海科技教育出版社,2010:5,20.

[37] 钱娟之. 中国临终关怀的现状与分析[D]. 上海:上海交通大学,2015:10-19.

[38] 徐一峰. 社会精神医学[M]. 上海:上海科技教育出版社,2010.

[39] 高福,刘欢. 流感病毒:躲也躲不过的敌人[M]. 北京:科学普及出版社,2018.

[40] 郭娜. 我国临终关怀面临的问题及其对策[D]. 石家庄:河北师范大学,2014:6-7.

[41] 郭振霞,刘喜文. 2008—2012 年国外器官捐献促进措施分析[J]. 护理学报,2013,20(19):12-15.

[42] 理查德·普雷斯顿. 血疫:埃博拉的故事[M]. 姚向辉,译. 上海:上海译文出版社,2016.

[43] 黄洁夫. 创建符合中国国情的器官捐献与移植体系[J]. 中华外科杂志,2013,51(01):1-3.

［44］黄洁夫.我国器官移植事业发展的关键性举措[J].中华器官移植杂志,2010,31(07):389.

［45］曹永福,张晓芬,王云岭.对我国《人体器官移植条例》的伦理审视[J].医学与哲学(人文社会医学版),2007,28(11):31 - 33.

［46］曹永福,陈晓阳.论我国人体器官移植过程中的"公平与公正原则"[J].山东大学学报(哲学社会科学版),2008,(04):135 - 140.

［47］章然.我国临终关怀及其医疗保险方式探索研究[D].杭州:浙江财经大学,2015:29 - 34.

［48］章璎馨.生前预嘱的法律问题研究[D].兰州:甘肃政法学院,2018:14 - 19.

［49］梁渊,田怀谷,卢祖洵.生物-心理-社会医学模式的理论构成[J].中国社会医学杂志,2006,23(01):13 - 15.

［50］彭倩宜,张雷.美国器官捐献新动力—"器官捐献突破性协作"项目[J].山东医药,2008,48(14):148 - 149.

［51］斯科特·伯里斯,申卫星.中国卫生法前沿问题研究[M].北京:北京大学出版社,2005:186,193.

［52］韩永,石炳毅,徐燕杰.国内外器官移植的比较研究[J].医学与哲学(临床决策论坛版),2006,27(11):60 - 63.

［53］筒晓玮.日本器官移植法之研究[D].新北:淡江大学日本研究所,2006:42 - 57.

［54］焦思涵.临终关怀在我国发展的伦理困境研究[D].锦州:锦州医科大学,2017:10 - 11.

［55］温正辉,刘俊缘.加强药事与临床用药监管促进药物合理应用[J].北方药学,2018,15(08):173,187.

［56］睢素利.对生前预嘱相关问题探讨[J].中国卫生法制,2014,22(02):7 - 11.

［57］谭晓东.社会医学与健康促进学[M].北京:科学出版社,2000.

［58］谭晓青,蔡湘音.精细化管理在医院用药安全管理中的应用[J].当代护士(下旬刊),2018,25(06):172 - 175.

［59］缪佳.器官移植来源的伦理、法律和社会问题思考[J].科学与社会,2012,2(02):106 - 115,105.

［60］霍枫.公民心脏死亡器官捐献开启我国器官移植新时代[J].器官移植,2013,4(05):247 - 249.

［61］Dickinson GE, Field D. Teaching end-of-life issues: current status in United Kingdom and United States medical schools [J]. Am J Hosp Palliat Care, 2002,19(03):181 - 186.

［62］Economist Intelligence Unit. The quality of death: ranking end-of-life care across the world: a report from the economist intelligence unit commissioned by lien foundation [R]. Economist Intelligence Unit. 2010:12.

［63］Justin Waddell. Dead Letters: Protecting the intentions of a living will declarant with a dedicated advocate [J]. Georgetown Journal of Legal Ethics, 2012,25:801.

［64］Mccusker J, Stoddard AM. Effects of an expanding home care program for the terminally III [J]. Med Care, 1987,25(05):373 - 385.

［65］Stylianidis S. Social and community psychiatry: towards a ritical, patient-oriented approach

［M］. Berlin：Springer，2016.

［66］ Su L，Huang J，Mellor D，et al. The rights of psychiatric patients in China：a survey of medical staff and consumers' attitudes toward patient participation in clinical trials ［J］. Soc Sci Med，2012，75(05)：823 － 827.

［67］ Su L，Huang J，Yang W，et al. Ethics，patient rights and staff attitudes in Shanghai's psychiatric hospitals ［J］. BMC Medical Ethics，2012，13(01)：8.

第六篇

全世界的卫生保健

第十九章　全民健康覆盖

　　2005 年,世界卫生组织所有成员国做出承诺要实现全民健康覆盖:所有人都能获得所需的卫生服务,且无遭受经济灾难或陷入贫困的风险。

　　UHC 是一个持续发展的过程,它将随着人口统计学、流行病学技术,以及人们对卫生服务期望的变化而变化。目前,各国的 UHC 服务覆盖水平差异很大。UHC 服务覆盖衡量指数是衡量覆盖水平的指标,与 5 岁以下儿童死亡率,预期寿命和人类发展指数相关。目前,东亚、北美和欧洲的 UHC 服务指数最高(77),撒哈拉以南非洲的指数值最低(42),南亚次之(53)。

第一节　全民健康覆盖的内涵

　　UHC 是卫生系统绩效评价的理想结果,是政府改善公民福祉的标志,对人口健康有直接影响。它包括两大相互关联的部分:按需提供全面优质的基本("基本"一词用于描述一个国家决定所有人能够立即按需获得的服务,这因国情而异)卫生服务和防止陷入财务困境。其中卫生服务包括旨在更好地促进健康的相关倡议(如反烟草政策),疾病预防(如:疫苗接种),疾病治疗以及病后康复和姑息治疗(如临终关怀)等高质量且有效的生活护理服务。财务困境是因患者自付卫生服务费用而可能陷入贫穷的困境。通过 UHC 获得的卫生服务使人们能够更具生产力,从而能够积极为家庭和社会做出贡献。同时,针对财务风险的保护措施可以防止人们因为自费支付卫生服务费用而致贫。因此,UHC 是可持续发展和减贫的关键组成部分,也是减少社会不公平的关键要素。

　　UHC 是一个随着人口、流行病学和技术趋势以及人们的期望的变化而变化动态的、持续的过程。《2010 年世界卫生报告——卫生系统筹资:实现全民覆盖的道路》从 3 个方面描述了全民健康覆盖的概念:所需的卫生服务、需要卫生服务的人数和需要支付的费用(无论是由使用者还是第三方资助者支付)。图 18-1 是衡量 UHC 的重要维度图,所有国家都在努力填补立方体,各国卫生系统会在成本上升的情况下努力维持卫生服务覆盖水平,而正是出于这个原因,UHC 建设有时被称为过程而不是结果。这是一个必须积极应对人口,流行病学和技术不断变化的动态过程。卫生系统随着时间的推移而发展或改革,且这些发展和改革因国家而异,这一不断变化的性质对 UHC 监测具有重要意义。例如,虽然卫生系统主要通过强制性方式筹集资金并根据人口卫生服务需求和供给方业绩决定增加购买服务的程度,但同时这种属性又促使卫生系统进步发展。

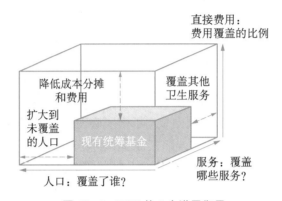

图 18 - 1　UHC 的 3 个进展衡量

资料来源:World Health Organization,World Bank,*Tracking Universal Health Coverage*:*First Global Monitoring Report*,2015

不同 UHC 计划提供的资金覆盖范围大小不一。如,在中国的部分新型合作医疗计划中,患者支付高达 75% 的服务成本;墨西哥的 Seguro Popular 或智利的 AUGE 计划则提供了一个综合护理包,其中包含明确的护理保障标准,同时通过强制性和额外捐款的组合方式筹集资金显著降低了政府管理的保险计划(完全补贴某些人口)和私人计划之间的覆盖差异。

面对 UHC 计划,各国开始的阶段各有不同。多数国家正试图从其原有的政策和制度中向 UHC 迈进,但也有少数国家"重新开始"。例如,爱沙尼亚在 1991 年宣布独立后彻底改变了其筹资和支付制度,其原有卫生系统主要运作方式为公共资助的爱沙尼亚健康保险基金根据合同向几乎所有人提供服务。

各国均在不断关注调整国家政策以适应不断变化的人口和经济条件,并在 UHC 方面取得了不同程度的进展。许多情况下,不同国家卫生资源提供 UHC 程度反映在进展和方法的差异上。例如,中国启动的改善农村和城市地区的社会医疗保险计划、加强初级卫生保健系统和改革公立医院得到了巨大的财政资源的支持。而一些国家的主要目标是较集中的核心优先事项。例如,埃塞俄比亚的重点是减少 5 岁以下儿童死亡率,提高其免疫率并提供其他儿童保健服务。由于各国情况的多样性以及他们可能优先考虑的不同干预措施,其决定监测的指标也会有所不同。

第二节 | 全民健康覆盖的影响因素

一个社区或国家要实现全民健康覆盖，以下几个因素必不可少（图 18 - 2）。

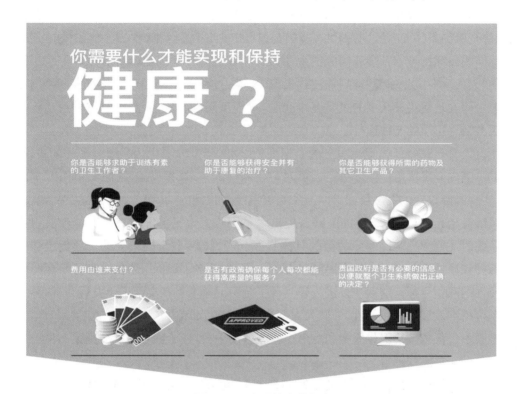

图 18 - 2 实现健康的要素
图片来源：http://www9.who.int/universal_health_coverage/infographic-what-is-uhc/zh/

（1）一个有力、高效、运转良好、能够通过以人为本的综合保健服务（包括为艾滋病毒、结核病、疟疾、非传染性疾病、孕产妇和儿童健康提供的服务）和满足重点卫生需求的卫生系统，包括：①为人们提供信息，并鼓励人们保持健康、预防疾病。②及早发现健康方面的状况。③有能力治疗疾病。④帮助患者康复。

（2）可负担性——建立为卫生服务提供资金的制度，确保人们在利用卫生服务时不经历财务困难。这可以通过多种方式实现。

（3）获得基本药物和技术以便诊断并处理医疗问题。

（4）受到良好培训并积极工作的卫生工作者拥有提供服务并以现有最佳证据为基础满足患者需求的充分能力。

第三节 全民健康覆盖的全球背景

从"人人享有卫生保健"到 UHC。UHC 的目标为《世界卫生组织组织法》(1946)中声明的"享受可能获得的最高健康标准是每个人的基本权利之一,不因种族、宗教政治信仰、经济及社会条件而有区别"提供了支持与基础。自该法诞生以来,达到可获得的最高健康标准的目标指导着各国和国际的卫生政策的制定,20 世纪 70 年代,世界卫生组织提出的"人人享有卫生保健"计划并被载入 1978 年的《阿拉木图宣言》。该宣言明确指出初级卫生保健是解决社区中的主要健康问题,实现预防、促进、治疗、康复和姑息治疗等卫生服务公平可及的一种途径。

所有人都可获得所需卫生服务的目标促使 2005 年世界卫生大会通过了一项决议,要求成员国向全民覆盖过渡以满足人群对卫生保健的需求、提高卫生服务的质量、消除贫穷、实现国际议定的发展目标。以卫生筹资系统为主题的《2010 年世界卫生报告——卫生系统筹资:实现全民覆盖的道路》,提出了不同收入水平的国家在不断修改其卫生筹资系统时需要牢记全民健康覆盖的具体目标。2012 年,联合国大会的一项促进包括社会保护和可持续筹资在内的全民健康覆盖的决议,重申了确保卫生服务和经济风险保护可及性的双重目标。这项决议进一步强调了全民健康覆盖在实现千年发展目标、扶贫和实现可持续发展中的重要性。同"人人享有卫生保健"计划和《阿拉木图宣言》一样,它指出健康不仅仅依赖于卫生服务和支付这些服务的手段,还依赖于对社会因素、环境、自然灾害与健康关系的理解。

《2013 年世界卫生报告:全民健康覆盖研究》所涉及的问题包括预防与治疗、个人和政府怎样支付卫生服务及其对人群和个体健康的影响和怎样通过卫生部门和非卫生部门的干预措施改善健康。即使 UHC 专注于首要目的是改善健康的干预措施,但是在其他部门的干预措施(包括农业、教育、财政、工业、住房及其他)也可能会带来巨大的健康收益。

第四节 全民健康覆盖的追踪监测

为响应各国政府关于 UHC 监测技术支持的呼吁,世界卫生组织和世界银行共同制定了一个 UHC 监测框架,该框架基于一系列国家案例研究和技术审查以及与国家代表的磋商和讨论。框架侧重于 UHC 的 2 个关键组成部分:覆盖质量,基本卫生服务的人口以及具有财务保护的人口覆盖范围。

关于保健服务,该框架提出了两大类:预防(包括促进健康和预防疾病的服务)和治疗(包括治疗本身、康复和姑息治疗服务)。关于追踪财务覆盖水平,该框架稍微简单一些,建议使用 2 个指标:由自愿支付(out-of-pocket,OPP)引起的贫困发生率,以及同一原因造成的金融灾难发生率。前者通过将家庭推向贫困线以下来说明卫生支出造成极度困难的程度。也存在一些更微观细化的指标,如人们进一步陷入贫困的程度以及金融灾难的严重程度。这些指标可以通过现成的统计方案从家庭支出调查中计算出来。全球框架建议各国至少通过 OOP 来追踪陷入贫困和(或)进一步陷入贫困的人口比例。

该框架还建议各国也要设计一套适用于区域全球 UHC 监测目的的核心追踪指标。如果没有符合国际测量标准的通用且可比较的追踪指标,只能通过国家数据并综合全球进展衡量标准。只有具有可比性的指标,各国才能从彼此的经验和教训中获得最大利益,同时,这些共同的追踪指标还使各国能够将其进展与其他类似国家的进展进行比较。

尽管 UHC 在服务覆盖方面的最终目标是 100% 覆盖率,但考虑到整个人口和最贫困人群中的经验基线数据和过去趋势,设定目标要切合实际。世界卫生组织/世界银行框架规定:无论经济状况,居住地或性别如何,基本卫生服务覆盖率至少达到 80%。现有证据表明,为了获得经济保护,可以实现 100% 保护免受灾难性和贫困性健康支付的目标。

一、全民健康覆盖的追踪监测指标

(一)卫生服务追踪监测指标

1. 核心指标 UHC 的 8 个核心追踪卫生服务覆盖指标:生殖和新生儿健康(计划生育,产前保健,熟练的出生就诊);儿童免疫接种(三剂百日咳、白喉、破伤风混合疫苗,简称百白破疫苗);传染病[抗反转录病毒疗法(anti-retroviral therapy,ART),结核病治疗]和非卫生部门的健康决定因素(改善水源和卫生设施)。选择这些指标是因为数据适用于大多数国家和地区,同时,每个国家的每个人都能从它们涉及的卫生干预措施中受益。

与历史上任何时候相比,现在有更多人获得基本卫生服务。在某些情况下,全球健康覆盖率已超过世界卫生组织和世界银行全球监测框架提出的最低 80%。例如,DTP 疫苗接种率在 2013 年达到了 1 岁儿童内 84%。在生殖和孕产妇健康方面,覆盖率接近 80%,73% 的活产婴儿接生在有熟练的接生员的情况下进行,76% 的女性计划生育的需求是通过现代方法了解的。但卫生服务覆盖差距仍存在。如,尽管 ART 的覆盖率有显著提高,但只有 37% 的艾滋病病毒感染者接受了 ART 治疗。对于结核病,只有 55% 的新结核病例报告接受诊断和成功治疗。无法获得卫生设施也是一个主要问题,世界上 36% 的人口,即近 25 亿人无法获得改善的卫生设施,使他们面临包括痢疾,霍乱和伤寒在内的多种疾病的风险。

目前,世界上至少有 4 亿人无法获得联合国千年发展目标(Millennium Development Goals,MDGs)优先领域的 7 项基本服务之一。毋庸置疑,贫困是一个主要因素。几乎所有经济合作与发展组织(Organization for Economic Cooperation and Development,OECD)国家基本服务的覆盖率都很高,而撒哈拉以南非洲地区的几项基本卫生服务远远落后于其他地区,只有含 DTP 疫苗的免疫覆盖率接近 80%。不公平是另一个主要因素。例如,调查显示低收入和中等收入国家最贫困的 1/5 家庭中的女性 4 次或更多次产前保健就诊的中位数覆盖率低于 50%,而这一数字在最富有的 1/5 家庭的女性中占 83%。虽然覆盖面不公平仍然是一个核心焦点,但总体而言,贫困人口,如,农村居民、穷人和受教育程度较低的人过去 10 年左右的关键卫生服务覆盖率指标比城市、富裕和受过良好教育的人增长速度更快。

2. 备选指标   目前的核心健康指标无法提供有关非传染性疾病的卫生服务覆盖率的信息,这些疾病占全球疾病负担的 55% 左右,估计每年约有 3 800 万人死于非传染性疾病,这些死亡中有 3/4(2 800 万)发生在低收入和中等收入国家。用于非传染性疾病的潜在的 UHC 追踪指标近乎满足追踪指标状态的要求。对于一些人来说,数据可用性和可监控基层服务使他们成为潜在指标。例如,高血压治疗覆盖率。高血压是心血管疾病的主要危险因素,它具有明确的生物标志物(血压值升高),有效的治疗选择(包括生活方式和药物治疗),并且可以通过家庭调查来衡量。血压和高血压治疗也被广泛监测,过去 10 年在 97 个国家进行了 150 多次全国人口调查。但迄今还没有全球或区域高血压治疗覆盖率的估计。2 型糖尿病治疗覆盖是另一个备选指标。有效的治疗覆盖率可通过基于人群的调查来衡量,这些调查包括糖尿病测试以及受访者是否正在服用糖尿病药物的问题。

3. 其他可参考指标   过去 30 天内未吸烟的成年人(15 岁及以上)百分比;白内障手术覆盖率,这不仅是眼科手术护理覆盖范围的指标,也是老年人获得护理的指标;热带病的预防性化学治疗覆盖率。

(二) 卫生服务费用追踪监测

服务费用追踪监测用于保护人们免于陷入经济困境。其关键是确保卫生系统的大部分资金都是预付费的,这些资金的重新分配几乎没有任何障碍(即汇集中几乎没有任何碎片),并且从这些汇集资金的使用方式限制人们使用 OOP。使用 OOP 支付来为卫生系统提供资金有许多缺点,但它鼓励人们(特别是穷人)寻求医疗救助。通过关注 OOP 支付水平,可以监控人们缺乏财务保护的程度。2013 年,全球卫生支出总额的 32% 来自 OOP 支付,低于 2000 年的 36%。虽然这一措施是正确的,但许多国家的 OOP 支出在 2013 年仍被认为过高(低于 20),卫生总费用的百分比的减少通常是减少灾难性卫生支出风险的良好迹象。

1. 财务保护指标   灾难性医疗支出定义为医疗支出占家庭总支出的 25% 以上。值得注意的是,灾难性的医疗支出并不一定会导致家庭陷入贫困线以下的贫困化。例如,富裕家庭或有信贷的家庭可能能够支付大量医疗费用,这些费用虽然繁重,但并不要求他们放弃消费必需品或关键的家庭投资。贫困性支出是指推动家庭进入或进一步陷入贫困的支出。在世界卫生组织的报告中,贫困性支出的判断方式是会导致家庭消费低于国际贫困线 1.25 美元或低于每人每天 2 美元(购买力平价),这是世界银行使用的消费指标。

能否有效跟踪财务保护取决于可靠的家庭支出调查,该调查用于确定受影响的人口占总人口的比例(人口比率)。但这一指标并不能反映贫困程度,也不能区分支出超过家庭总支出的 25% 或仅略微增加。同时也没有考虑到那些因缺乏财务保障而无法寻求医疗保健的人,因为这样做的成本过高。为了全面了解人们是否获得所需服务并获得财务保护,必须同时考虑健康保险和财务覆盖指标。

调查显示,经历灾难性医疗支出(定义为医疗支出占家庭总支出的 25% 以上)的人口中位数百分比为 1.8%,低收入国家中,6 个国家受到前一年灾难性医疗支出的影响报告的人数不到 0.5%,而在高收入国家,4 个国家报告的灾难性支出发生率超过 4%。卫生支出使得 0.6% 的人每天低于 1.25 美元的贫困线,0.9% 低于每天 2 美元(国家中位数)。由于医疗支出,已经生活在贫困线以下的人中有更大比例的人被进一步推向贫困:分别为每天低于 1.25 美元和低于 2 美元贫困线人口的 4% 和 14.5%。此外,近 1/3 的人根本没有在卫生服务上花钱。在 2000—2011 年进行了 2 次调查的 23 个国家中,大多数国家成功地减少了灾难性和贫困性医疗支付的发生率,中位数值分别下降了 29% 和 24%。

2. 财务保护的不公平因素 由于财务保护指标来自一般家庭支出调查,这些调查往往反映收入和财富的差异。调查显示灾难性支出(国家中位数)的发生率从 1% 上升到最低支出五分位数,并在最高支出五分位数逐渐上升至 2.7%。然而,导致贫困的医疗支出几乎完全集中在大多数国家的最低支出 1/5(该 1/5 的家庭开始接近贫困线)人口中。从数据中不可能知道这是否反映了穷人对所需服务的利用率降低,或者他们是否使用了服务并且完全受到国家卫生筹资系统的 OOP 支付保护。

二、全民健康覆盖追踪监测的挑战

监测不同维度的 UHC 覆盖范围本身并不能揭示可以使用哪些政策或为什么选用这些杠杆来获得更好的结果。因此,对 UHC 指标的监测需要纳入卫生系统绩效评估框架,该框架将覆盖范围的变化与投入,结构和过程变化引起的潜在进展驱动因素联系起来。这些将包括结构基础设施的可用性和质量,卫生专业人员,药品,血液和医疗设备,以及卫生系统改革(如提供者支付机制的变化)等过程要素,旨在提高服务质量或卫生服务利用率。评估卫生需求和服务的分布至关重要。虽然了解一个国家的卫生系统改革可以明确健康覆盖措施变化的原因,但评估非卫生系统健康的社会决定因素(如教育程度和贫困率)的变化也很重要,因为这些变化也影响覆盖面和结果。

一些国家已经将 UHC 跟踪纳入其卫生系统绩效评估中,泰国就是一个很好的例子。用于监测卫生部门绩效的指标通常包括主要的 UHC 进展指标。例如,在新加坡,即使 UHC 没有官方监测框架,也会定期跟踪服务的质量和可负担性指标(所有关键的 UHC 指标),并作为部门关键绩效指标的一部分向议会报告。只有了解整体情况,并对各种改革进行应用评估研究,才有可能理解为什么 UHC 的发展步履维艰,这反过来将为 UHC 战略调整提供依据。

(一) 寻找可靠的数据

跟踪 UHC 带来了许多挑战,最重要的是关于广泛的卫生服务覆盖和财务保护指标的可靠数据相对稀缺,不能确定所有人口群体的进展情况。例如,缺乏可衡量的覆盖指标,用于确定若干健康优先事项,如作为精神健康,伤害和残疾,而许多主要非传染性疾病的指标充其量只能部分量化。同时,很少有治疗指标具有可靠的分母,因为人口需求难以衡量,特别是对于潜在高 OOP 费用可能成为服务使用障碍的治疗干预措施。值得注意的是,总体利用水平衡量指标,例如人均住院/门诊就诊几乎无法洞察潜在需求或获取水平,因此不包括在 UHC 指标中。确定人口对特定干预措施的需求是一项关键挑战,特别是在大部分人口可能根本不寻求卫生服务的环境中,考虑到这些措施难以负担,因此问题仍未得到确认。这一挑战既适用于急性和慢性疾病,也适用于需要门诊或住院治疗的疾病。此外,卫生系统能力的衡量标准。例如,卫生支出水平或每千人口的医师,不被视为 UHC 指标,因为这些是健康覆盖的决定因素,而不是覆盖范围的属性或度量。

对于大多数指标而言,有效的基于人口的调查是改善我们对卫生服务和财政保护覆盖面的关键。例如,使用的 2 个主要指标(灾难性和贫困性支出)取决于通常通过住户调查获得的家庭支出数据。但家庭调查远非完美,并因许多缺点而受到诟病,包括各国在所用召回期间缺乏标准化(这阻碍了可比性),以及许多家庭健康调查不包括生物学标志物(例如血压或血糖值),而这些指标将提供关于覆盖有效性的更丰富的信息。目前,正在努力使调查工具和执行方法标准化,特别是与世界卫生组织和世界银行的国际住户调查网络。

(二) 衡量有效覆盖率

在可获得覆盖数据的情况下,很少有足够的信息来监测有效覆盖水平。有效性衡量循证卫生服务实现理想结果和有效的程度覆盖范围是覆盖服务以实现这些结果。测量覆盖率和护理质量显然是 UHC 努力的核心,但是,除基本覆盖指标外,测量护理质量通常还需要使用一些其他的方法和措施。

小资料

测量质量

要了解我们在衡量医疗保健质量方面存在的问题,首先要了解该术语的含义。卫生服务质量已经通过多种方式确定,包括至少 6 个维度,包括患者安全(避免对照顾他们的人造成伤害),有效性(循证卫生服务取得理想结果的程度),以人为本(提供符合个人偏好,需求和价值观的护理),综合性服务(提供健康促进、疾病预防、诊断、治疗、疾病管理、康复和姑息治疗等全方位卫生服务的护理),整个卫生系统,并根据人们的整个生命过程的需要。虽然可以容易地描述这些维度,但是它们难以测量。因此,例如,在安全方面,世界各地的卫生系统多年来一直试图建立患者安全报告和学习系统,以帮助跟踪和评估不良事件的趋势,但才刚刚开始达成共识。使用什么术语。有一些国家数据收集系统的例子运作得相当好,但并不多,而且无一例外都是在发达国家。令人沮丧的来源包括低质量的编码实践,以及在患者体验的特定领域,缺乏国家标准化的测量系统。2002 年,世界卫生组织受第五十五届世界卫生大会的任务,制定可能有助于解决这一问题的规范和标准,他们的努力导致制定了分类系统的概念框架,但进展有限且难以取得。

由于普遍缺乏关于卫生服务质量的国际可比数据,国际一级的比较卫生系统研究仅限于成本和护理利用的比较,并辅以基于诸如病死率等广泛指标的健康状况评估和预期寿命估计。除了过于宽泛以至于无法深入了解卫生服务质量外,这些指标还取决于卫生系统以外的因素,如环境和经济影响。为了解决这个问题,OECD 多年来一直致力于卫生保健质量指标(Health Care Quality Indicators, HCQI)项目,该项目旨在提供有关护理质量的可比跨国数据,重点关注有效性,患者体验和安全。HCQI 项目的长期目标是制定一套指标,用于提出进一步调查有关各国卫生服务质量的问题。

事实上,卫生服务有效覆盖率的衡量有多个组成部分,包括对干预措施的需求,使用,质量和结果的估计。 接近达到国际比较所需标准的指标的一个例子是高血压治疗覆盖率,其可通过住户调查来测量治疗的人口需求和有效性对有效覆盖率进行相当可靠的估计。 尽管找到监测有效覆盖率的方法具有挑战性,但可以做到这一点,正如 2012 年在肯尼亚进行的一项全国性调查所显示的结果,该调查测量了艾滋病病毒感染人群的比例,他们看到病毒载量已经缩小到无法察觉的水平。 为了实现病毒抑制,患者必须通过有效的覆盖级联,包括测试受访者的 HIV,询问他们对 HIV 状态和治疗状态的意识以及测量血液中的病毒载量。 艾滋病卫生服务利用的最大损失是患者缺乏意识导致的，48%的艾滋病毒感染者不知道自己的艾滋病毒阳性状况。 在治疗和显示病毒载量抑制方面有效覆盖仅为27%。 对于许多指标而言，无法衡量有效覆盖级联的终点，而其他指标必须提供有关护理质量和实现预期结果的可能性的信息。 沿途的早期步骤必须作为代理（图18-3）。

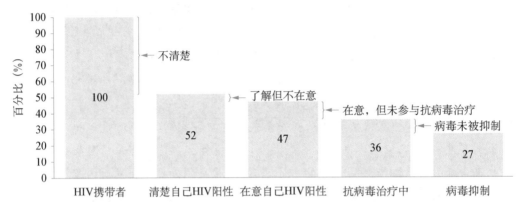

图18-3　艾滋病患者抗病毒治疗阶梯图：2012年肯尼亚HIV阳性患者中病毒有效抑制比例
资料来源：World Health Organization, World Bank, *Tracking Universal Health Coverage：First Global Monitoring Report*, 2015

世界卫生组织在《全民健康覆盖追踪：首次全球监测报告》（*Tracking Universal Health Coverage：First Global Monitoring Report*）中采用了这种方法用于几个指标，例如在估计产前保健（antenatal care，ANC）和熟练的接生覆盖率时，这两者是有效性的代理指标。 对于其他情况，例如计划生育，通过自我报告更容易衡量有效覆盖。

（三）监督公平

对公平的承诺是UHC努力的核心，但实现它并非易事，一些正在推行UHC议程的国家正在努力确保人口中较贫穷的人群受到的卫生服务水平不会落后。虽然跟踪一个国家获得的卫生服务水平和财务风险覆盖率可能会显示人口覆盖率达到的平均水平，但它只能说明部分情况。为了使监督更有意义，UHC跟踪还需要捕捉覆盖范围的不平等。世界卫生组织和世界银行监测框架提出了3个主要要素，并建议在任何情况下都要进行比较：经济状况（按家庭收入、支出或财富衡量），居住地（农村或城市）和性别。

住户调查往往是收集公平数据的主要工具，但卫生机构数据也有所贡献，特别是有关地方差异的连续数据。定期住户调查是关于保健服务和财务保护覆盖范围的分类数据的丰富来源。但住户调查也存在一些挑战。例如，衡量服务范围所需的数据和用于衡量财务保护的数据通常可以在不同的调查（如人口和健康调查/多指标类集调查与家庭预算调查）中找到，而结果稍有差异。其次，结果的可比性可能受到调查问题的差异或设计和实施的差异的影响，一些研究指出结果可能会根据调查的方式而有所不同。例如，在关注健康的调查（或调查的一部分）中报告的卫生支出往往高于健康只是一个项目的调查（或部分）中报告的卫生支出。关于卫生机构数据，关注的问题包括设施记录很少衡量患者家庭的生活水平,排除了经济变量的直接分解。在提供服务过程中收集的数据也仅限于参加医疗保健的个人。这意味着分母的估计——所有需要服务的人——必须从其他数据中获得。卫生公平性监测可靠数据的来源是许多国家面临的一项特殊挑战。

第五节 全民健康服务覆盖的全球案例

一、加纳:全球健康覆盖的进展和挑战

许多国家已经在使用包括 UHC 进度指标在内的许多指标来监测卫生部门绩效的许多指标。例如,埃塞俄比亚已经定期监测服务覆盖率和财务保护指标,而新加坡则将服务的获取,质量和可负担性指标作为卫生部关键绩效指标的一部分进行跟踪。其他国家也拥有多种多样系统,可以在国家以下和国家级别进行定期的卫生部门绩效评估,这对于 UHC 追踪非常有用,加纳就是一个很好的例子。

自 2003 年以来,加纳的国家健康保险计划(National Health Insurance Scheme,NHIS)一直是减少卫生服务财政障碍的工作重点,补充了 1999 年启动的以社区为基础的卫生规划和服务计划,以减少卫生服务获取的地理障碍特别是在偏远的农村社区。在加强地区卫生系统方面也进行了大量投资,以期改善健康结果。

加纳在区域和国家各级采用精心设计的定期卫生部门审查制度,报告国家卫生战略目标的全部门指标,包括 2010—2013 年卫生部门中期发展计划中的指标。在卫生部的领导下,这些全面的评估纳入了机构间绩效评估,并最终在全国健康峰会上进行总结。使用各种工具对卫生部门绩效进行年度评估,对 UHC 的监测被视为监测卫生部门绩效的一般框架的重要组成部分。卫生部门审查的主要数据来源是日常行政卫生服务数据,按地区和区域提供一系列卫生服务利用和干预覆盖指标的年度更新。定期以人口为基础的调查——特别是人口与健康调查(自 1988 年以来每 5 年进行 1 次)和多指标类集调查(2006 年和 2011 年进行)——用于评估卫生服务在孕产妇和儿童健康干预措施方面的表现。这些调查得到了生活标准调查等住户调查的补充。这些调查共同提供了财富1/5 和其他分层的病死率和其他指标的分类数据。国家卫生核算工作于 2005 年和 2010年进行。尽管加纳的监测工作仍然存在,但仍存在一些重大盲点,特别是在衡量公平和金融风险保护方面。现有的住户调查还应增加高血压和糖尿病等非传染性疾病的变量。

虽然加纳在若干领域取得了进展,但也面临挑战。至 2012 年,只有 34% 的人口被NHIS 覆盖,不到目标(70%)的一半。NHIS 的报告很重要,调查表明,与报告需求相关的服务使用率要高得多,特别是对于最贫困的人群。此外,虽然 NHIS 旨在扶贫,但受益人通常来自中等财富的 1/5 人口,因此该工具促进公平的潜力尚未实现。同样,虽然与

MDGs 有关的若干干预措施的干预覆盖率很高,但在最贫穷人口中的覆盖率仍然低于其他干预措施。其他系统性问题包括农村地区缺乏医师,调查显示加纳的一半医师位于大阿克拉地区。

二、中国:监测改革的结果

中国实施了一系列 UHC 相关改革,包括 2003 年推出新的农村合作医疗计划,2007 年推行城市居住医疗保险以及最新一轮的综合卫生体制改革。主要使用 3 个信息系统来监测 UHC 的进展情况:①家庭调查,特别是国家卫生服务调查,该调查定期提供有关健康计划和计划覆盖人口的卫生服务和费用的数据,并用于按地区和人口群体衡量关键的 UHC 指标;②国家卫生账户研究,用于提供有关卫生筹资的详细信息;③常规卫生信息系统,包括监测当前卫生系统改革绩效的报告系统。在资助机构或政府当局的支持下,学术机构也开展了许多研究。

卫生服务覆盖指标包括基本临床服务的覆盖范围以及选定的公共卫生计划,如免疫接种、结核病管理、高血压管理和清洁饮用水等的覆盖。财务保障覆盖指标包括 OOP 支付,承担灾难性医疗支出的家庭比例以及在医疗保险计划中共同支付的水平(在寻求支付部分费用时支付的 OOP 支付)。

在中国跟踪 UHC 有助于决策者评估进展并确定关键问题。在进展方面,选定的指标显示出积极的趋势,特别是在服务覆盖方面,一个值得注意的例子是 2008 年产前保健覆盖率达到 95％。住院护理利用率在过去 10 年中翻了一番,报告的增长速度更快。在财务保护方面,扩大预付计划的覆盖范围已成为中国为人民提供财务保障的关键策略,2003—2008 年,贫困率下降了 0.9％。然而,最贫困收入群体的贫困程度急剧增加,主要原因是卫生服务利用率迅速提高,而且这一群体的保护机制能力相对较低。也就是说,总体贫困率和 OOP 支出占卫生总支出的比例有所下降。就所面临的主要挑战而言,成本上升是一个特别令人关注的问题,医疗支出每年增长 15％。另一个担忧是低收入人群持续的,高水平的灾难性支出。

三、智利:长达数十年的全球健康覆盖经验,却仍苦苦挣扎于高自愿支付

智利于 1924 年建立社会保障体系,开始走向 UHC 之路,并于 1952 年确认建立国家卫生系统,为穷人提供公共补贴。智利在卫生系统建设中已经走过了漫长的道路,但仍有许多工作要做。例如,虽然 98％的人口拥有健康保险,但 OOP 费用仍然很高且不断增加,许多人面临灾难性和(或)贫困性支出的风险。卫生,免疫接种,计划生育,产前服务,熟练的出生和结核病治疗成功等指标的覆盖率远超 80％,但针对非传染性疾病的干预措施的覆盖率要低得多,如宫颈癌和乳腺癌筛查,高血压治疗等。

智利利用一系列以人口为基础的卫生设施和行政数据,并使用一系列广泛的指标来监测卫生服务和财务保护范围。大多数指标都按人口统计和社会经济因素进行细分,揭示了公共和私营部门健康和财政保护覆盖面之间的巨大差异。例如,通过财富五分位数监测住院率和手术干预率表明,虽然贫困人口的入院率高于富人,但最贫困人口获得外科手术和专家治疗的机会要低得多。保险支付计划的变化似乎有助于减少各收入群体的利用率差异。然而,监测可能低估了富人和穷人之间的不平等因为它没有考虑到不同财富 1/5 人群对卫生服务需求的差异。

（王　颖　付朝伟）

第二十章 全 球 健 康

第一节 | 全球健康概述

一、全球健康产生的背景和发展

(一) 全球健康产生的背景

全球化(globalization)是一种概念,也是一种人类社会发展的现象过程,通常是指全球联系不断增强,人类生活在全球规模基础上的发展以及全球意识的崛起。它的基本特征是在经济全球化的基础上,世界范围内经济、政治、文化等方面的内在的、不可分离的和日益加强的相互联系。

1492年,哥伦布发现新大陆,揭开了全球交往的序幕,但此时人类社会并未呈现出相互联系、共担风险的特征。但自20世纪90年代以来,随着经济市场的扩张和科技革命的交互影响,全球的联系越发紧密,全球市场上的一个微小变化也可以迅速影响到其他国家,甚至引起全世界的大震动,世界各国逐渐成为一个"整体"。

全球化不仅在经济领域上对世界有所影响,且逐渐向政治、文化、社会生活等领域扩张,这种趋势同样也影响着健康领域。首先,伴随着全球化的发展,人类社会的互动越加密切,使原本仅限于某地的疾病能够迅速传播和蔓延,如艾滋病等对全球人民的健康有着巨大威胁的传染病。另外,随着全球经济发展和文化、信息交流的日趋频繁,发达国家的生活方式在发展中国家起到了广泛的示范作用,癌症、肥胖、心血管疾病等慢性非传染病在发展中国家也日益常见,成为全球性疾病,这同样也影响着全球人民的健康。再者,全球化的趋势不仅改变着人与人之间的关系,人与自然之间的关系同样受到极大的影响。人类活动引起了空前的全球环境变化,这些变化威胁着全人类的健康。如,人类发展造成的空气污染不仅影响着本国人民的健康,同样也对邻国人民的健康造成威胁。

近年来,全球化的趋势带来的问题已经深刻地影响着全球人类健康的发展和安全,这些问题的解决单靠某几个国家无法彻底解决,必须靠各国之间的协同合作来应对。在这样一个全球化大背景下,全球健康也越来越引起大家的关注。

（二）全球健康发展历程

纵观全球健康的起源与发展历史,可以大致划分为 4 个阶段。

1. 跨国检疫制度为主的萌芽阶段　国家间的卫生合作可追溯到文艺复兴时期,当时为应对伤寒、黄热病等传染病,国家间展开了卫生领域的合作。19 世纪初,由于霍乱、鼠疫等烈性传染病在欧洲各国的肆虐,欧洲经济、社会和政治各领域均受到了极其严重的影响。因此欧洲各国在诸多海港确立了停船检疫监督机制,以防控传染病的跨国传播。

2. 以支持国际贸易为主要目的发展阶段　为协调各国检疫制度与自由贸易的矛盾,1851 年,第一届国际卫生大会在法国巴黎召开,该会议的召开标志着国际卫生合作的开始,是国际卫生体系的建立及制度化进程的起始点。国际卫生会议从 1851—1938 年共召开了 14 届。其间,国际卫生署（泛美卫生组织的前身）、国际卫生公共局以及国际联盟的常设卫生组织等三大国际卫生组织先后于 1902 年、1907 年和 1923 年成立,并各自独立开展工作。从国际卫生会议进化到国际卫生组织,国际卫生合作跨出了具有决定意义的关键一步。

3. 以世界卫生组织为标志的现代国际卫生体系形成阶段　20 世纪 40 年代,在一篇关于热带病的文献中就第一次出现"全球健康"（global health）这个词。1946 年 7 月 22 日,联合国成员国达成共识成立世界卫生组织。1948 年 7 月 24 日,世界卫生组织在日内瓦正式成立,标志着国际卫生体系的正式形成。从此,国际卫生合作在世界卫生组织的领导下进入了快速发展阶段。此后世界卫生组织一直担当着国际卫生行动的技术咨询者、跨国行动计划的领导者和协调者的角色,从而开展以防治传染病为重点、国家为主体、依赖卫生部门的大量国际合作行动。在之后的 30 多年里,全球及国家水平的传染病的防治一直是世界卫生组织的关注重点,如消灭天花和控制疟疾。

4. 全球化大背景下的全面合作阶段　20 世纪 90 年代以来,全球化的趋势在方方面面影响着世界,卫生事业同样面临着全球化的冲击与挑战。在全球化背景下,人类面临着复杂且严重的公共卫生问题的威胁,全球健康问题变得越来越复杂。全球化的发展模糊了国家间、卫生与非卫生、医学和其他学科的界限,因而催生了全球健康的概念。与此同时,世界卫生组织开始转变理念,成为全球健康的倡导者与领导者,医学界也逐渐出现并接受了全球健康的概念。随着社会经济的发展,人们的死亡率降低,平均寿命延长,全球健康的重点已经由肺炎、腹泻及结核等传染病,转为心脏病、癌症及卒中等慢性病。到了 20 世纪末,许多不同学科背景的学者、政策制定者更加注重强调影响健康的社会决定因素,如贫穷、教育程度、性别歧视、社会政策等。2000 年,联合国提出了 MDGs,其 8 个目标中有 3 个直接涉及健康议题,分别是降低儿童死亡率、孕产妇保健,以及传染病防治,千年发展目标对推动全球健康的发展和卫生的全面合作起到了不可忽视的作用。

在 21 世纪,全球健康的理念被更多专家学者所接受。据 Web of Science 引文数据库统计,20 世纪 80 年代,"国际卫生"(international health)文献数目是"全球健康"的 4 倍;21 世纪后,后者的文献数目反而是前者的 3 倍。同时,许多具有国际影响力的知名杂志,如,英国的《柳叶刀》和美国的《美国医学会杂志》均开辟了全球健康专辑或专栏,全球健康逐渐成为公共卫生领域的研究热点。

基于对 MDGs 的评估,布朗和穆恩提出了 2015 年后全球健康的主流发展方向,即侧重可持续发展目标和慢性非传染病防控(non-communicable diseases,NCD)以及 UHC。随着全球主要疾病负担的转型以及新发传染性疾病和气候变化等一系列全球挑战的出现,国际组织以及各国政府、非政府组织等相继调整战略,以适应全球健康的发展需求,开展全面合作。全球健康已被许多国家政府界定为卫生、外交及发展政策的重要组成部分,吸引了众多学者、媒体、政府官员及大众的注意并已经成为慈善事业的重要议题。至此,全球健康逐渐成为国际公共卫生领域占主导地位的流行术语。

(三) 全球健康人才培养实践的发展

随着全球健康概念的形成,全球健康人才的需求也持续增长,培养合格的多层次全球健康专业人才已成为国内外医学教育发展的趋势。1999 年,美国加州大学旧金山分校设立了第一所以"全球健康"为名的教学科研机构——全球健康研究所(Institute for Global Health),并在 2008 年首先设立全球健康硕士学位。此后在国际上,哈佛大学、华盛顿大学、杜克大学和卡罗琳斯卡医学院等欧美高校先后成立了近百所全球健康系、研究所或研究中心,并开设针对本科生和研究生的全球健康专业及课程。在一项针对美国全国能够授予医学博士学位的医学院校调查结果显示,在参加调查的 133 所学院中,有 32 所(24%)开办了正规的全球健康课程教育。此外,美国中华医学会(China Medical Board,CMB)、英国国际发展部(Department for International Development,DFID)及比尔盖茨基金会(Bill & Melinda Gates Foundation)等组织也以不同的方式不同程度地支持全球健康事业和人才培养。全球健康教学与人才培养工作在国际上开展得如火如荼。

在国内,鉴于中国目前全球健康教育和研究能力薄弱,北京大学、复旦大学、武汉大学、昆山杜克大学、中南大学和浙江大学等高校也分别成立与全球健康相关的教育研究机构,致力于全球健康的研究和人才培养。2011 年,"中国南南卫生合作研究联盟"成立,其宗旨是积极推动中国南南卫生合作领域的研究工作,为南南卫生合作提供智力支撑。2013 年,由北京大学、复旦大学、北京协和医学院、香港中文大学、武汉大学等 10 所高校发起成立了"中国全球健康大学联盟"(Chinese Consortium of Universities for Global Health,CCUGH)。同时,为了适应全球的趋势,我国教育部已批准高校建立全球健康专业,武汉大学开设了国内首个全球健康学本科专业和硕士专业,设在预防医学学科之下。2014 年,人民卫生出版社同国家卫生计生委合作,组织全国高校共同编写高等学校全球健康学本科专业规划教材,包括《全球健康概论》《全球健康研究方法》《全球健康治理》等。最近几年,中国的大学不断加强与其他发展中国家在全球健康方面的科研合作,更多的中国医疗卫生研究人员和研究生到非洲和亚洲其他国家进行健康卫生相关的现场合作研究和国家间的比较研究。国内发展全球健康相关人才培养的势头在迅猛发展。

二、全球健康的基本概念

(一) 全球健康的内涵

在对全球健康学科一系列的探索过程中,对全球健康概念的认识和理解一直是困扰着中国学者的一大难题,这一问题在教材编写时显得尤为突出。尽管全球健康已成为公共卫生领域的关键术语,但是目前国际上对全球健康的定义、内涵和外延尚未能达成基本共识,国内学者对此问题也有诸多分歧。因此,明确全球健康的定义,并与中国的实践相结合,对于中国的全球健康实践和人才培养工作有着积极的参考和指导的意义。

目前关于全球健康的概念有多个不同版本的定义,其中有 3 个定义较为经典且被广泛引用。

(1) 世界卫生组织健康促进部前主任艾露娜认为全球健康"代表一种新的环境、新的认知和新的国际卫生战略方法",是跨越国界和政府的卫生问题,并针对各种影响健康的因素采取全球性的行动。她提出全球健康应强调影响健康的决定因素、全球化对健康的影响、健康危险因素的转换以及全球健康领域中国家、国际组织和其他部门的政策反应,目标是"让全球所有地区的每个人都能获得其健康的公平可及性"。

(2) 比格尔霍尔和博妮塔 2 人发表于《柳叶刀》上的文章指出:全球公共卫生是为促进健康和健康平等而采取的全球性的行动,其目的是为所有人群及高危人群提供可及可行的有成本收益的干预措施。此定义重在强调全球公共卫生的治理为全球性的行动;全球公共卫生行动的目标为促进健康与健康平等;全球公共卫生干预措施的性质为可及性与经济可持续性;全球公共卫生的目标人群为全球所有人群和高危人群。

(3) 柯普兰等人认为全球健康应该是旨在改善健康和实现全球范围内所有人健康平等性的学习、研究和实践的领域。该定义重视跨国界的健康问题、决定因素及其解决途径,强调多学科合作、人群预防及其基础上个体临床关怀,是公共卫生向全球范围的扩大和延伸。由于该定义外延最为宽泛,不仅包括了全球健康的实践(即行动),还包括全球健康的学习和研究,因此其定义得到了更多的赞同和认可。

在综合国际上对全球健康的定义及各种文献资料的基础上,《全球健康概论》教材编委会给出了全球健康的中文定义:全球健康是致力于改善全人类的健康水平,实现全球人人公平享有健康的一个跨学科、兼具研究和实践的新兴交叉领域。其关注的是具有全球意义的健康问题及其决定因素以及解决方案和全球治理,需要在国家、地区和全球层面超越国界和政府,动员并协调各方力量采取有效行动予以应对。其领域的特点是融合人群为基础的预防医学和个体为对象的临床医学,运用卫生领域各学科的理论与方法以及卫生领域学科之外的政治、外交、社会、经济等多学科的研究方法与实践经验,倡导跨学科参与和合作。

(二)全球健康概念的理解

1. 全球健康关注的健康问题 首先,要正确理解对于全球健康中"全球"的含义,不应将全球健康仅局限于健康相关的跨越国际边境的问题。全球健康中的"全球"不仅指代具体的地理位置,更多是指关系到许多国家或全球健康决定因素影响的健康问题(如气候变化或城市化)或解决方案(如如何根除脊髓灰质炎)。

此外,要正确理解全球健康中关注的"健康"问题。全球健康关注的"健康"问题涉及全球性的健康问题或跨国界健康决定因素的相关问题,例如环境因素、城市化对健康的影响及其解决途径;如每年致使超过 200 万人死于空气污染中的颗粒物及其治理,又如全球性脊髓灰质炎的根除、HIV 感染、埃博拉病毒等。这些全球性的跨国界的健康问题都是全球健康关注的健康问题。同时,烟草控制、营养缺乏、肥胖、损伤预防、移民健康以及卫生人员迁徙等问题也被全球健康所关注。

2. 健康社会决定因素及其影响 传统的公共卫生理论认为,健康的决定因素主要是细菌、病毒等生物学因素,因此卫生问题的解决主要是卫生部门内部的任务。但随着全球化趋势的影响和全球健康概念的提出,健康的决定因素的界定开始有所变化,人们提出了健康社会决定因素(social determinants of health)的概念,是指人们出生、生长、生活、工作和老年环境,包括卫生系统。这些环境受到全球、国家和地方各级金钱、权力和资源分配状况制约,并受政策选择的影响。健康问题社会决定因素是造成健康不公平现象的主要因素,导致本可避免的国家内部以及国与国之间不公平的健康差异。

根据健康社会决定因素的认知,个体和群体的健康决定因素是许多因素综合影响的结果。世界卫生组织界定的健康决定因素包括 3 个方面:①社会和经济环境。②物理环境。③个人特征和行为。这一定义说明健康的社会决定因素已包括了非卫生领域的因素,如全球化引起的社会经济、人口流动和环境变化等。

健康的社会决定因素已经不局限于卫生领域,同时也涉及农业、教育、环境等非卫生部门,因此应对这些非卫生领域的健康社会决定因素也必须与非卫生部门合作并且采取多学科的方法。2011 年召开的健康问题社会决定因素全球大会中通过了《健康问题社会决定因素里约政治宣言》,该宣言旨在通过解决社会决定因素来增进健康、减少不公平和促进发展。宣言中也强调到解决这些健康决定因素必须通过全面的跨部门方法。对健康社会决定因素的理解,既丰富了全球健康的内涵和外延,也为形成全球健康运用"跨学科"和采取"跨部门"的方法的理论和实践奠定了基础。

3. 全球健康的参与者 全球健康概念的一个重要特征是全球健康的参与者不仅仅是卫生部门和政府,更强调非卫生部门和非政府机构的参与。全球健康的参与者可分为传统参与者和新型参与者。传统参与者主要是国际机构以及国家行为体等。而新型参与者主要是各类非国家行为体,包括非政府组织(non-governmental organizations, NGO)、基金会、慈善机构、学术机构、跨国公司以及公私合作伙伴型的机构等。全球健康的参与者也可按影响程度分为国际层面、国家层面、地区层面等。这些参与者在全球健康实践中发挥着日益重要的作用:全球健康的治理既强调政府调控,又强调市场参与;既强调政府行政介入,又强调民间社会调节。20世纪以来,越来越多的非国家行为体参与到全球健康的治理活动中,并发挥着重要的作用,现已成为推动全球公共卫生合作的不可或缺的力量。

三、全球健康与其他学科的关联

(一) 全球健康的特征

1. 全球健康的核心特征　　多学科特征是全球健康的核心特征。全球健康学科认知到不良健康的形成是政治、社会、经济等多重因素影响的结果,因此全球健康除了使用传统生物医学领域的方法外,还整合了经济学、社会学、政治学、外交学、环境科学、人类学、法学、政策学、管理学等学科的研究方法。

2. 全球健康的其他特征

(1) 集体行动:该特征强调在处理全球健康问题时需要各参与者的合作和集体行动。由于对全球性健康决定因素认知的深化,人们逐步认识到这些健康决定因素的波及范围的"全球化",问题的复杂和多样性使得人们明白必须采取全球性的集体共同行动才能有效应对。

(2) 跨国界行动:全球健康涉及跨越国界的全球性危机和突出问题,而不考虑当地的或地区性的问题,即使全球性健康问题的影响是国家的内部。通常跨国行动需要2个及以上的国家参加。

(3) 跨部门合作:改变全球健康的社会决定因素和政治决定因素的复杂程度已经超越卫生部门和生物医学范畴所能调控的范围,往往涉及多个部门,因此需要跨部门合作,包括经济、政治、教育、文化等部门的共同参与。

(4) 以所有人的健康为目标:美国医学会指出,全球健康的目标是通过改善完好状态及消除可避免的疾病、失能和死亡,改善所有国家所有人的健康,其中核心是改善低收入人群、脆弱人群、高危人群、边缘人群的健康公平性。

(5) 关注全球性健康问题及其决定因素:全球健康重点关注全球性的健康问题及社会决定因素对全球人类健康的影响与应对措施,例如空气污染对健康的影响、不良健康行为、HIV的防控等,目的是减少健康不公平现象。

(二) 全球健康、公共卫生和国际卫生三者的关系

"全球健康""公共卫生"和"国际卫生"的概念之间有重叠和交叉,"全球健康"实质上

可看作后两者在理论和实践领域的扩充。根据 2001 年《流行病学词典》的定义,"公共卫生"是指综合维护和改善所有健康的科学、技能和信念,通过集体的或社会行动,旨在保护、促进和恢复人群健康。"国际卫生"主要"应用公共卫生的原则,应对影响中、低收入国家的问题和挑战,以及全球性的和当地的影响这些问题和挑战复杂的集合"。"全球健康"则更多关注各种超越国界的影响健康的问题和全球性健康决定因素,强调运用生物医学与卫生科学以外多学科方法以及卫生部门以外的多部门合作,倡导全球性的共同行动。

全球健康与公共卫生、国际卫生有相似之处:三者都主要关注基于人群的和预防的健康议题;都专注于贫困、易感和缺医少药的人群;同样需要跨学科和多学科的方法;一样强调卫生是公益事业以及卫生体系和结构的重要性;多方利益相关者参与且都认为健康不仅仅是没有疾病,而是包括身体、心理和社会的良好的状态。但三者之间也是有区别的,详见表 19 - 1。

表 19 - 1   全球健康与公共卫生、国际卫生的区别

项 目	全球健康	公共卫生	国际卫生
地域范围	跨国界的直接或间接影响健康的问题	社区和某国影响人群健康问题	反映各国(非某一国)健康问题,特别是中、低收入国家
合作层次	发展和实施解决措施通常需要全球合作	发展和实施解决措施不需要全球合作	发展和实施解决措施通常需要双边全球合作
个人或人群	包括群体预防和临床个体保健	主要集中在群体预防方面	包括群体预防和临床个体保健
健康可及性	主要目标为国家之间和所有人群的健康公平性	以一国内部或社区的健康公平性为目标	帮助其他国家人群
学科范畴	跨学科和多学科特征,包括健康科学内部和以外学科	鼓励多学科方法,特别是健康科学内部和社会科学	包括一些学科,但不强调多学科

(三) 全球健康与相关学科的关联

全球健康的出发点是改变全球健康的社会决定因素,而全球健康的社会决定因素的复杂程度已经不仅仅局限于卫生部门和生物医学学科的技术范畴中,需要经济、政治、教育、文化等部门的共同协作,同时除了生物医学的学科方法外,全球健康还需要运用到经济学、社会学等多学科方法。

在众多相关联的学科中,公共卫生学、全球学、政治学、外交学、社会学与全球健康的联系较为紧密。

1. 全球健康与公共卫生学   前面有提到,全球健康与公共卫生之间有相似之处,如关注基于人群的和预防的健康议题等;但两者又有不同之处:公共卫生主要关注群体预防,是为预防疾病、延长生命和促进国家内部或社区健康的学科;全球健康则是在全球

化的背景下在公共卫生的基础上发展起来的学科,关注全球范围和跨国界到的健康问题。

2. 全球健康与全球学　全球健康与全球学两者联系最为紧密,可以说,全球健康来自全球学,全球健康的出现除了与国际卫生有关联外,也是在全球学的基础上发展而来的。全球学又称全球研究,是以全球问题为研究对象的、吸收了政治学、社会学、经济学等学科的跨学科的科学,主要研究当代人类社会所面临的各种紧迫问题,探索解决问题的途径和方法。而全球健康则是在全球化的背景下,以全球健康问题为研究对象,聚焦全球健康问题的本质、趋势,全球健康决定因素、其影响以及解决途径。

3. 全球健康与政治学及国际政治学　全球健康与后两者有相似的研究角度:三者均坚持把人类与全球作为独立的主体,以全球视野和框架来研究、分析全球化与全球问题所造成的人类社会的新状态。同时,两者均强调世界的整体性、社会生活的全球性。但国际政治学的研究方向是从国际层面上世界的多种行为体所发生的政治关系,这种政治关系更多地表现在国家间。所以,政治学和国际政治学的学科知识对于全球健康的发展和实践有重要的指导作用。

4. 全球健康与外交学　外交学是研究以和平手段处理国与国之间的事务,调整和处理国际间关系的方法、艺术及其理论原则的一门社会科学。外交政策对于全球健康的影响力十分重大。由于全球健康的决定因素的复杂性,世界各国无法独自解决,只有通过多边合作,积极开展外交和卫生外交,通过政策倡导及外交谈判与协商,达成共识,协调多方的参与者,才能实现全球人类的健康公平性。

5. 全球健康与社会学　社会学是"从变动着的社会系统的整体出发,通过人们的社会关系和社会行为来研究社会的结构、功能、发生、发展规律的一门综合性的社会科学。"全球健康与社会学尤其是其中的全球社会学的研究对象均为全球和人类,立足于全球,以地方与全球为基础,关注全球化时代的新事实、新现象、新行为、新关系、新价值探寻这些问题的本质。而全球健康会依托社会学的理论和方法,研究全球性的健康决定因素及其影响。相比起来,社会学更关注社会性在全球化时代角度下的变化,全球健康则更为关注社会因素对全球健康的影响。

第二节　全球健康治理

一、全球健康治理的发展历程

从全球健康的角度阐释治理,人类一直在与疾病做斗争,根据时间与影响范围整理,可以将全球健康治理的发展分为 3 个发展阶段。

（一）国家卫生治理

国家卫生治理阶段从人类农耕文明时代到 18 世纪末。这一阶段面对传染病的肆虐，人类往往处于被动位置，毫无还手之力。1918 年的西班牙大流感在全世界范围造成约 10 亿人感染，近 4 000 万人死亡。在此阶段，人类不断积累应对传染病的成功经验，逐步建立起以实施海港检疫措施、设置国内公共卫生机构、建立公共卫生制度以及建设公共卫生设施，以解决国内公共卫生问题为核心的国家卫生治理机制。

这个阶段中对现代卫生治理影响最深远的莫过于欧洲对抗黑死病（鼠疫）流行的措施。14 世纪中期，黑死病大流行给欧洲带来很大冲击，据统计仅在 1348—1350 年，仅欧洲就有近 3 000 万人因黑死病失去生命。在黑死病的阴影下，整个欧洲社会、经济都遭受到摧毁性的打击。但在当时无法找出疾病的根源，为有效抑制传染病的传播，以威尼斯为首的部分港口城市于 1377 年建立了"隔离检疫"制度。这一制度一定程度上控制了疾病传播，但由于各个城市之间的制度形式各异，缺乏统一标准，容易造成管理混乱，不利于当时以海运为主要贸易方式的欧洲经济的发展。除此之外，在与黑死病做斗争的过程中也积累了一系列的治理传染病的有效手段，如设立专门卫生机构、颁布公共卫生法规等。

在国家卫生治理这个阶段，尽管传染病对人类的影响十分巨大，由于此时国家间的人员和货物流动有限，国家之间的联系有限，传染病的传播往往只限制于一定范围内，故其防控区域有限，基本上在国内范围即可得到治理，尚未需要进行国家间的联合治理行动，因此该阶段尚不存在国际合作机制来应对传染病。

（二）国际卫生治理

这个阶段从 19 世纪初到 20 世纪 80 年代。19 世纪初，国际贸易与航运日益发达，这为鼠疫等传染病的迅速传播提供了可能。此时人们对传染病的了解日益深入，并开始意识到仅凭单国之力不能有效控制各种传染病，为降低传染病的影响，国际间的合作必不可少。这个时期又可细分为 3 个阶段。

1. 国际卫生合作的开端　19 世纪初国际航运日益发达，传染病也随船运不断扩散。面对日益严重的传染病威胁，各国强化了检疫措施，但收效甚微，这些缺乏统一的检疫制度反而使贸易和旅行变得极为不便。此后为建立一个统一的国际监督体制，确保停船检疫措施能真正发挥作用而不是阻碍贸易发展，各国开始协调停船检疫规则。然而，由于贸易利益及初期各国的消极态度，此种国际卫生合作并没有取得实质性的进展。尽管如此，这次为抗击传染病而进行的、局限于区域内的国家的国际卫生合作的初次尝试，为后来的国际传染病控制体制的建立奠定了基础。

2. 早期国际卫生治理体制　1851 年，12 个欧洲国家在巴黎举行了第一届 ISC，这是国际卫生治理体制建立及制度化进程的开始，它意味着国际社会对传染病的治理第一次超越了主权国家，正式进入国际卫生治理阶段，传统的国际卫生治理体制初步形成。这个国际卫生大会此后还有一大重要成果，即在 1903 年各国签署的《国际卫生条例》。

此后到第二次世界大战结束,各国频繁召开国际卫生会议。然而由于国家利益间的矛盾等因素,实际上,该阶段进行传染病的控制时,更多的是为保护其所在地域国家的主权,而非更广泛的全球合作。另外,各国际卫生组织之间缺少合作和共享。因此这一时期,国际谈判及卫生治理措施在防止传染病的全球传播上的影响力较为微弱。

3. 现代多边卫生合作体制   这阶段从第二次世界大战结束后到 20 世纪 80 年代末。这一阶段的标志性时间是 1946 年联合国成立了世界卫生组织。1948 年,原有的三大国际性卫生组织并进世界卫生组织,国际卫生合作开始出现以世界卫生组织为中心的统一趋势。此时,传染病控制的国际立法上走出了决定性的一步:1951 年,各国围绕世界卫生组织制定了《国际卫生条例》。同时,国际卫生合作模式也有了创新:第二次世界大战结束后多国发起以控制某一疾病为目的的多边财政援助项目。多边合作的现代国际卫生治理体制从此建立。在此后的 60 多年中,世界卫生组织关注的焦点从最初对传染病的控制扩大到公共卫生领域,在人类健康的各个领域取得巨大的成就,如制定药物标准、安全饮用水和环境卫生、协助成员国建立卫生体系等。

但是,这一时期的多变卫生合作体制暴露出许多问题:世界卫生组织的政策决策和基金筹集基本有赖于发达国家的协调合作,而非成员国共同募集或是集体决策规划来源,资金来源及金额有限。另外,焦点仍主要集中在传染病的控制上。同时,由于各成员国间存在的利益分歧,如部分国家担心疾病暴发带来的国际贸易和旅行限制等对本国的损害,《国际卫生条例》及世界卫生组织疾病控制策略均难以落实。

(三) 全球健康治理

这一阶段从 20 世纪 90 年代延续至今。20 世纪 90 年代后,全球化进程的加速给现代多边卫生合作体系带来了极大的挑战。全球化使得健康风险穿越国界的速度加快,覆盖面大为增加,模糊了国境的界限;健康决定因素的全球化,这些决定因素模糊了卫生与非卫生的界限,决定因素的处理越来越需要非卫生部门的参与;非政府组织、基金会以及公私伙伴合作关系为代表的非国家行为体大量增加,模糊了国家和非国家行为体作用的界限。

上述的这些变化使得前期的国际卫生合作体制显得越来越不适应当前形势。主要表现为世界卫生组织疾病监测网络的范围很窄,仅报告霍乱、天花和鼠疫 3 种疾病;监测信息来源有限,主要依赖各国的官方通报;缺乏遏制疾病国际传播的正式国际协调机制,无法保障各国确实履行在传染病控制方面的国际法义务。同时,由世界卫生组织倡导的消灭单独一种传染病的运动也显露出其局限性。艾滋病、非典、甲型 H1N1 流感等新型传染病伴随着日益频繁的国际贸易和国际旅游,先后在全球范围内广泛传播,引发一波又一波的全球性恐慌。新型全球传染性疾病的出现、发展中国家对疾病负面影响更广泛的认识、有关疾病暴发信息透明度的提高、致力于改善发展中国家社会经济状况的非政府组织的不断增多等,促使健康治理活动逐渐将重点放在全面促进全球公共健康的合作方面。从全球治理的视角,从保护全人类公共健康的高度,逐渐形成了全球健康治理的理论和实践,全球健康合作得以快速蓬勃发展。

二、全球健康治理及其相关概念

由于全球健康在上一节中有所介绍,因此本部分主要对治理、全球治理和全球健康治理概念进行介绍。

(一) 治理

"治理"一词自古有之,而在全球化的背景加持下,自 1989 年世界银行首次使用"治理危机"(crisis governance)后,20 世纪 90 年代后治理开始广泛用于公共管理领域。

治理有多种定义。治理理论的主要创始人之一詹姆斯·罗西瑙认为,治理是通行于规制空隙之间的那些制度安排,或许更重要的是当 2 个或更多规制出现重叠、冲突时,或者在相互竞争的利益之间需要调解时才发挥作用的原则、规范、规则和决策程序。而格里·斯托克认为:治理的本质在于,它所偏重的统治机制并不依靠政府的权威和制裁,他所理解的治理的概念是,它所要创造的结构和秩序不能从外部强加;它所能发挥的作用,是需要依靠多种进行统治的以及互相发生影响的行为者的互动来实现的。

在治理的各种定义中,全球治理委员会的表述具有很大的代表性和权威性。该委员会于 1995 年发表的研究报告——《我们的全球伙伴关系》(*Our Global Neighbourhood*,亦译为《天涯若比邻》)对治理做出如下界定:治理是或公或私的个人和机构经营管理相同事务的诸多方式的总和。它是使相互冲突或不同的利益得以协调并且采取联合行动的持续的过程。

治理理论打破了传统社会科学中长期存在两分法思维,即市场与计划、公共部门与私人部门、政治国家与公民社会、民族国家与国际社会等。它把有效的管理看作是两者的合作过程;它试图发展期一套管理公共事务的全新技术;它强调管理就是合作;它认为政府不是合法权力的唯一源泉,公民社会也同样是合法权力的来源;它把治理看作是当代民主的一种新的现实形式等。

(二) 全球治理

全球治理理论是顺应世界多极化趋势而提出的旨在对全球政治事务进行共同管理的理论。该理论最初由社会党国际前主席、国际发展委员会主席勃兰特于 1990 年在德国提出。1992 年,28 位国际知名人士发起成立了"全球治理委员会"(Commission on Global Governance),并由卡尔松和兰法尔任主席,该委员会于 1995 年发表了《我们的全球伙伴关系》的研究报告,较为系统地阐述了全球治理的概念、价值以及全球治理同全球安全、经济全球化、改革联合国和加强全世界法治的关系。

全球治理是指为了解决超出一国或一地区的某一政治、经济、生态和安全问题,而由各国通过具有约束力的国际规制和有效的国际合作进行政治协商以共同解决的方式。全球治理是在拳法全局状态的情况下为了管理相互依赖的状况而进行的有目的的行动。

这意味着有一套规则、流程和组织所构成的系统,在全球层面上进行运作,并提供一个供参与者互动和决策的框架。

全球治理的兴起,即表明人类对自己在全球化时代所面临的共同问题和共同命运的清楚认识,也表明人类为追求全球安全和普遍繁荣所做的努力。全球化将各民族国家的命运紧密地联系在一起,只有依靠全球治理,才能有效解决人类所面临的许多全球性问题,确立真正的全球秩序。

(三) 全球健康治理

2008 年,德国汉堡大学全球与地区研究中心学者沃尔夫冈(Wolfgang)教授首先对全球健康治理的概念进行了分析。它把全球健康治理定义为"国际社会为了应对公共卫生领域的国际和跨国相互依赖问题而制定的集体规制的总和"。

"全球贸易发展中心"(Global Trade Development Center)的戴尔瑞·贝克福德认为,全球健康治理是指为了治理健康保护而在诸多方面订立的规则和行为规范,它也包括非国家行为体在这些规则的制定和实施方面所发挥的作用。

2010 年,大卫·费德勒(David Fidler)对全球健康治理给出了简洁的定义,即"国家、跨国组织和非国家行为体利用正式和非正式的机构、规制和过程应对健康挑战,它需要跨国合作行动去有效处理。"这一定义强调了全球健康治理与以往跨国界卫生合作的两大重要区别。第一,它明确指出全球健康治理中,国家并不是应对健康问题的唯一行为体。国际组织、社会团体及私人慈善机构也能在全球健康治理中发挥重要的作用。第二,它认为全球健康治理的方法手段多样灵活,不存在唯一的等级制度和唯一的解决全球健康问题的方法。

这些定义均从不同的视角揭示了全球健康治理的目的和策略。综合各位学者对全球健康的界定,本书对全球健康治理的定义为:通过建立多边合作体制,促使多元主体以多种方式在全球健康领域协作,并以全球治理视角共同制定并有效实施具有约束力的国际规制,以便更好地应对全球健康危机,不断促进健康公平,最终实现全球范围健康的综合治理过程。

三、全球健康治理的问题和挑战

(一) 治理理念和利益认知的差异

治理理念和利益认知的差异主要表现在以下 2 个方面。

(1) 一是发达国家为了保护本国的贸易利益以及本土卫生和健康安全,倾向于开展国家内部的疾病以及污染排除行动,将污染和疾病严格控制在边境之外。基于这种利益考量,一些很少会在发达国家和地区暴发的传染性疾病因为被界定为不具有威胁性的疾病而没有在全球得到足够的关注。与此同时,《国际卫生条例》、全球疫情警报和反应网络(Global Outbreak Alert and Response Network,GOARN)都带有明显的西方国家偏好,主要是为发达国家的卫生和健康安全服务。这使世界卫生组织在很长一段时间内失去部分发展中国家的信任,极大地降低了全球健康治理行动的参与率。另一方面,贫困国家或地区当地民众的收入水平低下,政府无力构建保障全民的卫生医疗体系,这些国家或地区发展的主要目标是实现经济发展,摆脱贫困。因此,以个别国家利益为中心的国际治理体制难以促成跨国集体行动,发展中国家的发展需求与全球健康治理体系控制疾病传播、保障全球贸易体系的顺畅等诉求出现了某种程度的错位,进而导致一些卫生发展项目难以实施甚至失败。

(2)国际社会对全球健康治理在全球发展框架中的定位并没有达成共识,在不同的框架中,全球健康治理的地位不同,由此产生了不同的卫生政策。当前,国际社会主要从安全和外交政策、人权以及全球公共产品的角度来定位全球健康治理的作用。但是,不同国家往往受到狭隘的国家主义的约束,在处理全球卫生问题的过程中,多采取本国利益优先的原则,使全球健康治理在理念上难以形成共识。国家或主要政府间国际组织主导的"安全治理"模式并未实质性地提高全球健康治理的水平,也无法有效遏制各类传染病的暴发,更不能使发展中国家免遭严重损失。因此,全球健康治理理念的转型迫在眉睫。

(二) 新的参与主体的局限性

各类新的参与主体如新兴经济体、私人基金及公私合作伙伴等在全球健康治理中的作用越来越大,但是其发展也受到一些结构性因素的制约。

(1)以金砖国家为主的新兴经济体在全球健康治理体系中的作用越来越突出,由最初的卫生援助的受援国逐渐转变为全球健康治理的积极参与者,并向其他发展中国家提供卫生发展援助。但是,新兴经济体作为后来者,在以西方为中心的规则体系中很难有独立的发言权,从而极大降低了其在卫生治理领域的效率。此外,新兴经济体往往既是全球健康治理的参与者,也是诸多国际卫生发展援助的受援者,这种双重身份使新兴经济体在全球健康治理中的定位较为模糊。

(2)为了参与国际合作以及转移国家责任,美国政府于20世纪90年代开始重新鼓励和推动私人部门参与全球发展援助。私人慈善基金会是私人部门参与全球健康治理的最重要的力量和形式,作为连接捐助者与被捐助者的直接渠道,私人慈善基金会因其管理的科学性、资金使用的透明化以及援助的有效性而成为社会和企业青睐的援助主体。有评论批评基金会过分注重技术,忽略了与健康相关的政治、经济、社会以及环境因素对健康的影响。也有人批评基金会注重垂直项目的落实,往往追求短期回报,忽视了卫生治理的长期可持续性。但不可否认的是,私人慈善基金会具有其他组织机构无可替代的优势。从总体上来看,目前国际私人慈善基金会的发展规模还远远不能满足全球健康治理的实际需求。

(3)公私合作方式是一种比较成功的全球健康治理模式,能够较好地克服市场失灵现象,能以较低的成本解决部分公共卫生问题。然而,公私合作机制也会对全球健康治理体系带来不利影响。公私合作机制一般过分关注药品和疫苗的研发，忽视贫穷的发展中国家面临的卫生系统脆弱、药品和疫苗的保存和传递能力有限的事实。公私合作方式在援助项目的运作中往往会附加诸多条件，在给发展中国家的卫生系统带来沉重负担的同时，又使医疗援助很难惠及真正的穷人，从而产生健康不平等现象。此外项目运作资金的可持续性无法得到保障，多组织协作致使财政缺乏透明度，这些问题导致公私合作机制的实践在国家层面面临困境，并影响其在未来全球健康治理体系中的地位。

（三）治理体系的不健全

治理体系的不健全首先表现在世界卫生组织领导地位的缺失。全球健康治理参与主体众多，但缺乏一个强有力的领导机构，导致各部门之间的协调有限，机构重复、互相竞争现象严重，造成很多资源的浪费。但是，对各参与主体进行分工也是比较困难的，因为无论是国家政府机构、国际组织、非政府组织，还是公民社会组织、公私合作机制，它们在全球健康治理体系中的作用和职能都是不确定的，相互之间既具有很强的交叉性，又存在很强的竞争性，各方都希望在治理体系中占据主导地位。

此外，利益的差异使参与主体之间的合作面临重重障碍。合作机制的重叠造成不良竞争。例如，联合国艾滋病规划署是长期处理全球艾滋病传播问题的机构，在应对全球艾滋病问题方面具有相当丰富的经验和人力资源。然而，在西方发达国家又建立了抗击艾滋病、结核病和疟疾全球基金，这一机制的建立绕开联合国艾滋病规划署，两者在一定程度上出现在功能上重叠及在地位上竞争的情况。同时，由于全球健康治理体系缺乏有效的强制机制，在开展全球卫生联合行动中，主权国家在某些时候往往成为卫生治理的一大限制因素。例如，世界卫生组织要求各国定期报告本国黄热病、霍乱以及其他传染性疾病的疫情，但是部分国家害怕疫情报告会在社会中产生恐慌，影响本国经济社会发展，往往敷衍了事。全球健康问题的应对高度依赖参与主体对规则的遵守和相互之间的通力合作，但是由于缺乏足够的监测和有效的规制力量，卫生治理很难达成真正的统一行动。

（四）资源稀缺背景下的治理优先级难题

全球健康治理是以疾病为导向还是以建立全球公共卫生体系为主要目标的争论一直没有停息。而目前西方国家为主导的全球健康治理体系，更多还是强调要将资金投入传染性疾病的预防和控制之中。但实际上，非传染性疾病，如心脏病、糖尿病、癌症等慢性疾病已经占中低收入国家医疗支出的 49.8%。且非传染性疾病每上升 10%，就会导致年均经济增长降低 0.5%。此外，由于缺乏完善的医疗体系，在发展中国家每年都有大量孕产妇、新生儿以及儿童死于卫生疾病问题。

全球健康治理机制不得不面对的主要问题是发达和发展中国家有着不同的卫生治理利益诉求，在有限的资源条件下，如何在资金投向上既满足欠发达地区建设公共卫生体系的需要，又能最大化地实现传染性疾病的预防和控制，从而达到人类卫生健康发展的目标。

(五) 资金来源的不确定性

尽管国际社会已在全球健康治理领域投入大量资金,从 2001—2016 年,全球卫生发展援助资金由 122 亿美元增加到 376 亿美元。但是,由于原有的资金基数太小,援助资金的增长并不意味着全球卫生状况的持续好转。自 2010 年以来,国际社会用于卫生治理的资金总量一直处于波动状态,可见,当前全球健康治理的资金来源具有很大的不确定性。

(王　颖　付朝伟)

第一节 | 英国的全民健康服务体系

一、英国国家卫生保健体系概念

英国实行国民保健制度（National Health Service，NHS），为全体国民免费提供医疗和健康保障，所有在英国有居住权的人都享有免费使用该系统服务的权利。该制度被世界卫生组织誉为世界上最好的健康服务体系之一。1948 年，英国正式颁布《国家卫生服务法》，宣布建立国家卫生服务制度，NHS 由此诞生。这一制度服务范围很广，从紧急事故救护到婴儿接生、残疾人护理，几乎无所不包。1964 年，英国对《国家卫生服务法》进行了修订，明确规定：NHS 的宗旨是根据患者的需求提供服务并确保人人享有免费的医疗服务。在这个医疗系统出现 4 年之后的 1952 年，OOP 支付的做法首次推行。起初，这种个人支付费用的比例比较小，但后来某些服务的 OOP 比例变得比较高，最明显的例子就是牙科服务的 OOP。尽管如此，与世界上其他国家相比，英国的 NHS 仍然算得上是一个全民享有的服务体系，80％以上的患者在享用医疗服务时不需要支付任何费用。

英国的国家卫生服务制度具有如下特点：①医疗卫生服务系统为国家所有。在英国，医疗机构实行国有化，公立医疗机构占全部医疗机构的 95％。②凡是英国居民都可到公立医院享受免费或低收费的医疗服务，患者就医时可享受免费门诊医疗、住院医疗和药品，但要交纳挂号费。③医疗保险基金绝大部分来源于税收，通过财政预算拨款实现。据 1976 年统计资料，英国国民健康服务基金 88％来自国库，8％来自国民保险费，3.5％由受益者负担，其他占 0.5％。④重视社区卫生服务和初级卫生保健服务，其费用支出占整个医疗保健费的 20％。提供初级医疗服务的医师，即全科医师通过家庭医师协会与地区卫生局签订医疗服务提供合同，由家庭医师个人或集体联合开设诊所。政府规定居民一律在所在地段的家庭医师诊疗所登记注册,患病时必须首先到家庭医师诊疗所就医,需要转诊也必须通过家庭医师的介绍才能转到上一级医院继续治疗,此外全科医师还负责居民的疾病预防和保健服务。

二、英国国家卫生保健体系改革与发展

(一) 国民保健制度的起源

虽然德国是世界上第一个实行国家健康保健的国家,但英国却是第一个在西方社会建立起向全体国民提供免费医疗的卫生保健体系的国家。1948 年以前,英国人享受卫生服务的质量主要取决于其经济状况,穷人明显处于不利地位。英格兰的医护服务大多由私营机构提供,患者按其付款能力获取所需服务。患者若无法负担私营医护服务的费用,可接受慈善组织的免费治疗或使用地方政府的免费公共卫生服务。然而,这些免费医护服务由于经费短缺只能非常有限度地提供。

1948 年,英国 NHS 根据《1946 年国民保健系统法令》的条文建立:由国家根据集体负责的原则,向全体国民提供免费使用的全面医疗服务。虽然不同的执政党在其后数十年曾多次改革 NHS,但这项原则的精神依然保持不变。1948 年 7 月 5 日,英国工党政府卫生大臣安奈林·贝文(Aneurin Bevan)走进了曼彻斯特特拉富德医院(Trafford General Hospital)的 5 号病房,对躺在床上的 13 岁少女西尔维娅(Sylvia Beckingham)说:"从今天起你和全国人民一样,看病不再掏钱了。"这是英国实行具有划时代意义的医疗改革的第一天,西尔维娅是英国第一个实行 NHS 的患者。从这天起,英国的 2 688 家医院实行了国有化。

(二) 国民保健制度的改革与发展

1990 以前,在 OECD 国家中,无论是在医疗保险方(简称"支付方")还是在医疗服务供方(简称"供方"),大部分国家的医疗行业缺乏市场竞争。英国国家卫生保健体系1991 年开始促进竞争的改革,建立内部市场并引入竞争。此后,除 1998—2001 年外,NHS 一直在进行强化竞争的改革。具体改革可分为 2 个阶段:①第一阶段(1991—1997 年)改革的主要内容是建立内部市场的框架:将作为地方卫生局下属部门的公立医院改为具有一定独立性的法人实体—NHS 信托医院,将地方卫生局和签约全科医师诊所(general practice fund-holder, GPFH)改成为患者购买医院服务的代理人。患者只有通过代理人转诊,才能获得信托医院提供的医疗服务,这样就创建了信托医院作为医疗服务供方、英国地区卫生当局和 GPFH 作为支付方的内部市场架构。②第二阶段(2002年至今)改革的主要内容是扩大医院经营自主权,赋予和扩大患者就医选择权,建立医院服务信息强制性披露制度,建立按诊断分组付费制度。在第一阶段,竞争降低患者等待时间,未降低医院经营成本,却增加了医院病死率。在第二阶段,竞争促使医院提高管理水平和医疗服务质量,改善地区间医疗服务获取的公平度。

1. 1991—1997 年创建内部市场的改革　　内部市场的供方、支付方、交易和竞争如下所述。内部市场的供方——信托医院。信托制度是英国的一种法人治理模式。NHS 原来的普通医院(acute hospital)、精神病院、智障患者医院、救护医院(ambulance hospital)等都可以申请"信托"资质。这些医院的员工自主决定是否申请信托资质。一旦申请成功,医院原有资产的使用权和收益权归信托医院。英国财政部是信托医院的出资者,对一部分资产向医院收取利息,一部分资产向医院收取股息,以提高资产使用方(信托医院)的资产使用效率,防止资产滥用。财政部保留股息,但将利息转移给地方卫生局,用于后者向信托医院购买服务每家信托医院均由董事会运营,国家卫生大臣为董事会任命 4 名非执行董事(non-executive director),董事会决定医院的管理构架,拥有医院的人事任免权,可自主决定员工工资和其他人事政策。医院要保证每个财年预算平衡,达到 6% 的净资产回报率,实现政府对公立医院资产使用效率的要求。理论上讲,信托医院的下述经营活动都不受限制:增加和处置土地及其他资产,接受资金、土地和其他财产捐赠,保留日常经营活动产生的盈余(retains Surpluses),为购买新资产或置换旧资产进行借贷活动等。在 1996 年所有改革都落实到位时,英国共有 450 家信托医院。

2. 2002—2010 年的改革　　这一时期改革的主要内容有 3 点:①赋予和扩大患者挑选医院的权利。政府提供容易获取、通俗易懂的医院服务质量信息,方便患者挑选。②实施基金信托(fund of trust,FT)医院制度,放松医院管制,给予医院更多经济激励和管理自主权,鼓励兴办民营医院向 NHS 患者提供服务。③实施按结果付费(Payment by Results,PbR)制度,该制度类似于美国的按诊断相关组付费(disease related groups,DRGs)制度,促进供方在服务质量上展开竞争,激励 NHS 医院节省成本。

(1) 赋予和扩大患者挑选医院的权利:2002 年以前,患者只能在居住地自由选择 GPFH 和就诊时间,但不能选择接受第二级服务的医院。扩大患者医院选择权的改革于 2002 年开始——伦敦地区开始进行患者选择权改革试点,试点规定,伦敦地区的患者如果在某家 NHS 医院的等待时间超过 6 个月,就能被转诊到本地区等待时间更短的 NHS 医院,以尽快得到治疗。

(2) 实施基金信托医院制度:为了将决策权从中央转移到地方以更好地满足地方需求,英国设立基金信托制度。根据《2003 年健康和社会保障法案》,基金信托是拥有独立法人地位的公共利益公司(public benefit corporations),但仍是 NHS 的组成部分,按照 NHS 的原则和服务标准向 NHS 患者提供医疗服务。基金信托有明确的问责制度,与信托医院不同,基金信托不直接对国家卫生大臣负责。NHS 设立专门的监查机构审批医院的基金信托申请,监查机构审批时最看重的 2 个指标是财务状况和择期诊疗服务的患者等待时间。

(3) 建立 PbR 制度:按诊断分组付费制度取代原来的价格合同谈判。在 PbR 下,医院的住院服务业务量都用治疗时长(spell of activity)来度量,一个治疗时长指从患者被医院收诊到患者出院这段时间。每个治疗时长都有一个服务资源组别(the healthcare

resource group，HRG)编码，每个HRG编码对应一个价格，治疗程序和资源耗费量相似的时长具有相同的编码，2003年时的编码表共有600多个编码。HRG的价格是以每个HRG 2年前的全国平均成本为基础，经过各种调整计算而得，这些调整反映所有HRG的总体成本变化、医院整体效率的改进和地区差异等。自2004年起，FT的所有择期、非择期和门诊服务都按诊断分组付费。

3. 2010年后的改革：卡梅伦政府的医改政策　2010年7月，卡梅伦政府向议会提交了题为《公平和优异：解放国民医疗服务体系》的白皮书，白皮书提出了医疗服务体系改革的方略：①一切活动以患者为中心，让公众有更多知情权与选择权，赋予患者选择专科医师团队的权利。②关注医疗服务质量和绩效，即根据绩效考核结果支付给医院资金。③授权医疗从业者更多自主权，健全相应的医疗制度体系，治疗质量委员会负责相应的质量体系的建立，为保证民主合法性，地方政府要积极推进地方医疗服务中多方参与医疗卫生服务。④去"官僚化"和增加效率，减少NHS的管理层级，精简机构，提高行政效率。英国政府还将削减国民医疗卫生服务机构的数量，简化和整合医疗服务体系。这些改革政策无疑都是进一步给患者和医院松绑，真正发挥竞争在政府购买服务中的作用。

2013年4月，英国卫生部推出的新卫生保健体系(Health and Care System，HCS)。HCS是以社区卫生服务为核心的层层合作、逐级嵌套的体系，通过地方卫生服务合作组织、国家卫生服务合作组织、监管与维护机构以及国家各相关部门4层合作组织的共同运行以确保社区卫生服务的有效供给。HCS扩大了卫生服务提供者的范围，加大了卫生服务供给内部的市场化竞争和监管，促使社区尽可能提供最能反映当地卫生服务需求以及最好的卫生服务。人们获得日常基本卫生服务的方式是社区卫生服务，家庭医师、护士、药剂师和网上/电话服务是大多数人获得卫生保健服务的首要途径。NHS将权力下放到各地方或社区，设置了由NHS委托委员会授权的诊所委托团体(Clinical Commissioning Groups，CCGs)，这个团体由医师、护士和其他专业人员组成，团体成员运用其专业知识结合社区居民对卫生服务的需求制定方案，为社区居民购买服务。在英国有211个独立法定的CCGs遍布各社区，在遵守NHS标准和成本的前提下，CCGs有进行改革创新、为当地社区居民委托任何卫生服务提供者提供卫生服务的权力。

三、英国国民保健制度的三级医疗服务网络

初级卫生保健(primary care)是NHS医疗体系的主体，主要由全科诊所(general practice)和全科医师(general practitioner，GP)提供。全科诊所和全科医师属于私营性质，不隶属于任何政府部门。政府部门对全科诊所按照区域进行管理，为居民购买初级卫生保健服务，并通过协议对其提供的服务进行管理。NHS规定，每个居民都要从居住地的全科诊所中指定一位全科医师作为自己的全科医师，负责其日常卫生保健。全科医

师是初级卫生保健的主要提供者,是专业性医疗服务的守门人。初级卫生保健主要关注患者的一般健康需要,但初级卫生保健机构中正出现越来越多的专科服务,全科诊所提供的服务范围日益扩大。在 2010 年 9 月 30 日,全英格兰共分布有 8 324 个全科诊所和39 409 名全科医师,平均每家诊所服务 6 500 位居民。除了意外事故、急诊、急性心脑血管事件的患者可直接去医院诊治外,其余都是先找全科医师就诊。全科医师的工作团队包括执业护士、全科诊所管理者、地区护士、接待员和健康护理助手等。通过实施预约制度,患者到全科医院的诊所时通常能够立刻就诊。

二级医疗服务的提供者是医院。医院一般是根据区域管理的要求来设立,并由政府的医院管理部门来管理,医院的规模由政府管理部门按照当地的人口密度来决定。医院的医师会根据患者的全科医师的转诊单来了解患者的病情,患者出院时,医院的医师会把出院以后的注意事项交代给患者的全科医师,有不到 10% 的服务转到医院服务体系。如果患者的病情较为严重或较疑难,就会由医院的医师将患者转到该病种的专科领域内的专家去寻求帮助,也就是三级医疗服务。英国的医院分布比较均匀,每个大一些的城镇都会有至少一所综合医院。这类医院的主要职能是诊断和治疗重病,并进行手术和急诊。当然这类综合医院都必须具有麻醉、病理分析和放射科服务等专科业务;并配备有处理紧急事故、其他急症和全科医师预约的疑难重症的设施,能为住院患者、门诊患者或接受透析等特殊治疗的患者提供医疗服务。

三级医疗服务是指临床某专业内用来解决特殊疑难和复杂问题的专家服务。英国的三级医院一般指专科医院,主要解决专科内的疑难医疗问题,而不是按规模划分,也不负责一般医疗服务。有些规模较大的医院也设有三级医疗专家服务,这些医院被称为综合医院。一般为大型专科医院,如儿童医院、眼科医院、神经外科医院、妇产医院、传染病医院(如天花肺结核),也有专门为老年人精神病和精神障碍服务的医院等,这些医院基本都集中在伦敦等人口较为稠密的大城市。当然这些医院既是高水平的专家治疗机构,也是培训医师和学术研究的基地。

四、英国国民保健制度面临的挑战

一方面,英国国家卫生局面临的中心问题是缺乏资金。英国并不富有,因此不可能像某些国家那样在福利和医疗服务方面大量花钱;另一方面,国家卫生局一直在努力降低医疗服务的成本。1993 年,英国在卫生保健方面的支出仅为其国内生产总值的 7.1%左右。这一比例大大低于美国和加拿大,也低于大多数欧洲国家。虽然在降低成本方面相对取得了一些成功,但这一政策也存在着一定问题。英国医师和护士的平均收入大大低于他们的美国同行。英国医师的平均收入比美国医师的平均收入低 60%。英国的医师、护士或其他卫生工作者偶尔会为了增加工资而罢工。但多数医师,特别是专科医师,则通过大量的私人行医来增加收入。资金不足及资源浪费一直是 NHS 面对的困境。

1999 年,工党政府出台了《健康法案》,开始大幅度增加对医疗体系的财政投入,在工党执政的 13 年间,NHS 经费实际年增长率高达 5.7%,是第二次世界大战结束后 NHS 系统经费增长最快的时期,特别是 21 世纪以来,NHS 经费实际年增长率达到了 6.56%。

另一方面,英国的患者对于等待就诊、预约就诊和等待某些手术的时间过长以及对医院的人力不足等问题越来越不满。20 世纪 80 年代后期进行的全国性调查表明,公众对国家卫生局的满意程度显著下降。为了改变这种状况,撒切尔政府推出了旨在国家卫生保健提供体系内部创造竞争的"内部市场"的改革方案。

五、英国国家卫生保健体制改革对我国的启示

30 多年前,英国的公费医疗体系同目前中国的情形有些类似。各类医院都是事业单位,而社区医疗机构相当于医务室,所有机构整合在一个大的行政体系之中。这种管理体制必然带来 2 个结果:一是医院效率低下、人浮于事,民众怨声载道;二是财政经费浪费严重,政府不堪重负。撒切尔政府提出了"内部市场"的概念,认为在保留国家医疗服务公营性质的同时引入市场竞争。由于当时的政治现实不允许把医疗服务私营化,政府就需要寻求一个机制来改善医疗服务的质量,并控制财政支出。

参照英国卫生服务体系,我国"也逐步建立了社区卫生服务组织、综合医院和专科医院合理分工的医疗服务新体系,明确了社区卫生服务组织和综合医院及专科医院存在着密切的双向转诊、指导培训、信息反馈等关系"。但我国卫生服务体系的建设还处于初级阶段,并未全部实现分级就医和双向转诊机制。基层社区卫生服务中心的全科医师资质问题和服务态度是社区居民选择医院的重要依据,而这些问题的解决都可以从英国卫生服务体系的最新改革成果中得到启示。

(一)形成分级诊疗制度

英国卫生服务体系的成就体现在社区卫生服务,除急诊外,任何患者都必须先到社区全科诊所就医,再由社区的全科医师诊断并决定是否需要更多的医院服务。而中国"看病难"的问题就在于患者拥挤在大型综合医院,没有经过社区全科诊所的分流,双向转诊的制度也还在探索中,没有建立起严格的"守门人"制度。要形成类似英国的分级就医,最重要的就是为患者提供充足、优质的社区卫生服务,这些都要加大对社区卫生服务的投入,培养合格的全科医师。

(二)建立社区卫生服务的内部市场

从 1991—2019 年这 20 多年来的英国卫生服务体系的改革,主要是完成了卫生服务的内部市场化。政府不直接提供社区卫生服务,而是根据社区居民的反馈制定服务方案,并向当地卫生服务市场中的供给者购买卫生服务,一方面是优化了资金使用效率,另一方面竞争与反馈的双重机制促使供给者提供优质的服务。中国的社区卫生服务中心目前是由政府建立,服务质量得不到很好监控,因而可以参考英国的卫生服务内部市场,

向社会上的卫生服务组织购买医疗服务,为社区提供优质的卫生服务,将患者"留在社区"。

(三) 加强以全科医师为核心的多学科服务团队建设,推动医学模式在社区的转变

我国卫生领域目前面临的一系列严峻挑战是与健康问题的社会影响因素分不开的,如老龄化、空巢家庭带来的老年人养老、医疗护理和临终关怀等问题,社会压力导致的精神疾病高发现象,生活方式转变带来的慢性病问题。目前,我国大多数地区建立了社区卫生服务网络,但在传统的生物医学模式下,其服务模式往往是以疾病治疗为导向的,而忽略了影响健康的心理、社会因素。社区卫生服务是实现医学模式转变的突破口,全科医师制度承载着医学模式转变的重任,让一名全科医师在现有的条件和待遇水平下同时承担多种社会角色和社会功能是不现实,也是不公平的。建议借鉴英国经验,在全科服务团队中纳入心理治疗师、社会工作师等专业人员,提高社区卫生服务能力,推动服务模式转变。同时要关注影响健康的社会、心理因素,整合社会多方资源,致力于培育社会资本,推动医学模式在社区的转变。

(四) 完善医保支付方式等配套政策支撑与激励

英国对初级卫生保健按人头预付经费的机制是一种有效的经费管理方式,英国的卫生经费在拨付的形式上采取卫生服务经费方式,卫生管理部门将区域内签约居民的全部医疗服务经费预付给全科医师,由其全权使用和管理,全科医师在此基础上为居民提供最合理、最有效的医疗卫生服务,卫生经费的合理结余部分按一定原则纳入全科医师收入分配。我国可以借鉴英国经验,结合国情建立完善社区卫生服务机构医保额度的合理增长机制,推进支付方式改革,加快探索联合体内各医疗机构的医保额度统一打包预付,对住院患者实行分时段支付,社区卫生服务按人头付费,建立"费用跟着人头走"的竞争机制。同时加强对群众的宣传教育,进一步拉大在不同级别医疗机构就诊的报销比例,拉大签约人群与非签约人群的就医报销比例。

第二节　美国的医疗卫生服务体系与医疗保险制度

一、美国卫生服务体系与医疗保险制度的历史演变

在早期,医疗卫生服务完全是个人的事情,人们在需要时,通过向私人医师和护士寻求医疗服务,或到药店购买药品来获得服务,并由个人支付所有费用。对于那些不能自己获得服务的人,一般由慈善机构(如志愿者、非营利性组织)提供的救济来解决,这些组织通常服务于大的城镇,都是集中力量通过医院来提供服务。

美国现代医疗保险发展的历史并不长,到 1920 年时,已有 8 个西方国家建立了强制性的社会医疗保险制度,而作为当时世界第一经济大国的美国,到 20 世纪 30 年代才有正式的医疗保险计划,这和美国当时的主流文化和社会发展状况有关。南北战争结束到 20 世纪初,是美国历史上的自由竞争时期,社会达尔文主义是主要的社会思潮,自由主义和达尔文主义都强调自由竞争,政府强调利用宗教、慈善活动解决医疗卫生问题,对医疗卫生基本采取了自由放任的态度。到 20 世纪 20 年代,情况发生了改变,社会对医疗保险的需求逐渐增大,催生了美国现代意义上医疗保险制度。在城镇出现了一种新型医院,这些医院由地方政府投资修建,主要为本地区低收入者提供必要的医疗服务,这类公共设施通常是比较大的以急性病治疗为主的综合性医院,门诊和急诊患者较多,并与当地政府的急救服务、警察局及其他社区服务保持密切联系。

第二次世界大战中,随着联邦政府的强大和军人数量的急骤增加,一个为现役军人及家属、退伍军人和伤残军人提供医疗服务的独立系统得到进一步完善,该体系由联邦政府直接支助,雇用医师和护士在军人医院或退伍军人医院工作。

随着第二次世界大战结束后医疗服务费用的快速上涨,美国经历了相当困难的、互相差异较大的医疗保险计划完善工作。首先是开办了以社区为基础的非营利性蓝十字和蓝盾计划,通过医院和医师协会把医疗服务费用较广泛地分散在居民中而得到完善。紧接着是劳动工会的卫生和福利信贷基金,这是工会成员利益协商的结果。同时,私人营利型商业保险公司不断扩大其经营范围和作用。最终,产生了一些较大的由政府资助的并由公众监督执行的医疗保险计划,如医疗照顾制(medicare)和医疗支助制(medicaid)。

私人开业医院、非营利型医院、城市和州政府医院、军队和退伍军人医院以及各式各样的医疗保险公司,为了各自的目的而同时发展和完善。有人认为这种系统是混乱的、不一致的、互相交错的、无计划的,并导致人力、财力资源浪费的系统,而有人认为这样可以各取所需。因此,社会对当时美国的医疗服务系统褒贬不一。

二、美国卫生服务体系的现状

(一) 美国卫生服务的规模

美国是世界上卫生保健开支最大的国家。2012 年,美国的卫生总费用达到 15 530 亿美元,人均 5 392 美元,比 OECD 28 个成员国的平均数高出 1 倍多。同年,美国卫生总费用占国内生产总值(gross domestic product,GDP)的比例为 14.9%,比 OECD 的平均值高近 6 个百分点。从 1993 年起,美国卫生总费用占 GDP 的比例一直维持在 13%~15%,也就是说,美国的卫生保健行业约占整个国民经济的 1/7,是美国最大的一个行业。

(二) 保障水平与健康产出

美国在卫生保健方面的花费为世界之最,同时,美国也是世界上医疗技术最先进的国家,而且大多数的医疗技术都可以被富裕阶级和中产阶级的消费者所享用。此外,美国还是世界上提供全面而高质量医学教育最前沿的国家,来自世界各国的医师在这里受到最先进、最精致的培训,学习使用各种最新的医疗设备和技术。从这一角度讲,美国的卫生保健体系是成功的。但由此推论美国人更健康,并且随时可以获得质量高、价格合理的医疗服务,就很难与事实相符了。由于美国实行的是混合型的医疗保障制度,私人健康保险居主导地位,在这种制度下,个人获得的医疗服务与其支付能力或就业状况有很大关系,而支付能力又主要由健康保险费用而非收入决定,即使2人收入相当,但因选择和购买的医疗保险不同,他们享受的医疗待遇和保障水平也不一样。

健康产出(health outcomes)也是一个很复杂的问题,国际上习惯用预期寿命和婴儿死亡率等指标来比较各国居民的健康状况。在预期寿命方面,美国女性的预期寿命是79.4岁,比OECD的中位数80.3岁低近1岁,比最高的日本(83.6岁)低4.2岁;美国65岁女性的预期寿命是78.9岁,与OECD的中位数持平;从1960到1996年,美国女性和男性的预期寿命分别延长了6.3岁和6.1岁,但都低于OECD国家的中位数(分别为7.6岁和6.5岁)。在婴儿死亡率方面,OECD的中位数是5.8/千人,而美国却高达7.8/千人,仅低于匈牙利、韩国、墨西哥、波兰和土耳其等发展中国家。

尽管这2个指标不能完全反映美国人的健康状况,也不能完全归咎于美国的卫生保健制度。但是,它们还是可以说明一些问题。例如,美国的医疗保障制度不太重视母婴保健,这是导致婴儿死亡率偏高的主要原因之一;美国无保险人口的大量存在以及医疗价格的昂贵,使低收入人群得不到基本的医疗保障,从而导致健康状况恶化。

三、美国卫生服务体系的构成

目前,美国的卫生服务体系是一个由卫生开业者、卫生代理机构和卫生机构组成的集合体,它们或多或少是独立运作的。为患者提供的医疗服务之中的绝大部分,即约80%是以按服务收费的方式由私人医师提供的。突出的卫生保健提供形式是医院提供的各种服务。除了由税收支持的政府机构以外,医院和医师一样,通过按服务收费制向患者收费。非营利医院按照回收提供服务的全部成本和满足医院的总开支的原则来收取患者的费用。私立医院不仅要考虑提供的服务成本,还要从提供的这些服务中获得赢利。非营利和私立医院都在很大程度上依靠于第三方,即由私人健康保险或政府代理机构来支付大部分或全部的患者的费用。

除了以办公室为场所的医疗开业机构和医院之外,为美国民众提供卫生保健的其他组织形式还有官方机构、自愿机构、健康维持组织、优先提供者组织和商业团体中的联合卫生企业。官方机构是税收基金支持的公立组织,如美国健康和人类服务部、美国疾病控制与预防中心、美国公共卫生服务部及美国食品和药物管理局,这些机构的资助和指导为研究和开发教材提供意欲使公共卫生问题最小化的服务。官方机构还负责直接向特殊人群提供医疗保健和卫生服务,如保留的印第安人、军人、退伍军人、精神病患者、麻风病患者、结核病患者、酗酒者和药瘾者。自愿机构是慈善组织,如美国多发性硬化疾病协会、美国癌症协会、十美分行动组织,他们从公众当中募捐并用所得的捐助支持医学研究和向患者提供服务。健康维持组织是预付制行医团体,参加这个组织的成员按月交纳保险费,获得全面的卫生保健服务。

企业与医疗卫生服务系统相关有 2 种形式:①在一个具体特定的企业范围内,企业直接为其员工提供医疗服务;②企业从事医疗服务的商业化或与医疗服务系统的某些职能有关。在美国,企业内部的医疗服务通常是非常有限的,除了那些超过 500 名职工的大企业以外,小的企业通常是由一名护士提供简单的服务,较大的企业可能有一名医师和几名护士,他们可以开展周期性体检,治疗一些常见疾病,进行健康宣传教育工作。一些地处偏僻的企业可能为职工开办一个综合性的诊所。按照法律规定,企业要对职工的工伤或职业病负责。

从医疗服务提供的角度看,美国医疗服务系统还是私立部分占主导地位。绝大多数医师和服务提供者是私人开业。急性病服务(普通和专家服务)、口腔科服务、药品服务、医院的医疗和手术服务等都是由私人医师完成的。一些预防性服务可能由政府和其他组织完成,但其中的主要部分仍由私人医师提供。值得一提的是,医疗服务由多渠道支助,但服务的提供者仍是以私人医疗服务市场为主。

在近几十年来,美国医师由于技术、经济或专业的原因倾向于结成不同规模的联合诊所,将近一半的私人医师现在以联合的形式与护士和其他医务人员一起工作,个体医师逐渐消失。绝大多数联合诊所的医师尽管以不同形式共享经济效益,但在功能上仍是个体行医,口腔科的服务、药品的分配和其他服务也同样如此。

四、美国的医疗保险制度

(一) 医疗帮困救助制度

1. 医疗帮困救助的受益对象   医疗帮困救助的实施主体为各州与特别行政区,州对于受益对象的设定范围以及给付内容具有很大的决定权限。联邦政府对各州应该成为受益对象的人,或期待成为受益对象的范围,设有以下 3 个基准。

(1) 义务性制度对象(mandatory categorically needy):第一种范围是各州必须纳入医疗帮困救助给付对象的人们,采取现金给付方式,主要为低收入母子家庭、低收入的高龄者、视力障碍者、身体残疾者等帮困救助对象提供现金给付。

(2) 选择性制度对象(optional categorically needy):第二种范围的"选择性制度对象",要不要把这些人纳入医疗帮困救助,由各州自行决定。所谓选择性制度对象是指个人收入标准或资产标准等经济条件,虽与前述现金给付制度对象的条件符合,但因家庭的构成条件等而不能获得支付的人,以及符合所有给付条件,但自己选择不受领的人。

（3）医疗上穷困对象（medically needy）：第三种范围称为医疗上穷困的对象，包括：①除收入、资产条件外，各州作为医疗帮困救助对象包括：视力障疾者、身体残障者、高龄者、母子家庭、孕妇、儿童。②因收入、资产超过州所定的标准而未能成为义务性制度对象或选择性制度对象，但看病确有经济困难的人。

2. 筹资与支付 与私人健康保障计划由受益人和雇主缴费形成保障基金的筹资模式不同，美国医疗救助计划资金主要由公共财政负担，这也保证了医疗救助资金来源的稳定性。美国社会保障法规定，各州必须确保从州和地方政府资源中提取足额资金以保障医疗救助服务支出。州政府除了必须提供联邦政府规定的医疗救助服务外，还可自主选择其他服务项目。因此，各州医疗救助资金投入差异巨大，主要取决于该州医疗救助人口的规模和服务项目的多寡。

医疗救助计划对住院服务主要采取按服务付费方式，即根据相关诊断组织的诊断和主要治疗手段对诊疗成本做出判断，并在此基础上支付服务费用。该支付方式不再依据实际成本对医院进行补偿，而是根据疾病情况，越严重的疾病获得的支付额度越高，从而有利于医院提高服务效率。门诊服务包括预防、诊断、治疗、康复和药品服务。各州对门诊服务采取的补偿办法并不相同。同时非营利机构是医疗救助制度的主要支付对象，2004年，医疗救助投入非营利健康服务提供者的资金达到85亿～105亿美元，占当年医疗救助支出的35%。

医疗救助计划的支付也包括对超份额医院的支付，指为大量低收入、无医疗保险或有特殊需求的患者提供服务的医院。1985年，美国紧急医疗服务法规定，所有医院和医疗服务机构必须为患者提供急诊服务，无论其是否有能力支付相关费用，当患者病情稳定后，方可将其转入政府医院。联邦和州政府对医疗服务机构的未偿付服务给予适当的补贴与补偿。

（二）老人医疗保险制度

老人医疗保险制度主要以65岁及其以上老年人为覆盖对象，同时未满65岁的主要以慢性肾脏病需要肾移植的患者或长期人工透析治疗者也列为覆盖对象，这是一种有限制的社会医疗保险制度。经过40多年的实施，医疗保险照顾计划向几乎所有的65岁以上的老年人提供了医疗保险。

老人医疗保险分为医院保险的A部分与医师诊疗等保险的B部分，65岁以上的美国人几乎都自动会成为A部分医院保险的被保险人，覆盖范围包括医院的住院费用、老年护理院的费用、居家医疗费用、临终关怀机构的费用。成为B部分给付对象的服务费用，主要包括以下诸费用：①医师服务费，主要包括除诊疗、诊断、处理、手术、咨询等一般性服务外，还包括访问家庭、办公室、设施等所提供的服务；②其他服务费，主要是提供医院门诊诊疗、脊柱推拿师（chiropractor）所施的脊椎矫正等服务，包含X线诊断的诊断试验、放射线疗法、社区卫生服务、在药店难以取得的药剂、居家透析用机器、药剂、物理疗法、语言训练疗法服务、急救服务、护士服务以及以门诊为基础实施的血液及相同制剂的输血等。

(三) 美国商业健康保险

商业医疗保险由商业保险公司承办,以营利为目的,覆盖面远远大于政府提供的公共医疗保险计划,目前,八成以上美国人购买了各种各样的私人商业医疗保险产品。商业医疗保险公司主要分为2类:一类是不以营利为目的的健康保险公司。主要由医师和医院联合会发起成立(代表者有蓝盾、蓝十字公司等),为投保者提供门诊和住院医疗服务,在税收方面享受优惠待遇。另一类是以营利为目的的健康保险公司。为个人或团体提供住院医疗保险,重点承担费用较高的医疗项目(部分费用过高的项目还要进行单项投保)。据了解,美国开展医疗保险的商业保险公司大约有1 000多家。在商业医疗保险体系下,投保人和医疗机构均在保险公司协调下进行医疗活动,即所谓"三管":管医疗机构、管医师、管投保人。保险公司分别与医疗机构或私人诊所、医师、投保人签约。医师的职责是运用自己的医术诊治疾病,医疗机构则为医师诊治疾病提供优良的场所和设备等;投保人在得到治疗后,由保险公司审核医疗费用并进行结算。

美国私人保险市场不仅要不断提供各种市场需要的健康保险产品,还要不断适应健康保险市场的变化。消费者和雇主需要的是既能买得起,又有足够保障的健康保险。对于保险公司来说,必须提供市场需要的各种健康保险产品,既有传统的伤害保险,又有所谓的保健机构,还有高额折扣和共同储蓄账户的健康计划,但是这些保险产品的差异很难界定清楚。而雇主和消费者选择健康保险产品往往根据个人偏好,雇主大小不同,偏好也不同。对于不同的雇主和消费者,保费率和是否买得到都是问题。尽管可选择的成本收益组合很多,但是这些组合是否一定能改善市场却很难说。一方面,由于消费者可以有很多选择,可能找得到满意的结果;另一方面,如果价格难以承受,选择再多,消费者和雇主也不一定能找得到合适的产品组合。

五、美国的医院系统

现代化医院是美国医疗卫生服务的主要资源和组织中枢,是实施医疗服务、培训卫生人力资源、进行科研和推广成果的中心。医院代表了社区对卫生服务的集中投资,近些年来,医院已在提供住院治疗的基础上扩展了服务内容,变成一个更加多功能的社区服务系统。医院是医疗卫生服务系统的主要部分,它的职工人数占医疗卫生服务系统总人数的3/4,消耗了全国39%的医疗卫生费用。政府对医疗卫生服务投入的58%和州政府及地方政府投入的36%用于医院服务。

美国医院系统是一个公立和私立、营利和非营利性机构的混合体,从为人口稀少的社区提供服务和为边远农村提供基本医疗服务的小医院,到提供综合性、高度专科化服务的地区级大医院,其中1/3属于连锁医院系统。

按服务类型分类,美国医院系统其主要部分是综合医院,提供广泛的医疗、手术、妇科、儿科服务。其次是专科医院,提供专病服务或为某一人群提供服务,如儿童医院、妇产医院、慢性病院、精神病院和结核病院。由于医学进步使综合医院得以发展,现在专科医院数量在减少,而且大多转成综合医院或关闭。按隶属关系,医院分为政府或公立医院、私立营利型医院和私立非营利型医院3类。

1. 公立医院　通常隶属于联邦、州或地方政府机构。联邦政府的公立医院主要是为特殊人群服务的,如印第安人、海员、军人、退伍军人。州政府通常经营精神病院和结核病院,这反映了政府隔离精神病患者和传染病患者的责任。绝大多数地方政府医院是以治疗急性病为主的综合医院,这些机构占全国急性病院的28%,占住院治疗人数的18%和门诊治疗人数的23%。地方政府医院可分为2类:一是城市、县或区医院,绝大多数是中小型医院,医务人员以私人医师为主,为付费患者和贫穷者提供服务。这类医院一般坐落在小城镇,服务费用主要由第三者支付,并可得到税收支助,经营情况和社区医院一样。第二类是大型城市医院或主要城镇县医院,这些医院主要为贫穷者和少数民族服务,他们通常雇用当地的医师,绝大多数附属于医学院校,他们的费用通常超出收入,亏损部分通过减免税来补足。

2. 营利型医院　营利型医院的经营是以拥有医院的个人、合伙者或公司的经济利益为主要目的。营利型医院主要依靠获得管理专家、应用现代管理技术、经营中的费用节余、规模经营以及集团购买来获取经济收益,并在不降低服务质量的情况下交纳税金。对营利型医院的批评主要是认为他们破坏了传统的医疗价值观,经济收益来自对患者"挑挑拣拣"式的经营办法,即他们仅收治那些病情不重,又能支付全部费用的患者,不收治无医疗保险的患者,这样可以避免患者拖欠医疗费。在某些地区,他们的收费比非营利型医院高出10%,通过限制危重患者入院,营利型医院可以避免提供昂贵或不合算的服务,营利型医院的服务质量也受到指责。

六、美国卫生保健体系的不足

(一) 不断上涨的医疗费用

美国是世界上医疗费用最高的国家,2000年的医疗费用约11 000亿美元,占美国GDP的14%左右,2011年,医疗费用开支占GDP的17.7%,人年均医疗支出8 508美元,2个指标均居世界第一。高额的医疗费用和市场机制,刺激了美国医疗卫生业的发展,使得美国的高新医疗技术,最新的医药产品,高水平的医疗服务一直处于世界的领先地位。但是由于医疗费用上涨过快、过高,造成医疗保险费用的不断上涨,这也成为政府、企业、个人的沉重经济负担。一些企业、个人只好降低保障的水平,甚至放弃保险。因而造成美国人获得医疗服务的总体水平反而是比较低的,实际的平均健康水平和平均医疗质量还低于许多发达国家,这与美国高额的医疗费用极不相称。

（二）卫生服务的公平性问题

2010年,美国约有4 600多万人没有任何医疗保险,相当于美国人口的1/7。许多没有被健康保险覆盖的个人和家庭是因收入多于参加医疗救助计划的资格标准,可是这些人的生活状态仍然是贫穷或接近贫穷。如果没有被健康保险覆盖,由于他们也没有钱,所以这些人可能也会被美国的医院转送到其他医院就诊。最终他们也许被送到"最后才光顾的医院",它一般是由市、县和州政府管辖下的公立医院,这些医院通常接受因为无力支付服务费用而被其他医院拒绝治疗的患者。

（三）卫生服务的分配不均

除了费用上涨和公平性问题以外,美国卫生保健提供体系在地理分布上是不均衡的,初级保健医师或者家庭医师在医师中也没有充分的代表性。影响一些人获得足够医疗服务的主要原因是在农村地区和城市贫民窟服务的医师数量上的短缺。医师通常愿意在文化、教育和娱乐设施的都市化环境中行医,城市行医的另一个优点是它靠近广泛的技术资源,即配备完好的医院、诊所和由受过良好培训的人员组成的实验室。另外,同样重要的是与同事之间的关系,它能够提高职业地位,这种关系在城市更容易得到,因为在城市地区有更多的职业承认机会。最后,应该承认在大城市行医能获得更多的报酬。

七、美国卫生保健体系的发展趋势与展望

美国社会各界普遍认为美国的医疗保障制度存在"危机",已经到了非改不可的地步。但对于如何改革,特别是如何有效解决费用、可及性和质量问题,社会上却存在很大的分歧和争论。但不管怎样,美国医疗保障制度的发展将呈现以下趋势。

（一）商品化趋势

1. 医疗服务的供给商品化　由于投资人所拥有的营利医院逐渐增加,而公立医院则遭受经费削减或关闭的命运,非营利医院的主导地位也开始动摇,它们必须效法营利企业以维持生存,以至于越来越多的公共医院和非营利医院开始和营利企业签订管理合同。

2. 医疗保险商品化　医疗保险的商品化是在政府的支持下进行的,为了达到加强医疗保险计划之间的竞争以降低费用的目的,政府鼓励有管理的照顾组织的发展。与此同时,公共保险计划的商品化或市场化程度也不断加深。当然,公共保险计划的商品化并不是多建几个公共计划,使其相互竞争,而是将公共保险计划的受益人推向私人保险市场,让其选择合适的保险,并承担相应的财政风险,政府只是起担保的作用。

（二）信息化趋势

医疗保健的信息化是互联网技术在医疗保健领域的应用,是医疗保健领域的前沿问题。医疗保健信息化是对传统的医患关系以及医疗保健传递方式的变革。在传统的医患关系中,医患双方信息完全不对称,医师的收入可以被认为是医师从其掌握的医学知

识中获取的租金,互联网虽然不能消除这种知识的不平等,但它可以使患者在一个相对较高的水平上同医师对话,并对治疗过程施加一定的影响。因为患者可以通过互联网收集各种医疗信息,从基本的医学知识到最新的医学进展,患者都可以学习和了解。这种状况不仅减少了患者投医的盲目性和医患交流中的被动,医师也可以通过与患者的交流更新自己的知识,使消费者获得了一个新的有力工具来有效地管理他们的健康风险。

第三节 德国的社会医疗保险制度

一、德国社会医疗保险制度的起源

德国社会保险立法开创了现代社会保障制度的新纪元,产生了深远影响和示范效应。其实,德国社会保险制度初期立法经历了从争议妥协到曲折演进的过程。

《工伤事故保险法》是早就提上议事日程的法案,但由于各派在国家补贴及组织管理方式上的巨大分歧,这项 1881 年 3 月首次提交的法案先后 2 次遭到议会否决,直到1884 年方得通过。按照俾斯麦设想,工人社会保险是国家建设的一部分,社会保险应是中央集权式组织和管理的。这一思路指导下的工伤保险第一版草案由于太过强烈的"国家社会主义"色彩,受到议会各派抵制。议会反对国家补贴的财务安排和建立中央集中管理的保险机构之组织安排,要求以德国各地方机构取代帝国保险局,并且在财务安排上加入雇员缴费。工伤保险立法第一次的受挫,让俾斯麦决定对新选举成立的议会调整策略。1881 年 11 月,德皇颁布了被视为德国福利国家的奠基性文件的《皇帝诏书》。在组织实施方式上,该诏书对同年未能通过的《工伤保险法》草案做出修正和妥协,即表示将社会和国家 2 个领域有机结合,通过协会自下而上提供和组织保险,而非全部交由国家行政机构。这是针对俾斯麦原设想的自上而下的组织管理模式的调整,也奠定了社会保险自治管理的立法基础。

二、德国社会医疗保险制度的运行

(一) 德国社会医疗保险制度的组织架构

整个医疗保险体系大体可以划分为联邦政府层面、州政府层面、社会团体参与者层面以及其他参与者等几个部分。

1. 联邦政府层面 德国联邦国会以及联邦卫生与社会保障部(以下简称联邦卫生部)是德国医疗保险组织结构中主要的政府部门参与者。联邦国会为最高权力机构,联邦卫生部通过起草卫生医疗法案的形式对国会负责。联邦卫生部下设联邦医药及医疗器械局、联邦卫生教育中心、医疗资源与信息中心等多个分支机构,为联邦卫生部提供措施执行、信息收集、政策咨询、资质认定和监督管理等服务。

2. 州政府层面　联邦政府的职能在很大程度上由 16 个州的州政府来行使,州政府在医疗保险方面的主要任务是根据医院建设规划筹集资金,进行医院基础设施的维护,并负责公共医疗卫生服务。具体职责有医疗护理机构医护人员的监督,传染性疾病的预防和监控,与食物、药品、环境卫生有关的商业活动监督,社区精神病治疗服务,卫生教育与宣传,在校学生体检等。这些事务往往是州政府联合联邦卫生局委员会和联邦高级医疗卫生官员的工作小组共同协作开展的。此外,州政府还承担着对地方性的医师协会、医疗保险公司协会等机构的监督职能。

3. 社会团体参与者　在法定医疗保险体系中,社会团体参与者主要有提供医疗服务的医师和牙医协会团体,有为医疗服务团体和个人支付费用的各个医疗保险机构及其协会,以及有众多协会代表组成的联合委员会。每个团体按照自主管理的方式运作,整个过程中,无论是国会还是联邦和地方政府都不参与法定医疗保险社会团体的决策制定过程,只是进行必要的监督和引导。

(二) 德国社会医疗保险制度的运行机制

1. 资金筹措和分配机制

(1) 保费收入分配机制:参保人员需要根据自身的职业性质和居住地等因素,向指定的法定医疗保险基金投保医疗保险,并以工资总额为基础缴纳保费,参保人员没有自由选择投保机构的权利。这种强制性的法定医保基金会员分配机制忽略了参保人员的收入水平高低以及风险因素,使各个医保机构的保费费率存在很大差异。为了给医保机构提供一个更为公平的竞争环境,一个名为"风险结构补偿"(risk structure compensation,RSC)的机制被运用于保费收入的分配和管理中。该机制的主要目的是评估各社保基金公司的风险结构,通过"风险补偿"将各个医疗保险基金由于参保人年龄、性别、残疾带来的医保开支差异,以及由于参保人工资收入水平高低带来的缴存保费差异等风险加以平衡和分摊。

(2) 医院费用支付机制:2000 年以前,德国医院一直实行的是双重标准的混合收费方式。医院的每日收费包含 2 个部分,一部分包括医院收取的医疗设备使用费、医疗护理费以及医药费等;另一部分包含病例费(患者在院期间接受某些全面诊断发生的综合诊治费用)以及项目费(患者接受某一特定项目诊断发生的单独费用)。这种双重标准的收费方式缺乏合理的风险调节机制来防止风险选择,容易造成医师为患者提供过度诊疗服务的问题,不利于医院总体成本的控制和效率的提高。2000 年,《法定医疗保险改革法案》中,提出在整个德国医院系统渐进式推行一套全新的医疗费用收取模式——"按诊断相关分类付费"(diagnosis-related groups,DRG)。DRG 模式加大了医院医疗服务范围和价格的透明度,同时技术效率的提高也对医院的投入产出产生了积极的影响,新的收费机制正逐渐得到联邦政府层面以及医院层面的共同支持。

（3）医师薪酬支付机制：在法定医疗保险体系下，医师的薪酬并不是由法定医疗保险机构直接支付的，而是通过2个步骤间接支付。第一步是确定法定医疗保险机构支付给该医师协会会员薪酬的总额。第二步是医师协会根据事先设定的"统一评价标准"和其他规定在协会内部为其会员分配薪资。"统一评价标准"由联邦联合委员会的分支机构质量和绩效评估委员会设定，该标准将法定医疗保险体系下医师提供的所有医疗服务项目一一列举，这些项目中不仅包括147项基本医疗服务项目，如医疗咨询、上门拜访、疾病排查等，同时还包括其他预定或特殊的医疗服务项目，例如，"外科和整形"一栏目前包含355项服务，而"五官"一栏包含97项。

2. 监管和纠纷解决机制　德国医疗保险体系的决策和监管分为机构自治层面、联邦当局层面和法院层面。各地方性医疗保险基金、医院、医师首先在联邦、地方法律法规以及行业规则的约束下实行自我管理和自我监督；全国性的医疗保险基金受联邦保险业监管机构监管；联邦级别的医疗保险基金协会、医师协会、医院协会、联邦医疗卫生联合委员会等行业组织机构接受联邦卫生部的监督。

三、德国社会医疗保险制度面临的问题

德国医疗保险建立在法定医疗保险为主的基础上，通过高覆盖率和广泛的医疗服务项目提供，以满足国民的医疗保险需求。在制度满意度、筹资公平性和总体保障目标实现方面德国都处于世界各国的前列，但是德国人均医疗支出却在世界卫生组织成员国中排名第一，而总体绩效水平仅名列第二十五位。近年来，随着医疗保险赤字的不断增加，德国医疗保险在持续发展的背后暴露出不少问题。虽然法定医疗保险覆盖近88%的德国人口，但是由于法定医疗保险对参保者工资收入的依赖性比较大，资金来源单一，保险收入水平不容乐观。具体来看，德国医疗保险资金的筹集并不是和整体经济的发展挂钩，而仅仅与参保人员的收入相关。近年来，德国从业人员工资收入占整个国家经济的比重在下降，法定医疗保险的保费缴存金额占工资总收入的比重也在下降，而失业率和退休人员数目却在增加，临时工和兼职工的数量也在增长，这些因素使保费缴存对医保收入的贡献甚微。

从医疗费用的支出水平看，德国人口老龄化问题严重，给医疗保险支出带来了巨大的负担。据统计，虽然德国80岁以上高龄老人在总人口中的占比一直比较稳定，但15岁以下人口占比从1970年的25%下降到2006年的13.89%，而65岁以上老人的占比却从1970年的15%上升到2006年的19.8%以上。这样的变化造成了德国医疗保险在代际的合理分配上出现了问题，相对减少的年轻人上缴保费需要担负起整个国家日益增长的老龄人口医疗保险支出。再加上近几年医疗设备和药品成本的增加，德国医疗保险支出已不堪重负。

四、德国社会医疗保险制度改革的措施

1990 年,两德统一后,按照最终解决德国问题条约的规定,在德国东部实行德国西部的医疗保险法律,这给德国医保制度的改革和法定医保基金的运用都带来了巨大的挑战。随着赤字的不断增长,政府意识到如此大包揽的医疗保险制度无法持续运转,必须采取必要的改革手段开源节流、优化结构,提高医疗体系的运行效率。于是从 20 世纪 90 年代开始,德国政府开始了一系列改革措施。

20 世纪 90 年代改革的主要思路是:通过一系列措施,取消法定医疗保险在收入和人员资格上的限制,扩大法定医疗保险的承包范围,提高运行效率。同时,逐步转变私人医疗保险服务于高收入阶层的职能定位,使之成为未参加法定医疗保险人群的医疗保险补充。《医疗护理结构法》是德国 20 世纪 90 年代主要的医疗改革法案之一。法案旨在通过制定明确可行的成本控制措施,在医疗保险机构之间以及医院之间引入竞争机制,以达到提高整个医疗保险体系改革的目的。伴随人口老龄化的到来,1994 年,《长期护理保险法案》颁布,要求实施普遍的强制性的长期护理社会保障体系,对各年龄人口的家庭护理和护理院护理服务进行覆盖。此次改革确立了长期护理保险成为与社会保险、事故保险、养老保险、失业保险并列的德国社会保障体系的第五大支柱。

虽然 20 世纪以来政府通过一系列改革在一定程度上减轻了医疗保险机构的负担,但是并没有完全弥补医疗保险发生的赤字。因此,从 2003 年开始德国推出新的医疗保险改革方案《法定医疗保险现代化法》,并于 2004 年 1 月 1 日起实施。为达到控制医保支出的目的,德国联邦政府和各州政府与保险机构及医保定点医院等医保服务提供机构达成"自我约束医保开支的目标责任协议",改变了过去仅靠政府财政支出补贴的方式弥补医保费用缺口的状况,有效地发挥医保服务机构自身管理的作用,与政府共同应对医保费用的赤字问题。

2009 年 4 月 1 日,德国"新医改方案"出台。本次改革中,付费方式改变成为重点。改革前,医保支付采取门诊与住院分开的方式,门诊主要使用总额控制下的按项目付费,超过总额的部分,医保不予以支付;住院采取总额预算下的按平均床日费支付,超过预算总额的部分,医保承担 75%,医院承担 25%。改革后,医院和门诊均实行总额预算控制,将过去的按日付费方式全面改为按病种付费方式,医院根据所治疗的病例从保险机构获得收入。

随着德国人口老龄化的程度越来越严重,长期护理的需求日益扩大,德国于 2012 年颁布了《长期护理重整法》,旨在重新界定、巩固需求越来越大(如痴呆患者越来越多)的长期护理保险。主要改革措施包括加强护理前的预防、支持家人提供护理、改善医疗保健、建立更加快速与透明的长期护理诊断程序机制、完善法定长期护理的融资、对私人保险提供长期护理给予一些优惠政策等。

2013 年至今德国医疗改革措施主要包括：①为方便收集相关的医疗数据进行分析，以发布建议，设立了医疗服务质量与效率所。除此之外，地区医师协会设立了预约服务中心，以方便患者就诊预约，同时减少其预约等待时间。②在 2013 年颁布了《病人权利法》，强化患者拥有的权力。③调整药品折扣率。④为允许疾病基金自由设置附加保险费率，德国在 2014 年 7 月 24 日通过了《进一步发展法定医疗保险资金结构与质量法》，以改变医疗保险费率。从 2015 年 1 月起德国相关部门将保险费率调整为 14.3%，并且取消了对雇员多收取的统一保险费率，另外疾病基金可自主决定附加费率。⑤在 2015 年 5 月 27 日德国发布了《卫生电子通信和应用法》（草案），即《电子医疗法》（草案），该法案为更多患者实施远程医疗铺平了道路，尽管目前尚有待进一步优化，但仍然有着里程碑式的意义。

事实上，德国医疗保险改革背后蕴藏的是德国政府及民众对传统医疗保险原则的坚持和改进。第二次世界大战结束之后，德国医疗保险基本确立了以社会医疗保险为主的保障模式，并且将"收入水平决定保费缴纳"作为整个医疗保险体系运作的重要原则，提出雇主与雇员共担保费的参保方式。而"法定医疗保险占主导地位"的体系构成，又决定了公共收入和支出在整个保障制度中的重要地位。面对改革中的困难和曲折，德国没有完全颠覆支持整个国家医保制度的传统思想和指导原则，而是在一次又一次的调整甚至是反复中逐步完善改革措施，最后以法律形式强制执行，强化监督。总之，德国的医疗改革一直在曲折中前行，过程中的阵痛也在所难免。

五、德国与中国卫生保健体制比较分析

(一) 医疗保险制度

比较德国与中国社会医疗保险治理体制的差异，我们会发现，与德国政府治理与社会治理相结合并以社会治理为核心的治理体制不同，中国社会医保治理体系中，政府是强大的，社会治理是缺位的。政府制定政策的同时也经办医保，而且医疗服务供给方还没有成为一个独立的社会治理主体。总体来看，我国的医疗保险治理是一个利益主体地位不均衡的治理结构。

与德国相比，我国在医保领域的治理存在缺位与越位等问题。在法律体系供给方面，国家存在缺位的问题。仅有的立法是《社会保险法》中的第三章共 10 个条款，远远谈不上完善。然而，德国法定医疗保险法即德国《社会法典》第五卷则长达 230 页。我国的社会医疗保险的宗旨、原则、各方的权利义务，医、患、保及政府各方关系及其调节均没有详细规定。由于没有一个均衡的协商机制，目前我国医保、医疗服务以及医患关系紧张，恶性事件时有发生。而在管理和行政过程中又往往存在越位的问题，政府经办医保，时常导致越位。

为了改进和完善医疗保险治理体系，我们可以向治理历史悠久、框架成熟、成效显著

的德国借鉴学习,尤其是在政府治理与社会治理 2 个方面:①建立一个"只管不办"的政府。德国仅在联邦层面通过法规确定一个总的年度卫生费用,具体的分配则由疾病基金协会与医师协会和医院(联盟)商议确定。②建立一个不同利益主体地位均衡的社会治理体系。我们可以考虑将现在的经办机构转变成公法人机构来完成医保经办事务,并接受政府的监督。在医疗保险领域,中国尚没有社会治理的主体,卫生服务领域和医疗保险领域广泛存在信息不对称问题,政府的干预是必要的,但政府事必躬亲则必能力不及,因而在医疗服务和医保领域通过立法培育和完善社会治理主体及其治理体系是急迫的。

(二) 实行按病种诊断相关分类付费模式

结合我国的具体国情,研究制定实行按病种付费的 C-DRGs 模式。对于政府而言,按病种分组付费,有利于政府系统监测医疗机构在医疗成本和患者诊疗费用控制方面的动态情况;对于患者来说,按病种分组付费,有利于控制医疗服务中的不合理收费,遏制医疗机构进行过度检查和不当延长住院天数的逐利动机;对医疗机构而言,按病种分组付费,有利于找准自身定位,集中精力研究核心病种,从而进一步提高其医疗服务质量和水平。C-DRGs 系统的确立需要大量的数据,所以应当科学收集相关数据,依据患者年龄、性别、体质强弱程度、病程分期分型、合并症轻重程度、主要治疗操作与技术强度、护理以及最终治疗结果等因素,对疾病进行分组。

第四节 日本的卫生保健体系

根据联合国经济和社会事务部的数据,截至 2019 年,日本人口总数达 1.27 亿,其中 65 岁以上人口占比 28%,平均寿命 84 岁,按照联合国对于老龄化社会的定义,日本是目前全球老龄化程度最高的国家,并且按照预估老龄化程度将会持续增长。2050 年预计全球将有约一半的人口生活在老龄化国家,其中 80% 是发展中国家和地区,发达国家相对早期进入老龄化社会,可以为发展中国家提供丰富的经验,帮助发展中国家更好应对挑战、缓解老龄化压力。

一、日本医疗卫生服务体系概况

日本医疗卫生服务体系运行及监管由厚生劳动省(Ministry of Health, Labor and Welfare; MHLW)负责,该部门先前由健康福祉部和劳动部构成,在 2001 年两部门合并。日本的医疗卫生服务体系有"中心化"和"去中心化"的双重特点,前者体现在政府监管卫生系统的各个方面,并制定统一收费标准,后者则表现在私人医疗服务占服务体系主体地位,政府制定的标准可以进行复议,政府把部分卫生服务机构作为私立医疗机构的补充,以保证公平性。

1. 私立医疗服务机构　公私并存的医疗服务机构是日本医疗提供体系的主要特征,政府鼓励、保护和培育私立医疗机构,在其中起到引导、监管、参与竞争等作用,在保障卫生服务系统活力及高绩效的同时也保障公平性。日本的私立医疗服务机构在其卫生服务体系中占主体地位,私立医院及诊所占国家医院和诊所的比重极高,几乎占到95%。私立医院包括个人、医疗法人、其他法人等不同类型,与公立医院及诊所相比,前者在数量和规模上占据多数,其中以政策重点支持的医疗法人类型最有优势。

2. 政府标准制定　政府为私人医疗服务机构制定收费标准、区域性医疗规划和医疗卫生人力资源规划等。首先医疗服务价格制定和修改方面的改革主要体现在 2006 年出台的《医疗体制改革法案》,在各个方面完善了标准并制定医疗保健计划(Medical Care Plans,MCP),MCP 使用一系列指标包括临床指标来进行评估,从短期医疗服务到长期居家照护均有涉及。目前主要实行"按服务付费"的医疗保险支付系统,标准由各方提出复议后修订,由卫生福利部中央社会医疗保健委员会主导,最终由财政部决定最终标准。其次,区域性医疗规划主要是政府规定某区域内的基准病床数,结合卫生人力资源分配,控制各地区卫生资源分布合理。由于私立机构在一些特殊领域(包括公共卫生相关传染病如结核、艾滋病,高新技术领域等)和部分区域(无医地区)没有涉足,政府将设立公立卫生服务机构来填充空白,达到互补。

3. 政府监管执法　主要分为 2 部法律。《医疗保健法》(Medical Care Act)主要是指导人力资源与资本管理;《健康保险法》(Health Insurance Act)主要是指导卫生筹资,监管主体主要由政府各层级配合,卫生筹资几乎全由中央政府监管。监管对象包括有卫生从业者、卫生服务机构如医院、诊所、药店等。药物和医疗器械由专门的部门(Pharmaceuticals and Medical Devices Agency,PMDA)进行临床试验的质控。同时由于政府定价的需求,卫生技术评估(health-care technology assessment,HTA)在近年迅速发展,将结合临床、经济、组织、社会、立法、伦理等各方面对卫生技术进行评价,以确保定价的公平、合理。

二、社会医疗保险制度为主导的医疗保险体系

日本的卫生服务体系筹资主要基于社会医疗保险系统,涉及部分税收及自付费用。根据 OECD 的数据,2015 年,日本卫生系统花销持续增长,达到 GDP 的 10.9%,在 34 个成员国中排名第三,筹资来源于公共资金的占比已经达到 85%,远超过 OECD 的平均水平 76%。

日本医疗保险制度始于 1922 年《健康保险法》的创立,于 20 世纪 30 年代中期逐步趋于完善。1961 年,日本强制实施全民医疗保险,实现所有日本居民的全覆盖,此项政策使参保者仅需支付医疗费用 20%~30%即可享受优质的医疗服务。

根据对象的不同,日本医疗保险可以大致分为几类:①受雇者保险,面向产业工人、

公共事业人员、政府机关工作人员等在职职工及其家属。可分为健康保险和疾病统筹保险,前者继续细分为"政管健保"(政府掌管,中小企业雇员为对象的健康保险)和"组合健保"(工会掌管,以700人以上大企业员工为对象的健康保险);疾病统筹保险按照对象职业分为公务员、私立学校教员、船员等,由各种共济组合掌管。②国民健康保险(national health insurance,NHI),面向个体户、农民、失业无业者、留学生等。③介护保险,1997年12月,日本通过了《介护保险法》,2000年4月,开始实施介护保险政策,合并了之前的高龄者福利制度(低收入老人为对象)和老年保健制度(70岁老人为对象),使受益者扩大到所有需要长期护理服务的老年人(下一部分具体介绍)。

另外一系列营利性的商业保险统称志愿健康保险(voluntary health insurance,VHI),VHI涉及NHI不包含的范围,本质作为社会医疗保险的补充,不可替代后者。90%以上日本国民持有至少1种VHI,截至2015年,VHI市场已达4亿美元,日本因此成为世界上仅次于美国的商业保险广覆盖国家。

三、旨在应对人口老龄化的老年介护

根据人口老龄化国家标准,日本1970年即已进入老龄化社会。在1973年,日本就为老年人提供免费医疗服务,后因为经济萧条在1982年取消了该项政策,经过了1989和1997年2次提高消费税,虽然仍然无法弥补老年人医疗保险赤字,但是该框架保留了下来。

随着空巢老人数量的逐渐增长,传统的家庭养老模式难以适应社会现状,"社会养老"称为必然的需求。日本政府在1997年12月通过《介护保险法》,并于2000年4月实施,着手建立长期护理保险系统(Long-term Care Insurance System,LTCI System)。介护保险制度将居住在日本的40岁以上者(包括外国人)纳为对象,其中65岁以上为第一被保险者。介护保险费50%由国家负担,40%由各地上缴的介护保险承担,10%自付,另外根据个人收入将个人上缴费用区分为5个等级,以保持收入和投保水平均衡。由于老龄化可能对卫生系统可持续性带来的筹资压力,日本的卫生保健和社会福祉系统分离,将长期照护制度从社会福利转换为社会保险,从健康保险系统和税收分别筹资,但由于税收受预算控制影响,所以介护更需要依赖卫生服务体系。

介护保险使用需要通过被保险人向政府申请、调查员初次评估、医师健康状况评估、护理认定委员会认定等几个步骤,评估结果分不需护理和需护理2类,后者细分为1~5共5个级别。介护保险服务包括第一类居家护理和第二类设施护理。第一类居家护理包括来访护理、来访沐浴、来访看护、康复训练、日间托老和照护、康复训练、护理设备租赁、短期入院理疗、痴呆老人生活护理指导等共13种。第二类设施护理包含机构养老、老年人保健设施和疗养型病床设施等。服务人员均须掌握专业的照护知识与技能并通过政府相关部门资格认证方可从业。

2013 年,MHLW 统计需要介护服务的老人数量已经达到了 569 万人,是 2000 年的 2 倍,急速增长的需求给介护体系带来极大挑战。因此,2014 年,MHLW 提出在 2025 年前建立地区特色的医疗体系并实施社区整合医疗体系(Integrated Community Care System,ICCS),强调以患者为中心、防重于治、社区支持、居家照护等概念,焦点从支持失能失智老人逐渐转变为促进老年人自理能力,以促进介护体系的可持续性。

四、日本卫生保健体系面临的挑战

日本的全民卫生覆盖体系供给了国民低廉的医疗资源,但是随着人口结构、疾病谱的不断改变,卫生体系面临着卫生资源配置、支付与筹资、适老化政策调整等带来的公平性和可持续性挑战。

首先是卫生资源的可及性、患者体验方面存在欠缺。日本私立医疗服务机构为主导的卫生体系有其高效、灵活、有活力的特点,但是存在医院与诊所分工不合理,科室设置、器械配备重复,卫生人力资源分配差异等情况,卫生资源的供需不匹配导致医疗质量受到影响。与其他 OECD 国家相比,日本平均住院时长较长,住院病床数相对增多,但是医护人员数量相对不足,每千人口医师数仅为 2.35 人,低于 OECD 平均值人 3.02。患者体验方面,由于更新医疗设备花费高昂,并且在其他各项上支出难以平衡,大多医院设备老旧,患者难以用低价享受到高精尖的科技设备。另外医患信息不对称的问题普遍存在,医师往往代替患者及其家属成为决策的主导,使得患者享受医疗资源质量一定程度上受限。

此外,医保资金的收支难以平衡。卫生系统筹资困难,经济发展却一直处于停滞阶段,雇员比例下降,同时超级老龄化社会的到来导致医疗支出在 GDP 中占比逐年增加,医保资金池流入减少而流出持续增加,预计 75 岁以上老年人将在 2025 年达到峰值,65 岁老龄人口将在 2055 年达到总人口比例的 39.4%,将占用医疗卫生系统支出的 50%。这一严峻形势对日本医疗卫生体系提出了巨大挑战,只有对应政策进行适老化调整、稳定医保资金收支平衡、合理配置医疗资源,才能缓解老龄化社会带来的压力。

（王　颖　付朝伟）

第二十二章　发展中国家的卫生保健体系

　　全球发展中国家数量达 130 多个,遍及亚洲、非洲、拉丁美洲及其他地区,占全球人口和陆地面积的 70％以上,由于经济发展水平受限,相对发达国家卫生筹资和供给能力都存在一定不足,这些国家往往面临着传染病与非传染病的双重威胁,城乡发展不平衡,需要克服许多困难以达成全面医疗覆盖的任务。

　　本章选取国家人口结构与卫生水平和我国较为接近的发展中国家,以 OECD 国家中的墨西哥、金砖国家中的南非和印度为代表,通过分析各个国家卫生状况、发展历史及变革,了解其存在的问题与宝贵经验。其中墨西哥的去中心化、南非的公私合作模式、印度的公平性促进举措如全民农村健康计划,都为我国卫生保健系统建设提供了参考。在学习过程中,应重点把握公平与效率的平衡,考虑如何借鉴其他国家经验并结合我国国情,架构多层次全方位的卫生服务体系。

第一节 | 墨西哥的卫生保健体系

　　墨西哥是拉美地区的人口大国,2017 年人口达到 1.3 亿,约有 3/4 人口在城镇居住,其余散居在经济和社会条件比较落后的中南部地区,从 20 世纪 50 年代开始,墨西哥卫生条件逐渐改善,婴儿死亡率逐渐降低,人口期望寿命持续提高,疾病谱由传染病转变为非传染性疾病和慢性病为主。墨西哥国民收入与社会财富分配有较大的两极分化,最新数据(图 21－1)显示其总体医疗卫生在 GDP 配置中占比为 6.2％,虽然较 2007 年5.9％有了一定提升,但是还远低于 OECD 国家平均水平 8.9％,平均每人享受到的医疗卫生服务支出有所增长,2013 年,人均享有卫生支出 1 048 美元,但是同样远低于 OECD的平均水平 3 453 美元,另外自付费用占比 45％仍然相对较高。

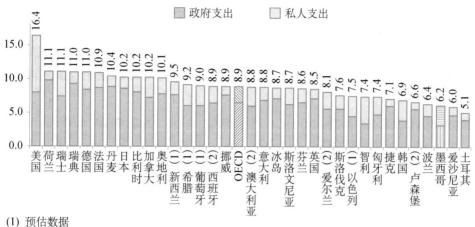

(1) 预估数据
(2) 2012年数据参考

图 21-1　2013 年 OECD 国家 GDP 中卫生支出占比
资料来源：http://www.oecd.org/economy/surveys/GRC_Overview_Eng_2013.pdf

一、以去中心化为特点的卫生服务体系

1943 年，墨西哥联邦社会保障局（Instituto Mexicano del Seguro Social，IMSS）与卫生部（Secretaría de Salubridad y Asistencia，SSA）建立，前者为公立部门和私营企业的正式雇员及其家庭成员提供免费的医疗保障服务，后者负责社会医疗保险之外的人群，如自雇劳动者和穷人，但是资源较为有限。1954 年，雇佣农民也被划入服务范围；1960年，公务员社会保障所（Social Insurance Institute of State Employees，ISSSTE）向政府雇员和家属提供医保服务。墨西哥这一医疗制度一直沿袭至 2000 年，大约 40%的人群医疗费用由 IMSS 提供，7%的人群费用由 ISSSTE 提供，而拥有昂贵商业保险的人只有3%左右，剩余 50%失业、自由执业者及非正式雇佣人员人群都没有社会医疗保险，这部分人只能选择自付高昂的医疗费用或者选择卫生部有限的医疗资源。全国医疗收入的一半都来自这 50%的低收入群体，加之墨西哥巨大的贫富差距（2002 年 10%的最贫困人口收入占到全面总收入 1.3%，10%最富有的人口收入却达到总收入的 39.7%。），这一医疗系统使得穷人所享受的卫生资源更为局限，因病致贫、因病返贫的现象常常可见。在 2000 年世界卫生组织卫生系统绩效评估中，墨西哥在 191 个国家中综合绩效排 54位，公平性筹资却到了 144 位。卫生系统面临严重的公平性问题，体现在社会医疗保险覆盖面窄、自付费用较高、公共资源在不同地区和人群之间分配不均衡、不同州的筹资责任不明确、政府基础设施建设投入不足等方面。

联邦卫生部为增强卫生体系的服务能力、实现全民健康覆盖的目标，经历了多次改革。1987 年，墨西哥成立了国家公共卫生研究所，收集国民健康数据支持决策，并加大对公共卫生项目的投资。1983 年,墨西哥发生了重大的卫生改革,进行了修宪并新立卫生法,确定了每个公民享有健康保护的权力,并将没有保险的人群卫生服务下放到州等级。2001 年,在全球范围卫生改革的背景下,墨西哥开始建立社会健康保障制度(System of Social Protection in Health,SSPH),设立在 2010 年实现全民享受医疗保障的目标。2002 年,制定覆盖大众保险制度(Popular Health Insurance,PHI);紧接着于次年建立 SSPH 法案,在全国范围内正式启动改革。联邦卫生部在 20 个州进行了 PHI 试点工作,服务囊括了非正式就业人群,截至 2006 年年底就有 2 200 万人加入项目,之后持续几年都保持了 10% 以上的人数增长。

大众保险制度强调公平原则,扩大覆盖,将穷人纳入医保,扩展更多服务内容;以立法为保障,渐进、持续地增加公共卫生支出;提高效率,通过机制进行资金的优化管理,投资高成本效益项目进行预防;调整卫生部职能,从提供卫生服务转变为进行系统监管。

墨西哥三大健康保障制度(IMSS 保险计划,ISSSTE,大众保险制度)资金来源主要有三方,包括联邦政府、地方政府及参保家庭。形式主要有"社会配额",即联邦政府按照墨西哥城最低工资标准 15% 予以家庭补助,相当于每个家庭每年 230 美元;其次是共担保险费用(co-responsible contribution),其中 IMSS 和 ISSSTE 筹资来源于雇主,而大众保险制度则为一致性保险费(solidarity contribution),即"政府投入",具体为联邦政府按照"社会配额"的 1.5 倍、地方政府按照"社会配额"的 0.5 倍对参保家庭进行补助;最后是家庭缴纳保险金,具体是将参与项目家庭按照收入升序分 10 组,收入最低的 2 组家庭、有孕产妇及 5 岁以下儿童的 3~7 组家庭可以免缴纳保险金,其他各组缴纳 55~830 美元不等的保险金,覆盖六大类 266 个医疗服务项目、49 种大病和 116 种儿童疾病的治疗。截至 2008 年年底已有 900 万家庭参保,且 92.1% 为贫困家庭。

在资金的分配方面主要划分为 3 个基金,第一个是社区基本卫生服务基金,来源于"政府投入"和"社会配额"部分的 89% 及全部的家庭缴费,由各州卫生部使用,以提供基本卫生服务;第二个基金是个人基金包括初级和二级基本服务、大病基金,包括"政府投入"和"社会配额"的 8%,由联邦卫生部使用;第三个基金称为预见性基金,即最后剩余的 3%,用于调节各州的支出以及支持基本卫生服务提供能力不足的地区进行基础建设。

在多年的改革下,墨西哥逐渐形成了去中心化的医疗卫生体系,涉及大众医疗保险、社会医疗保险、公务员医疗保险等覆盖各人群的医疗保险体系;同时有社会组织成立的医疗服务中心如红十字会医院、慈善诊所等;另外还有针对高收入人群的私立医疗机构及商业保险服务。

二、墨西哥卫生保健系统面临的挑战

墨西哥进行医改后,人群健康水平显著提升,2013 年的调查数据显示,人均期望寿命有所延长达到 74 岁,婴儿死亡率显著下降,家庭医师密度有所提高达到 0.78%,医疗卫生服务在总体 GDP 中占比提升。著名学术杂志《柳叶刀》曾刊发多篇文章对墨西哥医改过程进行总结和探讨。

不过,仍然存在一些问题。

(1) 公平的目标仍有距离:城乡卫生资源分配的差异,不同社会地位、地区的人群享受的医疗服务差异。虽然墨西哥有众多险种,但是医疗资源分配不合理的问题依然严峻,就卫生人力资源方面而言,无论在数量、分布还是质量上,城市都远优于农村偏远地区,而偏远地区人群相对缺乏健康素养,无形中的医疗和其他社会服务成本提高,使得医疗资源的可获性更差。与此同时,联邦政府对各个州的人均卫生投入严重不均衡,由于卫生部门的预算一般在前几年预算基础上经过通胀率调整后计算出,分配资金不是由实际卫生需要决定,而是与各州的卫生机构和卫生人员数量相关,使得拥有卫生机构多的州获得更多的资金,进一步加大了各州间差距。

(2) 医疗保障体系有待进一步完善,不同的社会保障制度自建医疗机构,使得国家医疗机构重复建设、多头规划;三大健康保障制度各自的基金来源、风险池、管理机构和服务提供网络并未整合,各部分的医疗资源不可共享,造成医疗卫生资源的不当浪费,同时网络间也缺乏交流,不利于竞争和改善服务质量。

(3) 公共医疗服务的供给能力有限,目前个人自付的医疗费用比重虽然有所减少,但相较于其他中高收入国家仍然较高,卫生筹资对低效的个人自付的依赖使得个人(家庭)遭受突发性医疗费用支出比例并未明显下降。

三、墨西哥卫生体制改革对中国的启示

我国与墨西哥均为中低收入国家,人口众多、一定程度和范围有贫富差距等特点,卫生制度上也有诸多相似,由此墨西哥的卫生系统有值得我国借鉴的部分。

(1) 尽快弥补待遇差异,强调待遇公平是促进改革稳步推进的重要环节,若差距持续存在甚至进一步扩大将会导致社会矛盾激化,阻碍医疗卫生制度改革进程。与墨西哥类似,我国三大健康保险制度并行,即城镇职工医保、城镇居民医保和新农合,各板块筹资和保障水平差异大,与全民健康覆盖的宗旨有一定距离,应当以按需分配为原则,使贫困人口、弱势群体成为受益人群,从而实现公平性原则。

(2) 医疗卫生体系需要有稳定的融资来源维持运行,需要把握时机和社会进程,尽量维持融资来源的稳态,寻找可持续的财务资金运行模式。墨西哥医改初期,主要通过政府财政盈余解决改革的转型成本和大部分待遇融资问题,由于其受到外部经济影响很大,无法持久稳定地支持改革顺利进行,所以之前改革屡次失败,对于发展中国家而言,卫生制度的财务可持续性是国家提供资助、保障个人享有社会权利的基础,也是评价改革方案的核心。

（3）需要通过整合医疗卫生资源、加强不同部门之间的协调、明确各级政府的筹资责任来提高运行效率。充分整合医疗卫生资源需要完善信息化系统，促进资源共享；制定统一的机构建设、服务、支付标准，进行统一监管。改革实施的过程需要充分调动各部门参与，如国会、社会保障局、公务员社会服务和保障局、州政府、其他政府部门以及私营部门等，要求协调统一并且分工明确。我国现在新农合和城镇居民医保参保费用大部分来自中央和地方财政，这就需要明确各级政府的筹资责任并制度化，以获得财政部门的支持，另外分管不同医保制度的社保部门和卫生部门也需要协调，以促进整个系统高效有序运行。

第二节 │ 南非的卫生保健体系

南非是非洲最大经济体和最具影响力的国家，2016 年统计数据显示，其总人口 5.6万，人均期望寿命男性 60 岁，女性 67 岁，15～60 岁死亡率分别为男性 36% 和女性 24%，在非洲撒哈拉以南地区，艾滋病和肺结核病对人群健康产生严重威胁，不过由于有效治疗与其他一系列健康促进行动的实施，患病率已经有所下降，健康期望寿命也逐渐提高。南非在卫生人力资源方面较为紧缺，医师护士严重不足，公私医疗服务体系、地区间还存在分布不均衡的问题。另外南非人均年卫生支出 1 148 美元占 GDP 8.8%，近年来公共卫生支出的比例在逐渐增加。

南非国家卫生部统计数据死因及危险因素谱中艾滋病（30.9%）和性传播疾病（31.5%）占 DALYs 比例最大，远超其他因素，暴力和伤害（死因谱 6.5%，危险因素谱8.4%）超过了吸烟饮酒等造成的威胁，其他死因构成的疾病主要为结核、腹泻、下呼吸道感染等，2005 年，国家卫生部明确提出了将艾滋病和结核病、妇幼健康、非传染疾病、伤害 4 个领域作为公共卫生促进的关键问题。

一、南非的卫生体系演进

在 1994 年前，白人统治执掌政权并在南非实行种族隔离政策，有色人种可选择的职业、学校及医疗服务等严格受限，种族、性别、阶级差异带来的不公平现象日益累积，所以健康期望寿命等指标与疾病谱也在人种之间产生了差异，黑人婴儿死亡率高、腹泻病、性传播疾病高发，而白人中慢性病较为多见，如心血管疾病、高血压、脑卒中和糖尿病等。差异主要由医疗资源分配不均引起，占少数人口的白人享受最为丰富的资源，而占多数的黑人却无法获取需要的医疗服务。

1994 年之后，南非实现了统一，建立了民主政府，伴随一系列社会变革与社会财富的积累，公立医院和私立营利性医院产业有所发展。1996 年，公共健康机构开始提供免费健康医疗服务，南非的医院首次被整合，但是公立与私立医疗机构还是存在巨大差异，许多地区存在医疗资源利用障碍的问题,各省对于医疗管理也十分松散,使得卫生体系被割裂:首先,城市发达地区西医占主导,农村偏远地区则主要是传统医药,并且只有黑人使用,时至今日,2 种形式的医疗仍被同时使用;其次,医疗卫生服务者与机构出现种族分化,白人、黑人、亚洲人都各自为其人种服务,但是白人管控整个国家的卫生服务系统;第三,公立与私立服务体系,包括服务于白人及其他能支付高昂费用的人群的私立医疗服务体系,也有针对贫困黑人和老年人、由政府提供的公立卫生服务体系。南非私立医院主要集中在城市,由小型医师私人诊所逐渐演变为大型医疗集团建立的医院。私立医院除了为有健康保险的人群提供服务外,自费患者、外籍患者也是其主要服务对象,特别是在一些专科服务如产科,自费患者往往会选择私立医院。外籍患者则主要由医疗旅游、改变国籍的南非公民、和一些其他非洲国家特别是北非的公民,他们也为私立医院创造了大量收入。

二、南非医疗改革的重要举措

由于卫生人力资源短缺,公立卫生机构服务效率低下,南非政府采取公私合作伙伴关系(Public Private Partnership,PPP)的模式来改善卫生服务有效提供不足的现状。即通过在财政部注册并获取批准,建立政府实体与私人实体之间的契约合作关系。私立机构承担公立机构的职能或者使用公立财产并承担潜在的财务、技术和设计中操作性风险,进行项目筹资建设、执行和获取盈利。这种模式旨在引导民间资本进入公共领域,改善优化资源分配,推动社会医疗体系的高效运转。

PPP 模式最先是 20 世纪 60 年代初在英国公共服务领域开始应用的,对于公益性事业建设已经摸索出较为成熟的方案。目前,南非的各州主要有 2 种 PPP 合作形式:公私部门间的卫生人力资源合作和私立医疗机构参与卫生服务提供。南非公立和私立机构间卫生人力资源流动较为普遍,医师可以同时在多个机构签订合同,以短期形式提供服务,但是由于私立医院往往待遇更高,使得一定程度人员外流,因此南非卫生部门采规定私立医疗机构必须加入卫生专业人员委员会对其卫生人力资源进行管理,同时允许公立医院医师保留医院职位在其他机构提供有偿服务(Remunerative Work Outside the Public Service,RWOPS),共享公私人力资源网络。另外鼓励多元化办医,允许私立医疗机构参与提供卫生服务,为私立医疗机构提供生存空间,从而提高服务效率,使得医疗保健行业有生命力。

南非在 2011 年开始逐步实行 NHI,旨在提高医疗资源的公平性与可及性,致力于减轻南非疾病负担,改进目前公私合作的模式,并为未来 40 年的医疗卫生体系改革打下基础。NHI 免费覆盖所有南非公民,包括雇员和非雇员等各收入层级,对应享受卫生服务内容将根据个人健康状况而非社会经济水平决定。筹资方式主要通过向高收入人群收税,但是 2011 年实行初期,税收的等级及税率设定都没有明文规定,因此缺乏统一标准。2015 年出版的白皮书表示,医保实施将在 14 年内按照 3 个阶段进行:①第一阶段从 2012 年开始,强调卫生服务提供和政府监管环节的建设,一些关键部门如 Office of

Health Standards Compliance(OHSC)在此阶段成立;②第二阶段从 2017 年开始,主要是对 NHI 的筹资环节进一步规范化管理,同时建立相关支付系统、医师注册系统、防诈骗与风控系统等;③第三阶段预计 2019 年开始,将进一步完善并确保 NHI 稳定运行。

三、南非医疗改革过程中存在的问题

(一) 不公平现象显著

南非面临有深刻的历史遗留问题,两极分化严重,由于政府对私立医院的持续支持,其数量迅速增长,但是南非政府未制定相关行业标准,对其缺乏管控或管理存在一定滞后性,使得市场缺乏良好秩序,私立医院由于争抢卫生人力资源提高了运行成本,商业的趋利性也促使其提高收费标准,而普通人群更加难以获得高昂的私立医院服务,公立医院的人才流失也使得原本的服务质量无法保证,进一步导致了私立机构的垄断地位,另外由于私立机构多分布在经济发达的城市中心地带,偏远地区的可及性较低,也使得医疗资源的空间分布不均,从而加剧了不公平现象的发生。

(二) 缺乏相关的立法保障

NHI 实施初期的 4 年,由于缺乏相关的立法保障,对税率和税收界限也没有明确标准,各省筹资执行程度参差,未能有力推动整个改革的进程,所以初期未对整个医疗体系产生显著影响,甚至引起了民众对政策可行性的怀疑,阻碍了计划之后 2 个阶段的推进。

四、南非医疗改革对我国启示

(1) 可以尝试通过 PPP 模式鼓励支持和引导非公有制资本投资卫生、教育等社会事业领域。南非利用此模式解决了其面临的卫生人力资源短缺问题,在公立资源配置不足的情况下调动社会资本进行有效扩充,我国同样可以尝试促进推动多元投资与多种方式投资医疗领域,以市场资本为行业带来活力。但是要利用私立机构的高效率而减少私立机构逐利性带来的负面影响,最大化私立医疗机构效能,推动公私合作进程。

(2) 政府需要对行业加强监管,制定合理标准,并立法保障各环节运行。南非由于缺乏相应行业标准,没有进行有效的管理,使得资源分配不均的问题非但未解决,反而存在加剧的可能。这提示光靠市场调节是很难保证医疗资源分配的公平性和可及性的,这种情景下需要政府作为主导,积极引导非公立卫生机构的成长,加强民营医院质量和收费管控,鼓励其到医疗资源缺乏的地区办医。

(3) 需要促进卫生人力资源建设,保障高水平专业素质的医师队伍,完善多点执医政策制度,使医护人员流通和资源有效分配利用,形成公私共享的人力资源网络,同时需要保证医师培养、考核、薪酬福利等人力资源管理制度合理,特别是需要对医师工作质量的评价、医疗事故责任的划分建立明确的标准。以形成行业规范、保障卫生人力资源和医师工作质量。

第三节 印度的卫生保健体系

印度是世界人口大国,总数 13 亿,其中贫困人口占比 20% 以上,2014 年,统计数据显示人均医疗支出为 215 美元,医疗资源极度匮乏,每千人口医师数 0.7 人,医疗投入占总 GDP 的 4.7%,均远低于发达国家水平。长期以来,印度都在追求医疗卫生的公平性,早在 1949 年通过第一部宪法中就规定"所有公民享受免费医疗",通过全面免费免疫计划和公立医院免费治疗项目来实现这一目标。但是实际情况是公立医院缺乏资源,卫生服务质量难以保证,反而私立医院有相对优质的医师、设备和完善的管理,使得"免费医疗"成为贫困百姓无奈之下的选择。

一、印度卫生保健体系概况

印度于 1983 年第一次提出了全国健康政策(National Health Policy,NHP),以在 2000 年前建立初级卫生保健系统为目标,形成政府主导的公共卫生服务体系,分为国家级、邦(省)级、地区级、县级、乡级医院 5 个层次(图 21-2)。

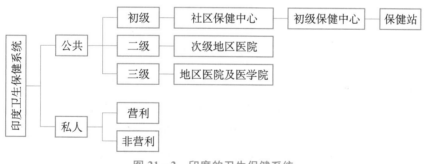

图 21-2 印度的卫生保健系统

印度的医疗卫生系统混合了公立和私立机构,前者可分为 3 个层次,后者包含营利和非营利机构,就偏远的农村地区而言,以公立机构为主导则逐渐发展出三级卫生服务网络,包括保健站(sub-center)、初级保健中心(primary health center)和社区保健中心(community health center)3 个部分,只要非大病的患者均可获得免费医疗,对急诊患者可以采用先看病后缴费的政策。保健站是最小单元,负责周围 3~5 个村庄 3 000~5 000村民,配备母婴保健、计划生育、预防接种和其他工作人员;初级保健中心由州、联邦政府负责,相近于我国乡镇卫生院,是每 6 个保健站的转诊单元;社区医疗中心配备所有医院科室及人员,设备最为完善,每 10 万名农村居民配备 1 个医疗中心,一个地区一般有 2~

3 个医疗中心,是 4 个初级保健中心的转诊单元。这样的服务网络架构明确,权责区分清晰,其完全免费的政策为无法负担医疗支出的贫困家庭提供了解决途径,同时还有各级医院提供更为充分的医疗资源。

2002 年,政策目标改为建设去中心化的卫生体系,鼓励发展私立医疗卫生体系,并提出要增加政府卫生支出。从表 21-1 可以看出,事实上印度医疗体系中公立医院的占比远不如私立医院多,从 1983 年开始,私立医院便超过了公立医院的数量,到 2000 年甚至占 76%的比例,私营医院长期以来都是印度医疗行业的主导,并且有持续增长的可能,无论在农村或者城市都占有绝对地位。近年来,由于印度私立医疗机构相对欧美极低的价格和优质的医师水平,医疗旅游迅速升温,政府将之作为拉动经济增长的手段,对私营医疗行业投资给予了大量支持包括廉价土地和带动投资等,促使公私间卫生资源分配的不均衡进一步加剧。

表 21-1　1980—2005 年印度卫生支出 GDP 占比及私立医院病床数占比(%)

类　别		1980	1985	1991	1995	1998	2000	2004
公　共	GDP	1.07	1.32	0.88	0.86	0.91	0.81	0.83
私　人	GDP	3.88	3.45	2.60	2.94	4.09	4.46	4.67
	医院	43	—	57	68	—	76	—
	病床	28	—	32	37	—	55	—

资料来源:林乐芬,《发展经济学》,南京:南京大学出版社,2007

二、印度卫生体系改革的重要举措

(一) 全民农村健康计划

印度作为农业大国,农民占比达到全国人口 70%以上,2005 年,政府出台相关政策提出在未来 5 年内将卫生预算提高到 GDP 的 3%,计划面向全国农村地区 28 个邦,重点对象是贫困地区人口、妇女和儿童,目的是减少各州、各地区间卫生保健水平发展的不均衡,内容包括建设完善农村卫生保健体系、增强初级保健功能、提高医疗资源可获性,同时整合垂直家庭保健项目(Vertical Health and Family Welfare Programme)和基金。

(二) 发展印度医药事业

印度制药业发达,药品生产达到世界总量 8%以上,大量生产仿制药,减少使用进口西药,使得用药成本得到有效控制;同时政府在农村地区建立草药中心,鼓励充分利用本土资源,使用印度传统草药,极大地降低了制药成本并且推动了传统印度草药发展。

(三) 非营利私营医疗保险计划

由于贫困,印度国民大多人无法负担社会保险,但是由于卫生费用的增长使得保险不可或缺,非营利组织提供的保险计划在这种情境下受到欢迎。主要的形式有 3 种:包括农产品加工企业组织为合同农户投保,如 Tribhuvandas 基金;非政府组织为其成员设计保险项目及集体投保如 SPARC 保险计划;非正规经济产业工会健康福利项目如自雇妇女联合会(Self Employed Women's Association,SEWA)医疗保险计划等。

三、印度卫生保健体系存在问题

(一) 自付费用高

贫困是印度的最大困境,导致医疗上可支配收入极少,这意味着需要大量的社会支持,尽管政府在公共医疗方面提供了免费政策,但实际上只有贫困线以下的人群会使用免费的公立医院资源,因为公共医疗体系缺乏卫生人力和医药器械资源,就诊排队时间长,对应服务质量难以保证;而社会经济水平中上层级的人民几乎都选择私立机构,因此人们的自付费用并无减少,图 21‐3 显示,在 2002 年卫生支出中各部分的大致组成,自付比例高达 80%,低价优质的医疗资源可获性并不高。

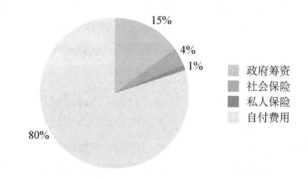

图 21‐3 2002 年印度卫生费用中各部分比重
资料来源:李琼,印度医疗保障体系公平性分析,《经济评论》,2009,(04):121‐128

(二) 政府部门对私立医疗机构缺乏监管和引导

政府部门本需要对私营机构卫生人力的培养、筹资渠道、支付方式和标准等进行合理规范,由于对缺乏监管和引导,印度私立医疗机构形成了行业垄断,它们大多为传统印度医药,常采用姑息疗法,缺乏提供现代医疗服务的资质,而缺乏健康素养的人群又较为倾向选择传统医药,使得现代医药的规范治疗方案难以普及,专业医药人才培养缺乏动力。另外对项目付费的方式使得私立医院可以收取高昂的费用,而服务质量的考虑被忽略,患者往往无法享受到与收费相称的服务。

(三) 两极分化严重

印度卫生服务机构资源几乎集中在私立机构,服务于少数富裕的印度人民和医疗旅游者,而大部分贫穷的患者无法支付高昂的医疗费用,公立医院虽然免费,但是医疗设施差且人满为患,床位严重不足,卫生人力资源紧缺,使得医疗卫生系统割裂。另外虽然印度仿制药在世界前列,但是对于贫困阶级而言价格还是过于高昂,免费发放的药物常常断货,病症因此无法得到有效治疗。

四、印度卫生体系对我国的启示

(一) 要完善面向贫困人口和农村地区的政策

印度的国情决定其需要解决大量的贫困人口和农民健康问题,医疗政策追求公平原则,尽管与实际现状有些矛盾,但是可以看出政策极力向贫困人口和弱势群体倾斜,免费医疗让最需要的人享受服务,同时印度注重农村卫生体系建设,三级卫生服务网络使得卫生资源更为可及。虽然我国近年来经济高速发展,但是在医疗卫生方面人民的可支配收入仍然不多,目前政府投入大多集中于城镇,农村地区缺乏相应的医疗卫生体系建设,使得无论卫生人力还是医药资源都集中在城市,农村往往缺医少药,城乡发展仍未均衡。

(二) 需要明确政府职能

印度政府组织多渠道融资,鼓励私人资本进入医疗机构,同时非营利私营医疗保险为私营医疗机构开拓了市场,提供了资金,共同作用并互相促进。政府还通过中央各部门主持项目提供卫生资金,发行公债等方式来促进市场融资。同时政府应对私营卫生服务体系的收费、盈利比例和专项资金制定标准及监督,并将筹资进行合理分配,促进效率同时保障公平。应当强调优质卫生资源的公平分配,"免费医疗"是美好的愿景,可是在实施上需要政府的引导、大量资源的投入,多部门协作,否则就会有名无实,反而加剧了人群的医疗负担、远离全民健康覆盖的目标。我国在多元融资上已有一定进展,但是政府还应当维护市场秩序,加大监管力度,平衡公平与效率,促进健康事业发展。

(王　颖　付朝伟)

参考文献

［1］王运思. 全球化的概念和特征[J]. 理论前沿,2001,(13):21－22.

［2］王泽民,杨振君. 墨西哥的医疗保险制度[J]. 医学与哲学(人文社会医学版),2007,28(12):45－47.

［3］毛群安. 美国医疗保险制度剖析[M]. 北京:中国医药科技出版社,1994:1－38,151－153.

［4］文太林. 美国医疗保险改革演进及对中国的启示[J]. 中国卫生政策研究,2014,7(12):1－8.

［5］邓大松,赵奕钧. 美国医疗保险模式对我国医疗保险制度的启示[J]. 上海经济,2013,(Z1):36－38.

［6］世界卫生大会. 第五十八届世界卫生大会:2005年5月16－25日于日内瓦:决议和决定:附件[C/OL]. 日内瓦:世界卫生组织,2005[2020－02－10]. https://extranet. who. int/iris/restricted/bitstream/handle/10665/26700/A58 _ 2005 _ REC1-ch. pdf? sequence ＝ 1&isAllowed＝y.

［7］世界卫生组织. 世界卫生组织组织法[Z/OL]. 纽约:世界卫生组织,1946[2020－02－10]. http://apps. who. int/gb/bd/PDF/bd47/CH/constitution-ch. pdf? ua＝1.

［8］世界卫生组织,世界银行集团. 在国家和全球层面上监测全民健康覆盖进展:框架、衡量指标与标的[R/OL]. 日内瓦:世界卫生组织,2010[2020－02－10]. https://apps. who. int/iris/bitstream/handle/10665/112824/WHO_HIS_HIA_14. 1_chi. pdf? sequence＝5.

［9］世界卫生组织. 2010年世界卫生报告——卫生系统筹资:实现全民覆盖的道路[R]. 日内瓦:世界卫生组织,2010.

［10］世界卫生组织. 2013年世界卫生报告:全民健康覆盖研究[R]. 日内瓦:世界卫生组织,2013.

［11］世界卫生组织. 2010年全球非传染性疾病现状报告[R]. 日内瓦:世界卫生组织,2011.

［12］石光,雷海潮,钟东波. 墨西哥卫生体制及其改革概况(1)[J]. 中国卫生资源,2009,12(03):147－150.

［13］史柏年. 养老保险制度中经济支持与服务保障的一体化构建——日本"介护保险"制度及其启示[J]. 中国青年政治学院学报,2008,(03):115－121.

［14］付明卫,朱恒鹏,夏雨青. 英国国家卫生保健体系改革及其对中国的启示[J]. 国际经济评论,2016,(01):70－89,6.

［15］朱利安·图德·哈特. 医疗服务的政治经济学:英国国家医疗服务系统从哪里来到哪里去

[M].2版.林相森,丁煜,译.上海:格致出版社,上海人民出版社,2014:287.

[16] 任苒.全球健康的内涵与特征[J].医学与哲学(A),2015,36(08):1-3,47.

[17] 华颖.德国医疗保险自治管理模式研究[J].社会保障评论,2017,1(01):153-159.

[18] 刘权,邓勇.德国医疗卫生体制的新变与启示[J].中国医院院长,2016,(15):66-71.

[19] 刘冲,赵郁馨,万泉.墨西哥的卫生服务筹资改革[J].卫生软科学,2008,22(02):191-193.

[20] 刘晓莉,冯泽永,方明金,等.日本医疗保险制度改革及对我国的启示[J].医学与哲学(人文社会医学版),2008,29(11):43-45,66.

[21] 刘晓梅,楚廷勇.日本社会医疗保险全覆盖的经验——兼评我国的医改方案[J].探索与争鸣,2010,(07):63-67.

[22] 齐传钧.墨西哥医疗卫生制度的变迁与改革[J].拉丁美洲研究,2010,32(04):43-48,80.

[23] 汤伟.2030年可持续发展议程与全球卫生治理的转型[J].国际展望,2016,8(02):94-112,115-156.

[24] 孙晓明.发达国家和地区医疗体制与保险制度[M].上海:上海科学技术出版社,2005:166-211.

[25] 孙皎,安力彬,李文涛.日本介护保险制度的发展及对我国居家养老服务的启示[J].人口学刊,2013,35(04):91-95.

[26] 苏小游,梁晓晖,毛宗福,等.全球健康的历史演变及中文定义[J].中华预防医学杂志,2015,49(03):196-201.

[27] 苏剑楠,邹珺.英国私营部门参与卫生保健服务提供模式研究[J].中国卫生经济,2018,37(05):91-94.

[28] 杨玲,刘远立.美国医疗救助制度及其启示[J].武汉大学学报(哲学社会科学版),2010,63(05):698-704.

[29] 杨晓慧.德国医保启示录[J].中国医院院长,2016,(02):54-55.

[30] 杨晶鑫,王欣昱.日本医疗保险制度的改革进程及对我国的启示[J].东北亚论坛,2010,19(01):115-122.

[31] 李兆鑫.德国医疗保险制度对我国的启示[J].天津社会保险,2011,(04):43-44.

[32] 李珍,赵青.德国社会医疗保险治理体制机制的经验与启示[J].德国研究,2015,30(02):86-99,143.

[33] 李琼.印度医疗保障体系公平性分析[J].经济评论,2009,(04):120-127.

[34] 李琼,侯可,邓畅.印度医疗保障体系探析[J].保险研究,2008,(10):89-93.

[35] 李超民.美国社会保障制度[M].上海:上海人民出版社,2009:196-214.

[36] 连鸿凯,郝义彬,丁凡.国内外医疗服务体系及分级诊疗管理现状[M].郑州:郑州大学出版社,2016:174.

[37] 肖月,刘寅.墨西哥卫生体制改革及其启示[J].卫生软科学,2008,22(02):188-191.

[38] 何佳馨.美国医疗保险照顾计划及其对我国的启示[J].现代法学,2011,33(06):161-169.

[39] 佚名.国际卫生保健体制之综观:比较与借鉴——美国、英国、荷兰、墨西哥[J].当代医学,2007,(Z1):34-47.

[40] 沙跃荣.德国与我国医疗保险制度的比较分析[J].江苏卫生事业管理,2012,23(06):88-89.

[41] 宋大平,任静,赵东辉,等.墨西哥医疗保障制度概况及对我国的启示[J].中国卫生政策研究,2010,3(07),49-51.

[42] 宋金文.日本医疗保险体制的现状与改革[J].日本学刊,2005,(03):59-75.

[43] 张卫彬,王姝文.日本老龄人口看护福祉体系的建构及对中国的借鉴[J].现代日本经济,2015,(03):71-82.

[44] 张小娟,朱坤.墨西哥全民健康覆盖发展历程及对我国的启示[J].中国卫生政策研究,2014,7(02):17-23.

[45] 张奇林,杨红燕.中国医疗保障制度改革研究——以美国为借鉴[M].武汉:武汉大学出版社,2007:8-27.

[46] 张奎力.国外医疗卫生及其框架内的农村医疗卫生制度研究[D].武汉:华中师范大学,2008.

[47] 张俊华.美国医院质量评审与认证制度对我国的启示[J].中国卫生人才,2017,(11):48-53.

[48] 张莹.日本医疗机构双向转诊补偿制度的经验与启示[J].中国卫生经济,2013,32(04):93-94.

[49] 张笑天.美国医疗保险制度现状与借鉴[J].国外医学(卫生经济分册),2002,(03):98-104.

[50] 张彩霞,毛宗福.全球健康学科中的几个基本问题[J].中华疾病控制杂志,2014,18(10):1003-1007.

[51] 张群.美国的医疗保险制度现状及引发的思考[J].中国卫生经济,2007,(06):79-80.

[52] 陈德君,罗元文.日本医疗保险制度及其对我国的启示[J].日本研究,2002,(03):52-58.

[53] 林乐芬,发展经济学[M].南京:南京大学出版社,2007.

[54] 罗元文,王慧.日本医疗保险制度经验对中国的启示[J].日本研究,2009,(04):42-46.

[55] 和春雷.当代德国社会保障制度[M].北京:法律出版社,2001:130-133.

[56] 周云.美国小布什总统医疗保障改革方案浅析[J].国外医学(卫生经济分册),2005,(02):49-55.

[57] 周令,任苒,王文娟.墨西哥医疗保障体系改革及其对我国的借鉴[J].医学与哲学(人文社会医学版),2007,(10):4-6.

[58] 郑春荣.英国社会保障制度[M].上海:上海人民出版社,2012:392.

[59] 赵斌,陈曼莉,易磊.美国社会医疗保障制度对医院公益性服务供给的激励机制述评——以医疗照顾(Medicare)计划为例[J].中国医疗保险,2018,(07):69-72.

[60] 荣霞.美国医疗保险制度的历史演进[J].苏州市职业大学学报,2006,(02):86-89.

[61] 胡苏云,滕文.印度医疗制度及其对中国的启示[J].社会科学,2007,(11):83-89.

[62] 胡善联.论美国特朗普新医改计划的前景[J].卫生经济研究,2017,(03):3-4.

[63] 威廉·考克汉姆.社会学译丛:经典教材系列:医学社会学[M].11版.高永平,杨渤彦,译.北京:中国人民大学出版社,2012.

[64] 姚玲珍.德国社会保障制度[M].上海:上海人民出版社,2011:136-141,145-202.

[65] 袁伟.美国医疗保险制度考察报告[J].中国医疗保险,2015,(10):68-71.

[66] 格里·斯托克.作为理论的治理:五个论点[J].华夏风,译.国际社会科学杂志(中文版),1999,(01):19-30.

[67] 夏芸. 日本医疗诉讼改革及对鉴定结论的评价[J]. 证据科学,2009,17(03):261-287.

[68] 顾亚明. 日本分级诊疗制度及其对我国的启示[J]. 卫生经济研究,2015,(03):8-12.

[69] 高明,唐丽霞,于乐荣. 全球卫生治理的变化和挑战及对中国的启示[J]. 国际展望,2017,9(05):126-146,172-173.

[70] 高春兰. 老年长期护理保险中政府与市场的责任分担机制研究——以日本和韩国经验为例[J]. 学习与实践,2012,(08):103-109.

[71] 高春兰,班娟. 日本和韩国老年长期护理保险制度比较研究[J]. 人口与经济,2013,(03):104-110.

[72] 唐芸霞. 商业健康保险发展研究——基于医疗保障制度背景[M]. 广州:世界图书出版公司,2014:43-48,191.

[73] 黄卓泳. 美国医院医疗费用支付、医院质量管理及对我国医改的启示[J]. 中华医学图书情报杂志,2015,24(09):27-30.

[74] 黄海. 美国医院质量管理的做法及启示[J]. 医院院长论坛—首都医科大学学报(社会科学版),2014,11(01):58-62.

[75] 隋学礼. 德国医保筹资制度的改革路径分析——基于人口老龄化和家庭政策视角[J]. 北京航空航天大学学报(社会科学版),2016,29(02):13-19.

[76] 联合国大会. 联合国大会第六十七届会议:2012年12月12日大会决议:67/81:全球卫生与外交政策[C/OL]. (2012-12-12)[2019-12-20]. https://www.un.org/zh/documents/view_doc.asp? symbol=A/RES/67/81.

[77] 谢红,孟开. 日本介护保险制度对健全中国老年照顾体系的启示[J]. 国外医学(社会医学分册),2005,(01):6-10.

[78] 谢春艳,胡善联,何江江,等. 整合保健:英国经验对我国社区卫生服务改革的启示[J]. 中国卫生政策研究,2012,5(09):40-44.

[79] 谢辉,刘秀颖,胡兰,等. 德国卫生体系发展概况与启示[J]. 首都公共卫生,2015,9(04):183-187.

[80] 雷晓康,关昕,王泠,等. 英国NHS近年来改革的思路[J]. 国外医学(卫生经济分册),2009,(02):49-55.

[81] 詹姆斯·N. 罗西瑙. 没有政府的治理[M]. 张胜军,刘小林,译. 南昌:江西人民出版社,2001.

[82] 樊晓娇. 英国以社区卫生服务为核心的卫生保健体系对中国的启示[J]. 中国全科医学,2013,16(35):3403-3405.

[83] 戴卫东. 印度私营医疗卫生服务体系的公平与效率[J]. 人口与经济,2012,(04):87-93.

[84] Aldis W. Health security as a public health concept:a critical analysis [J]. Health Policy and Planning, 2008,23(06):369-375.

[85] Beaglehole R, Bonita R. Global public health: a scorecard [J]. Lancet, 2008,372(9654):1988-1996.

[86] Carrin G, Waelkens MP, Criel B. Community-based health insurance in developing countries: a study of its contribution to the performance of health financing systems

[J]. Tropical Medicine and International Health, 2005,(08):799-811.

[87] Coovadia H, Jewkes R,Barron P, et al. The health and health system of South Africa: historical roots of current public health challenges [J]. Lancet, 2009, 374 (9692): 817-834.

[88] De Allegri M, Sauerborn R. Community based health insurance in developing countries [J]. British Medical Journal,2007,334(7607):1282-1283.

[89] Evans DB, Marten R, Etienne C. Universal health coverage is a development issue [J]. Lancet, 2012,380(9845):864-865.

[90] Evans D, Etienne C. Health systems financing: the path to universal coverage. The World Health Report [J]. Bulletin of the World Health Organization, 2012,88(06):402.

[91] Fivush R. The development of autobiographical memory [J]. Annual Review of Psychology, 2014,62(62):559-582.

[92] Gray A, Vawda Y. Health Policy and Legislation [J]. South African Health Review, 2016,(01):3-15.

[93] Jamison DT, Breman JG, Measham AR, et al. Disease control priorities in developing countries [M]. 2nd ed. Washington D. C. :World Bank, 2006.

[94] Kleinert S, Horton R. South Africa's health: departing for a better future? [J]. Lancet, 2009,374(9692),759-760.

[95] Koplan JP, Bond TC, Merson MH, et al. Towards a common definition of global health [J]. Lancet, 2009,373(9679):1993-1995.

[96] Lancet. The Bangkok Statement on universal health coverage [J]. Lancet,2012,379(9815): 494.

[97] Mexico City. Mexico City Political Declaration on Universal Health Coverage 2012[Z]. Mexico City,2012.

[98] Moodley, Roze. NHI White Paper released[N/OL]. (2015-12-11)[2020-02-10]. http://www. sanews. gov. za/south-africa/nhi-white-paper-released. http://www. oecd. org/eco/outlook/mexico-economic-forecast-summary. htm.

[99] Moore M, Gould P, Keary BS. Global urbanization and impact on health [J]. International Journal of Hygiene & Environmental Health, 2003,206(04):269-278.

[100] Organization for Economic Co-operation and Development. Mexico economic snapshot [EB/ OL]. (2019-11-28)[2020-02-10]. http://www. oecd. org/economy/mexico-economic-snapshot/.

[101] Organization for Economic Co-operation and Development. Universal health coverage and health outcomes [R/OL]. (2016-07-22)[2020-02-10]. https://www. oecd. org/els/ health-systems/Universal-Health-Coverage-and-Health-Outcomes-OECD-G7-Health-Ministerial-2016. pdf.

[102] Rushton S, Williams OD. Partnerships and foundations in global health governance

[M]. New York: Palgrave Macmillan, 2011.

[103] Tudor TL, Marsh CL, Butler S, et al. Realising resource efficiency in the management of healthcare waste from the Cornwall National Health Service (NHS) in the UK [J]. Waste Management, 2008,28(07):1209-1218.

[104] United Nations. World population ageing 2017 highlights [R/OL]. New York: United Nations, 2018 [2020 - 02 - 10]. https://read. un-ilibrary. org/economic-and-social-development/world-population-ageing-2017-highlights_10e32e81-en.

[105] World Health Organization, International Bank for Reconstruction and Development, World Bank. Tracking universal health coverage: 2017 global monitoring report [R/OL]. Geneva and Washington D. C. : World Health Organization, International Bank for Reconstruction and Development, World Bank, 2017[2020 - 02 - 10]. http://apps. who. int/iris/bitstream/handle/10665/259817/9789241513555-eng. pdf? sequence=1.

[106] World Health Organization, International Health Partnership. Monitoring, evaluation and review of national health strategies: a country-led platform for information and accountability [R]. Geneva: World Health Organization, 2011.

[107] World Health Organization. Meeting on measurement of trends and equity in coverage of health interventions in the context of universal health coverage [R]. Geneva: World Health Organization, 2012.

[108] World Health Organization. Technical meeting on measurement and monitoring of universal health coverage [R]. Geneva: World Health Organization, 2013.

[109] Young M. Private vs. Public Healthcare in South Africa[EB/OL]. (2016 - 06 - 24)[2020 - 02 - 10]. https://scholarworks. wmich. edu/honors_theses/2741.

图书在版编目（CIP）数据

医学社会学/徐丛剑,严非主编. —上海：复旦大学出版社，2020.6（2023.7 重印）
复旦大学上海医学院人文医学核心课程系列教材/桂永浩总主编
ISBN 978-7-309-14868-8

Ⅰ.①医…　Ⅱ.①徐…　②严…　Ⅲ.①医学社会学-医学院校-教材　Ⅳ.①R-05

中国版本图书馆 CIP 数据核字（2020）第 027361 号

医学社会学

徐丛剑　严　非　主编
出　品　人/严　峰
责任编辑/王　瀛　牛　琼

复旦大学出版社有限公司出版发行
上海市国权路 579 号　邮编：200433
网址：fupnet@ fudanpress.com　　http://www.fudanpress.com
门市零售：86-21-65102580　　团体订购：86-21-65104505
出版部电话：86-21-65642845
上海丽佳制版印刷有限公司

开本 787×1092　1/16　印张 18.75　字数 362 千
2023 年 7 月第 1 版第 5 次印刷

ISBN 978-7-309-14868-8/R · 1794
定价：68.00 元